RACHEL CARLTON
ABRAMS

DER
KÖRPER
CODE

RACHEL CARLTON
ABRAMS

DER KÖRPER CODE

Mit weiblicher Körperintelligenz in 4 Wochen zu mehr Gesundheit

Aus dem amerikanischen Englisch
von Christina Knüllig

IRISIANA

Für Jesse, Kayla und Eliana –
ihr macht mich stark, jeden Tag aufs Neue

Inhalt

Einführung

Den Schlüssel zu Gesundheit und Wohlbefinden tragen Sie in sich

Seit mehr als zwei Jahrzehnten bin ich als Allgemeinärztin am Ort des Geschehens und höre, was Frauen am meisten gesundheitlich beschäftigt. Zahllosen Patientinnen habe ich schon die Hand gehalten und das Herz abgehört, während sie mir berichtet haben, was sie plagt. Mindestens drei Viertel meiner Patientinnen leiden unter ähnlichen Symptomkomplexen. Müdigkeit, Schlaflosigkeit, sexuelle Unlust. Viele werden geplagt von chronischen Schmerzen, etwa Kopfweh, Rücken- oder Unterleibsschmerzen. Dann gibt es Depressionen und Ängste oder beides zusammen. Und oftmals kommt es zu Allergien und Autoimmunerkrankungen und noch anderen Hinweisen darauf, dass der Körper sich selbst angreift. Nicht immer treten all diese Symptome gleichzeitig auf, aber irgendwas ist immer. Jedenfalls bei mir.

Viele Jahre habe ich mich gefragt, warum es derartig vielen Frauen so geht. War das bloß ein Zufall? Standen diese Symptome miteinander in Verbindung? Und gab es eine Möglichkeit, sie in ihrer Gesamtheit zu behandeln?

Als ganzheitlich orientierte Ärztin bin ich in der glücklichen Lage, Zeit zu haben. Ich höre zu und erfahre, was sich hinter den

Symptomen verbirgt. Eine volle Stunde nehme ich mir für neue Patientinnen Zeit, um etwas über ihre Sorgen und Nöte und ihr Leben zu erfahren. Dabei höre ich eigentlich immer wieder das Gleiche: Meine Patientinnen haben das Gefühl, dass es sie angesichts ihrer verschiedenen Rollen und Aufgaben schier zerreißt. Sie fühlen sich hin- und hergerissen zwischen dem Bedürfnis, für ihre Familien und Freunde da zu sein, und den Anforderungen im Beruf. Sie fühlen sich angesichts der schönen, aber auch anstrengenden Verpflichtungen überfordert und ausgelaugt. Zwar wollen sie dem gesellschaftlichen Druck nachkommen, die Rolle der »Superfrau« zu erfüllen, doch ganz unabhängig vom Alter, ob Uniabsolventin oder Rentnerin, fühlen sich viele Frauen erschöpft. Dabei spüren sie die allgemeine Unruhe sehr wohl, doch mangelt es ihnen an einer tief gehenden Intelligenz, was ihr wichtigstes Instrumentarium betrifft – den eigenen Körper. Auch meine Hausarztkollegen sehen diese Symptome en masse. Die Beschwerden sind so verbreitet, dass ich sie mittlerweile nicht mehr als Symptomkomplex betrachte, sondern als eigenständige Diagnose: chronische körperliche Erschöpfung.

Dazu kommt es, weil sich die Erfordernisse des modernen Lebens körperlich niederschlagen und weil wir nicht mehr mit unserer Körperintelligenz in Kontakt stehen. Viele Frauen in meiner Praxis und in meinem privaten Umfeld sind mittlerweile so weit, dass sie schlimme Schmerzen und Unwohlsein als normal empfinden. Dabei merken sie nicht, wie der Körper geradezu nach Aufmerksamkeit lechzt, um schlimmere Erkrankungen zu verhindern. Doch auf ihn zu hören hat nicht nur etwas mit gesundheitlicher Prävention zu tun, sondern mit Sich-Wohlfühlen und Lebendigsein im Hier und Jetzt. Es geht um die eigene – auch körperliche – Lebensqualität. Die Körperintelligenz eines Menschen – in gewisser Weise der Intelligenz-

> Auf den Körper zu hören hat nicht nur etwas mit gesundheitlicher Prävention zu tun. Es führt zu mehr Wohlgefühl und Lebendigkeit, zu einem lebenswerten Leben im Hier und Jetzt.

quotient des Körpers, der KIQ – sehe ich mittlerweile als wichtige Maßeinheit in puncto Gesundheit und Wohlbefinden. Das gilt im Übrigen auch für Männer, und sollten Sie als Mann oder als Transgender dieses Buch für sich oder einen Menschen lesen, an dem Ihnen etwas liegt, bitte, nur zu! Ich habe viele Männer unter meinen Patienten, konzentriere mich aber hier ganz bewusst auf Frauen, damit ich ihr besonderes Verhältnis zum eigenen Körper aufzeigen kann. Die Theorie und die Praxis des Körpercodes und der Körperkompetenz sind jedoch auch für Männer mehr als relevant.

Als eine Person, die zu Migräneanfällen neigt, weiß ich um den Wert von Schmerzmitteln, wenn es drauf ankommt. Und doch verrät ein Schmerzmuster, ob bei Kopfweh oder anderen Schmerzen, etwas Wichtiges, das zum Ausdruck kommen soll. Nachdem ich sieben Jahre in einem großen Ärztezentrum gearbeitet hatte, wo Patienten im 15-Minuten-Takt versorgt wurden, habe ich mir überlegt zu kündigen und meine eigene ganzheitlich orientierte Praxis aufzumachen. Ich wollte unbedingt medizinisch so arbeiten, dass ich die Zeit habe, den Patienten zuzuhören und zu erfahren, was sie auf dem Herzen haben. Aber ich hatte auch Angst. Die Kinder waren noch klein und ich machte mir Sorgen ob der Anforderungen, die mit einer eigenen Privatpraxis einhergehen würden. Ich hatte definitiv nicht gelernt, eine eigene Firma beziehungsweise ein Geschäft zu führen, und ich hatte Angst, finanziell zu scheitern, Kreditraten und Einkäufe nicht bezahlen zu können. Und dann machte ich mir auch Sorgen, dass meine eher traditionell ausgerichteten Kollegen mich schneiden könnten wegen der heilpraktischen beziehungsweise ganzheitlichen Ausrichtung, in der auch nicht westliche Medizintraditionen ihre Berechtigung haben. Heute gibt es eine Menge Forschung darüber, welche komplementären Behandlungsansätze funktionieren und welche nicht. Doch damals war das alles noch ziemlich neu. Deshalb habe ich meine Kündigung immer wieder hinausgezögert. Doch je frustrierter ich war, weil ich meinen Patienten nicht das geben konnte, was sie brauchten, bekam ich erstmals, seit ich als Ärztin im Praktikum zu arbeiten angefangen hatte, Nackenschmerzen und zum allerersten Mal in meinem Leben Migräne.

Anfänglich dachte ich, dass die Kopfschmerzen mit den Nackenverspannungen zu tun hätten, und versuchte es mit einer Runde Physiotherapie. Diese half auch gegen die Nackenschmerzen, nicht aber gegen die Migräne. Erst meine talentierte Osteopathie-Kollegin – die mich schon wegen der Nackenschmerzen behandelt hatte – gab mir zu verstehen: »Du weißt schon, dass du nur unter der Woche Kopfweh hast, nicht aber am Wochenende, wenn du mit den Kindern zusammen bist, oder?« Hm. Da erst bemerkte ich, dass mir mein Körper etwas sagen wollte. Nach langem Hin und Her kam ich schließlich zu dem schweren Entschluss, dass ich allein um meiner Gesundheit willen den Job kündigen musste. Viel zu lange hatte ich in einer Arbeitssituation ausgeharrt, die mich körperlich und seelisch auslaugte. Ich war erschöpft und niedergeschlagen. Nun also hatte sich mein Körper gemeldet.

Schließlich hörte ich auf die Weisheit meines Körpers und kündigte. Interessanterweise verschwanden meine Migräneattacken sofort, obwohl mein Vertrag eine sechsmonatige Kündigungsfrist vorsah und ich noch so lange bleiben musste. Die Weisheit meines Körpers half mir mit mehr als sanftem (!) Druck, den notwendigen Schritt zur Veränderung zu machen.

Heute – als ganzheitlich orientierte Ärztin – bin ich so glücklich wie nie. Meine Arbeit erschöpft mich nicht, sondern erfüllt mich, fordert mich und macht mir Mut. Selbst wenn ich mit schlechter Laune zur Arbeit komme, geht es mir nach Praxisschluss besser. Meine tollen Kollegen und Kolleginnen richten mich auf und natürlich die Genesungsfortschritte meiner Patienten und Patientinnen.

Symptome sind im Wesentlichen Bedürfnisse, die uns der Körper zu übermitteln versucht. Diese wichtigen Signale aber machen wir zu Krankheiten und behandeln sie mit Medikamenten. Doch Symptome sind keine Ärgernisse, die man betäuben oder schlichtweg ignorieren sollte. Es sind wichtige Botschaften, die wir nutzen sollten, damit es uns wirklich gut geht. Zunächst unterstütze ich meine Patienten darin, die Sprache ihres Körpers zu verstehen, und zusammen behandeln wir dann die Ursachen ihrer Symptome, damit sie nicht ernstlich erkranken, sondern wirklich gesunden.

Das beste diagnostische Instrument überhaupt

Das beste diagnostische Instrument, das mir im Behandlungszimmer zur Verfügung steht, ist die körperliche Intelligenz einer Frau. Oft sage ich, dass wir Labortests machen werden, dass aber der beste Labortest die Einsicht in das eigene Körpergeschehen ist: Gefühle und warum sie entstehen, Timing, Symptomverschlechterung oder -besserung. Die Erfahrung einer Patientin ist der Schlüssel zum Schmerzgeschehen. Und wenn eine Patientin auf ihre natürliche Intuition hört, dann wird es spannend.

So wie im Fall von Sofia, einer zarten, lebhaften Frau Mitte 20 mit blonden Locken. Sofia hatte ihre niedliche kleine Tochter auf dem Arm, als sie das erste Mal zu mir in die Praxis kam. Sie lachte viel mit ihr und ihre Zuneigung zueinander war offenkundig, als sie mit Bauklötzen im Wartezimmerbereich spielten. Sofia und ihr Mann hatten sich mit Anfang 20 kennengelernt und fanden es toll, ein gemeinsames Haus zu haben und eine Familie zu gründen. Sofia liebte den Garten und kochte gern. Ein schönes Heim zu schaffen war genau das, was ihr Freude machte. Deshalb überraschte es mich, als sie auf meine Frage, was sie herführe, sagte: »Ich habe Angst, dass ich kein zweites Kind haben kann.« Zuerst habe ich ihre Angst nicht verstanden, denn mit gerade 26 Jahren bestand dazu eigentlich kein Anlass. Doch dann vertraute sie mir etwas an: »Immer wieder träume ich, dass mich eine Schlange in Kopf und Nacken beißt. Ich habe Angst, dass etwas Schlimmes mit mir passiert.« Patienten zuzuhören gehört zu meinen Grundsätzen, auch glaube ich an die Macht der Träume und des Unbewussten, doch in diesem Fall wusste ich nicht, was ich mit dieser Angst oder gar mit dieser Vorahnung anfangen sollte.

Sofia war müder, als es selbst für die Mutter eines Kleinkindes normal war. Auch hatte sie Schmerzen in Muskeln und Gelenken. Also ließ ich verschiedene Blutwerte bestimmen. Wie sich zeigte, war ihre Schilddrüsenfunktion vermindert und der Gehalt an Serumkalzium hoch. Nach weiteren Laboruntersuchungen und einer Bildgebung des Gehirns kam heraus, dass Sofia eine multiple endokrine Neoplasie hatte, was nichts anderes bedeutete als Krebs in verschiedenen Hormondrüsen. Sie hatte einen Tumor in der Hirnanhangsdrüse und einen weiteren an der Nebenschilddrüse im Nacken – genau so, wie sie es im Traum gesehen hatte. Die Tumoren hatten sie unfruchtbar werden lassen. Nun bekam sie eine spezielle Therapie und auch eine Behandlung, die ihr half, mit diesen schlimmen Neuigkeiten umzugehen. Das Gute für Sofia war, dass sie dank ihrer Intuition so frühzeitig eine Diagnose bekommen hatte, bevor der Krebs ein lebensbedrohliches Stadium erreichen konnte. Und als bei ihrem Vater später die gleiche Diagnose gestellt wurde, konnte er ebenfalls erfolgreich behandelt werden.

Obwohl Sofia keine Kinder mehr bekommen konnte, hatte ihr Körpergefühl ihr das Leben und auch das ihres Vaters gerettet. Ihre sehr gute Körperwahrnehmung bewahrte sie sich auch während der Behandlung, was uns Ärzten die Arbeit mit ihr trotz der schweren Diagnose erleichterte. Nach der Therapie und ihrer Genesung hat Sofia von zu Hause aus eine Kindertagesgruppe gegründet. Ihr Leben war erfüllt, weil sie das tat, was sie am liebsten mochte: für Kinder sorgen und ihnen etwas beibringen. Bis heute ist sie gesund und frei von Krebs, wobei sie engmaschig überwacht wird.

Den Körpercode zu entschlüsseln steht allen offen. Mir ist es ein Anliegen, Sie auf diesem Weg zu unterstützen. Dieses Buch handelt deshalb nicht davon, weniger zu tun, weil die meisten Patientinnen von mir das gar nicht wollen. Dafür lieben sie ihre Familien, ihre Arbeit und ihr Leben viel zu sehr. Ich glaube, dass der Schlüssel zu Gesundheit und Wohlbefinden nicht im Verzicht liegt oder in einer ominösen Work-Life-Balance. Gesund zu werden hat auch nichts mit noch mehr Verpflichtungen auf der To-do-Liste zu tun, mit dieser Diät und jenem Sportprogramm. Denn schließlich ist jeder Körper einzigartig und hat, um zu gedeihen, verschiedene Bedürfnisse, die wir ihm erfüllen sollten.

Sicherlich kann ich keine Patentrezepte liefern, was ich Ihnen aber anbieten kann, sind die Grundlagen und praktischen Maßnahmen für ein Leben, das Ihnen entspricht und Sie lebendig sein lässt. Ich kann Ihnen beibringen, wie man auf den Körper hört und seine Botschaften dechiffriert – gerade dann, wenn etwas in Ihrem Leben nach Veränderung verlangt. Den Körpercode verstehen und körperkompetent zu werden bedeutet, mehr bei sich zu sein, zu wissen, was man wirklich braucht und wann man es braucht. Und es heißt auch: sich zu vertrauen und seine Bedürfnisse anzunehmen. Im Grunde ist es ein ganz einfaches Grundrezept, eines, das Sie immer wieder variieren können.

Den Körpercode verstehen und körperkompetent zu werden bedeutet, mehr bei sich zu sein, zu wissen, was Sie wirklich brauchen und wann Sie es brauchen. Und es heißt auch: sich vertrauen und seine Bedürfnisse annehmen. Im Grunde ist es ein ganz einfaches Grundrezept, eines, das Sie immer wieder variieren können.

Als Ärztin, Ehefrau und Mutter fragen mich die Leute oft: »Wie machen Sie das, dass Sie gesund bleiben?« Zunächst einmal muss ich Ihnen sagen, dass meine Gesundheit nicht perfekt ist. Auch ich werde krank. Ich habe Nackenschmerzen, wenn ich gestresst bin oder nicht genug Dehn- oder Kräftigungsübungen mache. Auch kann ich Ihnen gar nicht sagen, wie froh ich über unsere außergewöhnliche Chiropraktikerin und Akupunkteurin in der Praxis bin. Dann und wann bekomme ich noch zyklusabhängig Migräne. Und schließlich habe ich hormonell und genetisch bedingt erhöhten Blutzucker (klar, liegt auch an den vielen Cap'n Crunch und Doritos, mit denen ich groß wurde). Manchmal mache ich zu viel, und das kompensiere ich dann mit ganz fabelhaftem Kaffee. Woraufhin ich reizbar und übermüdet werde.

Aber auf den Körpercode zu hören, bringt mich immer wieder auf den Boden. Wie bei uns allen ändert sich auch mein Leben fortwährend. Das mit der »Work-Life-Balance« hat bei mir noch nie geklappt. Und wie alle Frauen suche auch ich ständig nach einem Kompromiss zwischen der Zeit mit meinen Lieben, der Arbeitszeit, der für Sport und der zum Ausruhen und Nichtstun. Wir alle bewegen uns in Zielkonflikten, unseren eigenen und denen anderer, aber mit Körperkompetenz navigieren wir wohlbehalten durch die Unwägbarkeiten des Lebens.

Wie hoch ist Ihr KIQ?

Schon länger ist mir aufgefallen, dass viele meiner Patientinnen um die 40 so aussehen und sich fühlen wie 60 und so manche meiner 60-jährigen so wie 40. Als ich sie mir dann einmal im Lichte ihrer eigenen Körperweisheit angeschaut habe, ergab das durchaus Sinn. Frauen, die jünger aussehen und sich auch so fühlen, richten sich eher nach ihren körperlichen Bedürfnissen. Das verleiht ihnen eine zeitlose Schönheit, die nur durch gute Gesundheit zu haben ist.

Frauen, die sich auf den Körpercode einlassen, lesen die Zeichen und Symptome ihres Körpers. Sie spüren, was ansteht, und zwar Jahr um Jahr, Monat für Monat, jeden Augenblick. Vor allem ziehen sie daraus die Konsequenzen. Ich gebe Ihnen ein Beispiel.

Mit der Zeit habe ich herausgefunden, dass auf meinen Körper zu hören der schnellste Weg ist, um das Leben zu führen, das mir vorschwebt. Als ich als Ärztin im Praktikum Rufbereitschaft in der Notaufnahme hatte und – mit Zwillingen schwanger – 100-Stunden-Schichten schob, blieb oft nicht einmal Zeit, auf die Toilette zu gehen, geschweige denn etwas zu essen. Ausgerechnet diejenigen, die es sich zur Aufgabe gemacht hatten, anderen zu helfen, achteten nicht auf ihre Gesundheit. Es endete damit, dass ich vorzeitige Wehen bekam und fast drei Monate Bettruhe einhalten musste.

Weil ich für die Frühchen in der Frühgeborenenintensivstation zuständig war, wollte ich natürlich alles in meiner Macht Stehende tun, dass meine Zwillingstöchter gesund blieben. Mein Körper forderte die Ruhe ein, die ich ihm zuvor einfach nicht gegeben hatte. Mit jeder weiteren Woche, die ich im Bett verbrachte, konnten mein Mann und ich nun den Fortschritt feiern, der sich in meiner Gebärmutter zutrug. In der einen Woche haben wir die Entwicklung des Nervensystems abgeschlossen, in der nächsten die Reifung der Lunge. Am Ende bekam ich zwei gesunde Mädchen (von 2700 beziehungsweise 3000 Gramm!). Alle drei haben wir davon profitiert – meine Bettruhe hatte den Zwillingen eine Frühgeburt erspart. Und auch mein damals Vierjähriger hatte etwas davon: so viel mehr *Quality time,* mit Mama kuscheln, die ihm dabei ein … äh, ein Dutzend Bücher vorlas.

Warum wir uns um unseren Körpercode kümmern sollten

Ich bitte meine Patienten immer, bei ihrem ersten Besuch alles mitzubringen, was sie an Medikamenten und Nahrungsergänzungsmitteln nehmen. Dann prüfe ich, was sein Geld wert ist und ob es möglicherweise zu schädlichen Wechselwirkungen unter den verschiedenen Substanzen kommt. Manche Patienten schleppen wirklich taschenweise Medikamente, Vitamine und Kräuter an, einige nehmen bis zu 50 verschiedene Supplemente. Doch genauso bedenklich ist, dass es auch Menschen gibt, die 25 verschreibungspflichtige Medikamente nehmen. Ich weiß nicht, was schlimmer ist. Beides kann schädlich sein und überdeckt auf jeden Fall die körpereigene Intelligenz. Wenn man etwas nimmt, um mehr Energie zu bekommen, woher will man dann wissen, wann man wirklich müde ist? Und wenn man ständig Ibuprofen wegen Nackenschmerzen nimmt, wie will man dann wissen, dass es in Wahrheit die Haltung am Computer ist, die die Schmerzen verursacht? Eine Patientin berichtete mir, dass ihr eine andere Ärztin Omeprazol verschrieben habe gegen Sodbrennen mit dem Hinweis, dass sie damit nun unbesorgt morgens Kaffee und abends Wein vor dem Zubettgehen trinken könne. Auch der stressige Job, der beides erst notwendig hatte werden lassen, war nun kein Thema mehr. Das ist wirklich nicht gut. Natürlich möchten wir unsere Symptome lindern, aber doch nicht um den Preis einer Verschlimmerung der Grundursache!

Ich bin wirklich dankbar, dass es Medizin für den Fall gibt, dass es nicht anders geht, und auch für Supplemente, sofern sie wirken, manchmal mit weniger Nebenwirkungen. Aber wenn man löffelweise Pillen schluckt, dann stimmt etwas nicht. Irgendetwas wird ausgeklammert, sonst bräuchte es so viel biochemisches Experimentieren nicht.

Auf den Körpercode zu hören ist schon einmal ein guter Ausgangspunkt, um zu beurteilen, ob ein bestimmtes Vitamin oder Antidepressivum nun wirklich hilft oder nicht. Zu spüren, in welchen Situationen es zu Blutdruckanstiegen und -abfällen kommt, ist sicherlich natürlicher, als ein Blutdruckmedikament zu nehmen. Ich bin wirklich sehr dafür, Medikamente zu nehmen, wenn sie helfen und notwendig sind, aber manchmal kann man sich auch durch Einfühlsamkeit und Verantwortung dem eigenen Körper gegenüber die »Chemiekeule« sparen. Den Blutdruck senken kann man auch mit Tiefenatmung und Meditation oder auch mal mit ordentlichem Fluchen im geschlossenen Auto. Alles drei hat weniger Nebenwirkungen als eine Pille.

Wie schon gesagt bin ich keine Gegnerin notwendiger Medikamente, aber nach Möglichkeit rate ich, wo es sich machen lässt, zu mehr Körperbewusstsein und Änderungen am Lebensstil. Damit kann man unter Umständen eine dauerhafte Heilung und nicht bloß das Lindern von Symptomen erreichen. Einige meiner Patientinnen haben allein durch eine umsichtige Änderung ihrer Lebensgewohnheiten zum Beispiel ihr Gesamtcholesterin um 100 Einheiten verringert, eine Diabetes-Vorstufe wieder rückgängig gemacht, chronische Rückenschmerzen und Hitzewallungen in den Wechseljahren deutlich gelindert.

Niemand weiß letztendlich besser als Sie, was Ihrem Körper guttut. Nicht einmal Ihre Ärztin oder Ihr Arzt. Die moderne Medizin basiert auf Studien, die zeigen, was den Durchschnittsmenschen krank werden lässt und welche Therapien wirken. Doch der »Durchschnitt« hat sich sicherlich in den letzten 50 Jahren in Richtung männliche weiße Studienteilnehmer verschoben, und selbst bei Studien, die Frauen einbeziehen, muss der »Durchschnitt« nicht auf Sie zutreffen. Sie sind genetisch einzigartig, genau wie Ihre Lebensumstände, von denen wir heute wissen, dass sie die Genexpression maßgeblich beeinflussen. Wir leben schon längst nicht mehr im Zeitalter der medizinischen Einheitsgröße. Vor über zehn Jahren haben wir das menschliche Genom entschlüsselt und können nun besser die unglaubliche Vielfalt körperlicher Vorgänge im Menschen erfassen.

Wenn eine meiner Patientinnen sagt: »Ich reagiere auf Medikamente sehr sensibel«, dann glaube ich ihr das ohne Wenn und Aber. Doch Medikamente wirken nicht bei allen gleich, weil der Stoffwechsel unterschiedlich arbeitet.

Sie kennen doch bestimmt auch Leute, die noch vor dem Schlafengehen Kaffee trinken können. Andere, so wie ich, liegen bis zwei Uhr wach, wenn sie sich am frühen Nachmittag noch eine Tasse genehmigen. Das liegt daran, dass manche von uns Koffein schnell und andere wiederum genetisch bedingt langsamer verstoffwechseln, was die Wirkung länger anhaltend und stärker macht. Wir könnten hier sicherlich einen Gentest machen lassen, aber manche Labortests sind unnötig, zumindest im Vergleich zu einem guten Körpergefühl. Wer sich dessen bewusst ist, dass er trotz abendlichen Koffeins schlafen kann, kann sich gern einen Cappuccino nach dem Abendessen bestellen – oder ansonsten zu einem Kaffee ohne Koffein greifen.

Weder die beste Krankenhausärztin noch der beste Krankenhausarzt – und es gibt wunderbare Ärztinnen und Heilpraktikerinnen – kann in zehn Minuten wissen, woran es Ihnen fehlt oder

Ihnen dabei helfen, es herauszufinden. Natürlich kann man in der Zeit eine einfache Erkrankung wie eine Blasenentzündung oder eine Knöchelverstauchung diagnostizieren. Doch die Zeit reicht nicht, um wirklich wichtige Veränderungen einzuleiten, die Sie langfristig gesund machen und Ihr Wohlbefinden fördern. In dem Maße, wie Ärzte immer stärker unter Zeitdruck stehen, liegt es an Ihnen, darin kompetent zu werden, herauszufinden, was Ihnen, Ihrem Körper guttut und was nicht.

In meiner Klinikzeit arbeitete ich mit einer Heilpraktikerin, einem Chiropraktiker, einer Akupunkteurin, einer Psychologin und weiteren Fachleuten zusammen. Ich habe großen Respekt für andere medizinische Traditionen und dafür, was sie oftmals ergänzend zur modernen Medizin für die Patienten bewirken. In vielen Fällen kann Patienten da geholfen werden, wo medikamentöse Therapien gefährlich oder wenig wirksam sind. Doch auch diese Alternativmediziner wissen nicht so gut wie Sie, was Sie körperlich brauchen. Einen Arzt zu finden, dem man vertrauen kann, ist ein Segen. Aber Sie sollten niemals die Verantwortung für Ihre Gesundheit komplett an jemand anderen abgeben, ganz gleich, wie nett oder talentiert diese Person ist. Wer auch immer Sie bittet, ein bestimmtes Medikament oder ein Nahrungsergänzungsmittel zu nehmen – hören Sie genau auf Ihren Körper. Können Sie in irgendeiner Weise spüren oder ablesen, dass Ihnen dieser Wirkstoff hilft? Lassen Sie Ihre Intuition mit entscheiden, dann können Sie sich chemische Wirkstoffe sparen, sofern diese Ihnen nicht wirklich helfen. Das gilt auch für Naturheilmittel.

Uns selbst heilen, die Erde heilen

Wir alle kommen mit einem Urwissen auf die Welt über das, was unser Körper braucht. Ohne dieses Wissen hätten wir nicht überleben und uns weiterentwickeln können. Noch vor 150 Jahren wären wir bei der Nahrungssuche, im Kampf gegen die Elemente, bei der Geburt und der Erziehung der Kinder gestorben, hätten wir nicht auf die Intelligenz gehört, die sich tief in unserem Körper verbirgt. Doch heute leben wir in einer Welt, die sich von unseren körperlichen Grundbedürfnissen weiter als je zuvor entfernt hat. Wir sitzen oft den ganzen Tag vor dem Computer, ohne nur ein Wort zu sprechen oder uns zu bewegen. Nur selten bauen wir noch unsere Nahrung selbst an oder sammeln sie. Dank Tiefkühlkost und Lieferservice brauchen wir sie nicht einmal mehr zu kochen. Wenn uns danach ist oder die Arbeit es erfordert, können wir ein Aufputschmittel nehmen, um nachts durchzumachen, und dann etwas, um tagsüber schlafen zu können, wenn unsere Arbeit einen solchen Rhythmus verlangt. Im Prinzip können wir die Signale unseres Körpers gänzlich übergehen und trotzdem überleben. Doch 80 Prozent der Erkrankungen in den Industrieländern sind Zivilisationskrankheiten, darunter Herzerkrankungen, zu hohe Cholesterinwerte, Diabetes und viele Krebsarten. Die Abkehr vom Körpercode lässt uns und die ganze Gesellschaft krank werden.

Deshalb möchte ich unbedingt Frauen in die Lage versetzen, Körperkompetenz zu entwickeln, auf ihren Körper zu hören, denn ich bin überzeugt davon, dass das der Weg ist, um uns selbst, aber auch die Gesellschaft als Ganzes gesünder zu machen.

Auf den Körper zu hören, seine Sprache in allen Lebenslagen zu verstehen, ist ein Schlüssel zu mehr Glück und Wohlbefinden. Schwierige Entscheidungen lassen sich so leichter fällen. Essen wird mehr Lust als Frust, wenn man versteht, was der Körper wirklich braucht. Wenn Sie sich so bewegen, essen und ausruhen, wie Ihr Körper es braucht, werden Sie ein neues Level an Energie und Inspiration erreichen. Darüber hinaus werden Sie bald schon einen »Riecher« für Menschen entwickeln, die Sie positiv beeinflussen. Der Körpercode wird so zum Talisman. Auch werden Sie seltener krank, wenn Sie auf die ersten Symptome achten, die Ihr Körper Ihnen mitteilt. Und Sie werden die Kraft und das Potenzial in sich entdecken, beispielsweise chronische Erschöpfung selbst zu heilen. Wenn Sie Freude, Vitalität und Langlebigkeit anstreben, stimmen Sie sich allmählich ein auf Ihre natürliche Körperweisheit.

Teil 1

Den Körpercode entschlüsseln und Körperkompetenz erlangen

Kapitel 1

Wie messen und erhöhen Sie Ihren Körperintelligenzquotienten?

Geht es Ihnen so wie mir, dann sind Sie nicht mit der Vorstellung groß geworden, dass man seine körperliche Intelligenz – den KIQ – fördern und erhalten sollte, so wie das Lesen, Schreiben und Rechnen. Nun wenden Sie vielleicht ein, dass in den meisten Kulturen die *Verneinung* der eigenen körperlichen Bedürfnisse um der »Leistung« willen als Zeichen der Reife gilt. Und ja, es ist wichtig, dass man in der Lage ist, körperliche Belohnungen aufzuschieben und dass man sich um Nahrung und ein Dach über dem Kopf kümmert. Doch in unserer Kultur haben die meisten völlig den Kontakt zu dem reichen inneren Wissen verloren, das unser Leben gesünder machen und uns viel Freude und Spaß bringen könnte. Und wer wollte das nicht?

Die Weisheit des Körpers verstehen

Für wirkliche Körperkompetenz muss man auf vier Ebenen körperintelligent vorgehen. Ich stelle mir das so vor, dass wir zunächst Informationen über unser Wohlbefinden zusammentragen, und zwar erst im Außen und dann, indem wir nach innen schauen. Als Erstes sammeln wir Messdaten, zum Beispiel Laborergebnisse oder die Daten von Fitness-Trackern. Zweitens achten wir auf körperliche Empfindungen. Drittens spüren wir unseren Gefühlen nach, die mit diesen Empfindungen einhergehen, und viertens versuchen wir, Muster zu erkennen, durch die wir verstehen, was wir spüren und fühlen. Die vierte Stufe des Erkennens können Sie sich als Detektivarbeit vorstellen – hier laufen all unsere gesammelten Daten, Empfindungen und Gefühle zusammen. Durch all das zusammen bekommen wir eine tiefere Einsicht in unsere Gesundheit und unser Wohlergehen.

Den Körpercode verstehen: So geht's

1. Messen: Tragen Sie messbare Beobachtungen und Gesundheitsdaten zusammen.
2. Spüren: Achten Sie auf körperliche Empfindungen.
3. Fühlen: Schreiben Sie Gefühle und Eindrücke auf, die mit Ihrem Körper zu tun haben.
4. Erkennen/Unterscheiden: Achten Sie auf Verhaltensmuster – auch auf solche, die vom Unterbewusstsein beeinflusst werden, wie Träume, Visionen und Zeichen –, die Ihnen etwas sagen wollen.

Messen

Vor ein paar Jahren kam John zu mir in die Praxis, einer der reizendsten und freundlichsten Männer, die ich jemals getroffen habe. Er litt unter ständigen Kopfschmerzen. Was er nicht wusste, war, dass sein Blutdruck bei 200 zu 120 lag (normal gewesen wäre 135 zu 85 oder weniger). Seine Kopfschmerzen hatten damit zu tun, dass ihm das Blut zu Kopf stieg. Bei einem großen Blutbild kam heraus, dass sein Cholesterinspiegel und seine Entzündungsmarker stark erhöht waren. John war eine tickende Zeitbombe. Und deshalb wurden wir auf allen Ebenen aktiv: Stressreduktion, Sport, Ernährungsumstellung und Blutdrucksenker. Mittlerweile wiegt John zehn Kilogramm weniger und ist ein Sportenthusiast. Seine Cholesterinwerte sind spitze, die Entzündungswerte und der Blutdruck (dank eines Blutdrucksenkers) normal. Und richtig: Er hat keine Kopfschmerzen mehr. Die Messung beziehungsweise Bestimmung von Johns wichtigsten Gesundheitsparametern hat ihm also buchstäblich das Leben gerettet.

Bei John war es der Kopf, der seinen hohen Blutdruck »angezeigt« hat. Aber meistens spüren wir nicht, wenn Blutdruck oder Puls zu hoch sind, weshalb wir sie regelmäßig messen lassen sollten. Paul hingegen kam zu mir in die Praxis, *weil* er seinen Blutdruck gemessen hatte. Seltsamerweise aß er so gesund, wie es nur geht, war normalgewichtig und machte regelmäßig Sport. Auch in seiner Familie war Bluthochdruck nicht verbreitet. Da er keine Medikamente nehmen wollte, haben wir es zunächst mit Nahrungsergänzungsmitteln, Stressreduktion, Meditation und mehr Bewegung probiert. Doch nichts passierte. Dann haben wir Medikamente probiert, drei verschiedene Präparate. Wieder nichts. Sein Blutdruck war immer noch erhöht. Beim nächsten Termin kam seine Frau mit (ich schwöre, das ist der Grund, warum verheiratete Männer länger leben als alleinstehende!). Sie fragte: »Hast du eigentlich der Ärztin schon von deinem Schnarchen erzählt?« Hm. Zuerst war Paul nicht so begeistert von der Idee, eine Schlafuntersuchung vornehmen zu lassen. Bei dieser würde er in einem Schlaflabor schlafen müssen, während seine Sauerstoffsättigung, der Puls und die Schlafphasen über angeschlossene Geräte beobachtet würden. Deshalb ließen wir ihn zunächst ein einfaches Gerät ausprobieren, das die Schlafphasen zu Hause misst. Das Ergebnis? Er hatte *überhaupt* keine Tiefschlafphasen. Doch die sind für die Gesundheit essenziell.

Fehlende Tiefschlafphasen können durch alles Mögliche verursacht sein, doch der häufigste Grund ist die Schlafapnoe – das nächtliche Aussetzen der Atmung. Weil ein Atemstillstand, der mehr als fünf Minuten anhält, lebensgefährlich ist, wird der Schläfer von seinem Körper geweckt, sobald der Atem einige Zeit aussetzt. Dieser Vorgang wiederholt sich dann unter Umständen die ganze Nacht etwa alle sechs Minuten, wobei das Schnarchen zur Apnoe führt, die durch den Aufwachimpuls unterbrochen wird. Die langfristigen Folgen sind Tagesmüdigkeit, Konzentrationsprobleme, Depression und, Sie haben es sicher schon erraten, Bluthochdruck sowie ein signifikant erhöhtes Herzinfarktrisiko.

Weil das häusliche Messgerät gezeigt hatte, wie schlecht es um Pauls Schlaf stand, war Paul nun bereit, an einer richtigen Schlafuntersuchung im Schlaflabor teilzunehmen. Und in der Tat wurde dabei eine schwere Schlafapnoe festgestellt. Seitdem verwendet Paul regelmäßig eine CPAP-Schlafmaske (CPAP steht für Continuous Positive Airway Pressure steht – konstanter Druck in der Luftröhre). Dadurch bleibt seine Luftröhre die ganze Nacht offen und sein Blutdruck kann sich normalisieren. Davon einmal abgesehen, hat er nun mehr Energie und ist zufriedener.

Manchmal braucht es eine kleine Datensammlung (Blutdruck, Schlafphasen, Schlafüberwachung), um zu verstehen, was uns unser Körper sagen will. Mit ein wenig Hilfe erhalten auch Sie Messdaten zu Ihrer Gesundheit: Blutdruck und Herzfrequenz, Sauerstoffsättigung, Blutzuckerspiegel, Cholesterinspiegel, Gewicht und Körperfettanteil, die Anzahl der Schritte, die Sie an einem Tag gehen, Schlafphasen und andere Parameter. Geräte zur Erfassung von gesundheitsbezogenen Daten sind leicht zugänglich, etwa ein Pulsmesser oder eine Personenwaage mit Körperfettmessung. Die neuen Fitness-Tracker werden als Armband getragen oder sind als App auf dem Smartphone integriert. Mit ihnen können wir den Puls fühlen, die Schrittanzahl des Tages messen, die Übungsdauer beim Training festhalten oder die Schlaf- beziehungsweise Aufwachphasen festhalten. Damit entsteht ein ganz neuer Zugang zu unserer Gesundheit, und zwar im Alltag. Die Daten lassen sich online nachvollziehen oder mit denen unserer Freunde vergleichen. Dann gibt es natürlich medizinische Messgeräte im engeren Sinne wie Blutdruckmanschetten sowie Laborwertebestimmung des Blutes und des Urins oder die Messung der Körperzusammensetzung aus Körperfett, Wasseranteil und Magermasse – allesamt allgemeine Gesundheitsindikatoren. Speziellere medizinische Untersuchungen können dann etwa zur Bestimmung des Krebs- oder Herz-Kreislauf-Erkrankungsrisikos vorgenommen werden. Man kann guten Gewissens sagen, dass wir heute über so viele Geräte und Messindikatoren verfügen wie nie zuvor, mit denen wir unser Verständnis von Gesundheit und Wohlbefinden erweitern. In Kapitel 2 werden wir einige Geräte vorstellen und Empfehlungen geben. Wenn wir nun dieses Faktenwissen mit praktischer Intuition in puncto eigenes Wohlbefinden kombinieren, hilft uns das, gesund zu bleiben.

Spüren

Nachdem Sie nun solide Daten über Ihr Wohlbefinden von außen ermittelt haben, wenden Sie sich Ihrem Körperinneren zu. Die einfachste Form des inneren Wissens liegt in der Wahrnehmung einfacher körperlicher Signale: Schläfrigkeit, Hunger, Durst, muskuläre Erschöpfung, Benommenheit, den Druck, auf die Toilette gehen zu müssen, verschiedene Schmerzempfindungen, sexuelle Erregung und so weiter. So manche Empfindung ist einfach zu interpretieren: Durst bedeutet, dass Sie mehr trinken sollten. Doch manchmal ist es komplizierter. Zum Beispiel könnten Sie sich matt fühlen, weil Sie mehr Schlaf brauchen oder weil Ihr Blutzuckerspiegel niedrig ist und Sie etwas essen müssen. Oder Sie sitzen gelangweilt in einer Nachmittagskonferenz. Wenn wir wirklich auf unsere körperlichen Signale hören, erlangen wir ein differenzierteres Verständnis von unseren körperlichen Bedürfnissen.

Das klingt vielleicht für manche von Ihnen merkwürdig, doch nicht alle Menschen können ihre körperlichen Empfindungen ohne Weiteres spüren. Es ist nicht so, dass der Körper dieser Leute nicht »spräche«, doch bei manchen ist die Wahrnehmungsschwelle im Gehirn heruntergeregelt, sie »hören« einfach nicht zu. Da ist der klassische Stoiker, unempfindlich, was Schmerz oder Hunger angeht. Gelegentlich sind wir alle einmal stoisch, aber für manche von uns ist eine Gewohnheit daraus geworden – eine gefährliche sogar. Ich behandle beispielsweise eine Frau, die zwanghaft isst, um ihre emotionalen Bedürfnisse zu befriedigen (und tun wir das nicht alle ab und an?). Sie aber hat dabei ihr Sättigungsgefühl verloren. Ohne dieses wird das Reinhauen normal, weil es kein Stoppschild gibt, das uns beziehungsweise sie daran hindert, den ganzen Teller mit Nachos zu verdrücken.

Als ich Tamar, eine erfolgreiche Geschäftsfrau, kennenlernte, weinte sie in meiner Praxis, weil sie nicht mehr in der Lage war, ihren Appetit zu kontrollieren und damit das Gewicht. Wie wir alle, so wusste auch Tamar, dass Übergewicht für den Körper eine Belastung ist. Sie stand schon kurz davor, Diabetes zu entwickeln. Doch ihre Arbeit war stressig und so aß sie, um sich ruhiger und sicherer zu fühlen. Hinzu kam, dass Tamar als Kind und Jugendliche sexuell missbraucht worden war. Diese schlimme Erfahrung ist unglücklicherweise in den USA, aber auch weltweit, gar nicht so selten. Man schätzt, dass eine von fünf bis eine von vier jungen Frauen unter 18 Jahren sexuell missbraucht worden ist.[1] Opfer eines Missbrauchs, der nicht unbedingt sexueller Art sein muss, »ziehen« sich selbst sozusagen aus der Situation »raus«, um der schmerzlichen Erfahrung zu entkommen, indem sie ihre Empfindungen blockieren und ihr Bewusstsein auf Abwesenheit schalten. Unser Körper ist dann zwar noch präsent, »wir« aber nicht. Folglich versuchen viele Frauen, die ein Trauma erfahren haben, sich von ihren körperlichen Empfindungen zu lösen, ganz gleich, ob es sich um schmerzliche oder angenehme handelt. Doch die Taubheit gegenüber körperlichen Empfindungen, die ursprünglich einmal als Verteidigungsmechanismus fungierte, kann für den erwachsenen

Traumaüberlebenden gesundheitliche Folgen haben und ihn beziehungsweise sie auch am freudvollen Genuss hindern. In Tamars Fall bedeutete das, dass sie nicht spüren konnte, wann ihr Magen voll war.

Viele ignorieren ihre körperlichen Empfindungen in ihrem geschäftigen Leben eine Zeit lang. So wurde ich in meinem Medizinstudium geradezu dazu ermutigt, mein Schlafbedürfnis zu ignorieren, ebenso Hunger oder Harndrang. Ich sollte mich nur um Patienten kümmern und studieren. Ich erinnere mich noch an eine berühmte Lebertransplantationsexpertin, die sich weigerte, eine OP abzubrechen, obwohl ihre Fruchtblase geplatzt war und sie kurz davor war, ihr Kind zu bekommen. Alles Gute für sie, aber überlegen Sie mal: sich so beweisen zu müssen und den Körper derart zu missachten!

Tamars Heilungsweg jedenfalls bestand darin zu lernen, ihren Körper »wieder zu bewohnen«. Zu erkennen und zu spüren, was in ihrem Inneren vorging, einschließlich der Gefühle, die mit diesen Empfindungen einhergingen. Deshalb überwies ich Tamar zu einem ausgebildeten Traumatherapeuten, bei dem sie einen sicheren Ort finden konnte, an dem sie gesund werden und lernen konnte, wieder zu fühlen. Der Therapeut führte Tamar durch Übungen, in denen sie allmählich ihren Körper wieder in Besitz zu nehmen und abzugrenzen lernte. Indem sie sich wieder auf ihr Körperinneres konzentrierte, konnte sie allmählich auch wieder ihre Körperempfindungen spüren. Dr. Peter Levine ist ein bekannter Traumatherapeut, der die Methode des Somatic Experiencing entwickelt hat. Dabei lernen Menschen, körperliche Empfindungen wieder wahrzunehmen. Haben auch Sie ein Trauma durchlitten, sind seine auch auf Deutsch erschienenen Bücher eine wertvolle Hilfe. Auch gibt es hierzulande Traumatherapeuten, die nach seiner Methode *(Somatic Experiencing)* arbeiten.

Tamar jedenfalls konnte schließlich spüren, wann ihr Magen voll war. Die Wirkung ließ nicht auf sich warten. Innerhalb von zwei Jahren hat sie 25 Kilogramm abgenommen und auch ihre beginnende Diabeteserkrankung konnte sie wieder loswerden. In ihrem Körper fühlt sie sich nun sehr viel besser. Zum ersten Mal in ihrem Leben erlebt sie nun nicht nur die Freude am Essen, sondern auch an ihrer Sexualität. Sie fühlt sich wie neugeboren, als Mensch und als Frau.

Fühlen

Im nächsten Schritt wenden wir uns nun allmählich mit unserer Aufmerksamkeit weiter nach innen und nehmen die Gefühle wahr, die im Zusammenhang mit unseren körperlichen Empfindungen aufsteigen.

Vor einigen Jahren besprach ich mit einer gesunden Patientin, die Mitte 40 war, ob sie eine Mammografie machen lassen sollte oder nicht. Damals lautete (in den USA) die Empfehlung in der Altersgruppe zwischen 40 und 50, alle zwei Jahre eine Mammografie vornehmen zu lassen, was aber mittlerweile wieder *komplett* aufgehoben wurde. Weil sie bereits ein Jahr zuvor eine Mammografie hatte vornehmen lassen, ließ ich sie wissen, dass eine nochmalige Untersuchung in diesem Jahr nicht nötig sei, sie aber entscheiden könne. Im Zuge unseres Gesprächs sagte sie mir, dass ihr Bauchgefühl stark zu einer weiteren Mammografie tendiere. Auch wenn sie nicht genau wisse, warum, habe sie doch tief im Inneren Angst. Bei der folgenden Untersuchung wurde bei ihr Brustkrebs im allerersten Stadium festgestellt, und durch die Entfernung des winzigen Knotens blieb sie von einer Krebserkrankung verschont. Ihr Bauchgefühl hat ihr also buchstäblich das Leben gerettet.

Unsere »Gefühlsintelligenz« kann lebensrettend sein oder uns zu einem wunderbaren Partner oder Ehegatten verhelfen. Sie lässt uns erahnen, was ein Kunde gerne hört, um das Geschäft zu einem Abschluss zu bringen. Sie lässt uns wissen, ob unsere Kinder ernstlich krank sind oder sich nur vor einem Referat in Geschichte drücken wollen. Unser fühlendes Gehirn ist ein zuverlässiger Verbündeter, wenn es um unser Wohlbefinden geht.

Dafür müssen wir es aber »erfühlen« und dann seine Botschaften auch umsetzen.

In meiner Arbeit gibt es bei allen Patientinnen und Patienten immer mehrere Handlungsmöglichkeiten. Und ich versuche herauszufinden, was jemand für sich als bestmögliche einschätzt. Dadurch werden die Patienten in die Lage versetzt, ihre ärztliche Behandlung *selbst* zu gestalten, sie sich anzueignen. Und weil sie intuitiv fühlen, dass genau dieser Weg der richtige für sie ist, ist er womöglich auch erfolgreicher. Denken Sie daran, dass der Placeboeffekt – in Wirklichkeit die Selbstheilungskräfte unseres Körpers – bei jeder Behandlung 30 Prozent, wenn nicht sogar 40 Prozent ausmacht.[2] Ich möchte die inneren Heilungsfähigkeiten meiner Patienten einbinden, und deshalb brauche ich ihr Bauchgefühl, das uns durch die Behandlung führt.

Unsere Fähigkeit zu denken und zu fühlen ist überall im Körper verankert. Im Darm und um das Herz gibt es große Nervengeflechte, die unsere emotionalen Reaktionen bestimmen. Diese emotionale Körperintelligenz kommt in Ausdrücken wie »Sehnsucht des Herzens« oder »Bauchgefühl« zum Ausdruck. Tatsächlich hat das HeartMath Institute in Boulder Creek, Kalifornien, zeigen können, dass unser »Herz-Denken« und die Intuition dem »Kopf-Denken« vorausgeht. Damit sind unsere Entscheidungen in gewissem Sinne vorhersagbar.[3]

Die Nervengeflechte im Darm und im Herz sind Teil unseres sympathischen und parasympathischen Nervensystems und damit direkt mit unserer Kampf-oder-Flucht-Reaktion verbunden. Die Fähigkeit zu fühlen, was wir denken, ist für unser Überleben fundamental. Eine Frau, die nachts eine dunkle Straße entlanggeht, ist, was die Umgebung betrifft, in höchstem Maße aufmerksam (der Spürsinn der körperlichen Intelligenz). Sie achtet auf Signale, die von Ihrem Herzen ausgehen, und auf ihre Intuition, etwa ein Bauchgefühl oder die plötzliche Enge in der Brust. In nur wenigen Sekunden kann sie all diese einzelnen Körperinformationen zu einem Muster zusammensetzen, das Gefahr signalisiert (Unterscheidungsvermögen) und das sie anweist, die

Straßenseite zu wechseln oder ein Taxi zu rufen, statt weiterzugehen. Diese emotionalen Vorahnungen haben uns im Dschungel gerettet – und sie tun es weiterhin im »Dschungel« des modernen Lebens.

Als Beispiel, wie Sie Zugang zu Ihrer Körperintelligenz finden können, möchte ich Ihnen eine Übung vorstellen, die ich zuerst von der hervorragenden Psychologin Dr. Julie Schwartz Gottman gelernt habe, eine körperkompetente Frau ganz eigener Art. Die Idee ist, den eigenen Körper als Wahrsageinstrument zu nutzen, zu verstehen, was man intuitiv – tief im Inneren – weiß.

Wir können uns glücklich schätzen, dass wir tatsächlich unseren Körper als Stimmgabeln in puncto Wahrheit nutzen können – unser ganz einzigartiges Instrument zum Verstehen der Körperintelligenz. Wenn man eine Stimmgabel anschlägt und dann eine zweite hinzunimmt, übernimmt diese den Ton, vibriert und »tönt« – obwohl sie gar nicht angeschlagen wurde. Doch sie erkennt und erfasst die Schwingung der ersten Stimmgabel. Mithilfe der Übung soll der Körper erkennen, wie im Hinblick auf eine Vorstellung oder Idee ein zustimmendes »Ja« klingt. Sind wir nicht »eingestimmt«, kommt es zu einem Missklang.

Übung 1: Stimmen Sie sich ein auf das eigene »Ja« und »Nein«

1. Setzen Sie sich ganz bequem hin und atmen Sie dreimal tief ein und aus, um zu entspannen und ganz da zu sein. Wenn Sie mögen, schließen Sie die Augen.
2. Nun stellen Sie sich etwas Unwahres vor, etwa »Ich hasse Welpen« oder »Ich hasse Rosen«. Wiederholen Sie die Aussage immer und immer wieder. Genau wie in der Übung »Die Qualität körperlicher Empfindungen« auf Seite 69 f. spüren Sie Ihren Empfindungen so genau wie möglich nach. Vielleicht spüren Sie ein Engegefühl in der Brust, eine Schwere in den Schultern, einen Knoten im Magen, ein Zittern der Hände, Kälte in den Füßen oder überhaupt nichts. Beobachten Sie Ihre Empfindungen so genau wie möglich. Spüren Sie

auch der Art der Empfindung nach (Druck, Stich, Schmerz), ihrer Größe, Dichte, Temperatur und Farbe. Was Sie nun fühlen, ist das »Nein« Ihrer körperlichen Intelligenz. Es ist die körperliche Reaktion beziehungsweise die Zurückweisung einer Unwahrheit.

3. Dann drehen Sie das Ganze um und wiederholen eine für Sie zutreffende, wahre Aussage, also »Ich liebe Rosen« oder »Kätzchen sind einfach nur süß«. Dann achten Sie darauf, wie sich Ihr Körper anfühlt, wenn Sie etwas Wahrhaftiges sagen. Vielleicht fühlen Sie sich wärmer und der Brustkorb weitet sich, etwas kribbelt im Bauch, in den Armen oder Beinen. Vielleicht spüren Sie ein Lächeln oder eine Weichheit um die Augen. Schreiben Sie auf, welche Empfindung Sie wahrnehmen (Kribbeln, Leichtigkeit, weit werden), ihre Größe, Dichte, Farbe oder Temperatur. Der Unterschied in den körperlichen Wahrnehmungen ist der Wahrheitsmesser, hier teilt Ihnen Ihr Körper mit, was für Sie wahr ist oder Bestand hat und was nicht. Was Sie hier fühlen, ist das »Ja« Ihrer körperlichen Intelligenz. Es ist das Gefühl, wie sich Ihr Körper einer bestimmten Möglichkeit öffnet.
4. Nun atmen Sie dreimal tief durch und machen die Augen wieder auf.

Für die Übung brauchen Sie einen angenehmen Platz zum Hinsetzen, an dem Sie ungestört sind. Wenn Sie Mühe haben, Ihre körperlichen Empfindungen zu spüren, machen Sie sich keine Sorgen! In Kapitel 2 werden wir im Einzelnen lernen, wie das geht. Auf diese Weise sollen Sie erkennen lernen, wie Ihr Körper sein »Ja« oder »Nein« situationsabhängig formuliert. Mit etwas Übung werden Sie lernen, die Sprache Ihres Körpers zu verstehen, damit Sie die für Sie richtigen Entscheidungen treffen. Eine englischsprachige Aufnahme einer Wahrnehmungsübung können Sie auf www.doctorrachel.com hören.

Erkennen/Unterscheiden

Als mir auffiel, dass ich eigentlich nur an den Arbeitstagen Migräne hatte (ich arbeitete halbtags) und sonst nicht, wurde mir bewusst (auch mit der Hilfe meiner Osteopathin), dass dieses Migränemuster mein Körper war, der damit sagen wollte, dass meine Arbeit mir buchstäblich »Kopfzerbrechen« bereitete. Und als ich schließlich auf meine Körperintelligenz hörte und meinen Job kündigte, gingen meine Kopfschmerzen weg. Auch in den Geschichten meiner Patienten suche ich nach Mustern körperlicher Weisheit, um ihnen auf ihrem Weg zu mehr Wohlbefinden zu helfen. Ich hatte mindestens schon sechs Patientinnen in meiner Praxis, die über Unterleibsprobleme klagten – von Schmerzen beim Geschlechtsverkehr über chronische Unterleibsschmerzen bis hin zu wiederkehrenden Blasenentzündungen – und die spontan genasen, sobald sie die Beziehungen, in denen sie sich befunden hatten und die ihnen nicht guttaten, hinter sich ließen.

Durch wissenschaftliche Studien wird immer mehr deutlich, wie das unbewusste Gehirn unser Leben bestimmt. Dabei ist »das Unbewusste« wie ein riesiger Eisberg unter Wasser, von dem nur die kleine Spitze der bewussten Wahrnehmung zu sehen ist. Das aber bedeutet, dass der größte Teil aller sensorischen Informationen, denen wir ausgesetzt sind – innerhalb und außerhalb des Körpers –, durch das Unterbewusste verarbeitet wird. Auf diese Weise kommen vermeintlich geheimnisvolle Begebenheiten zustande – wie die meiner Patientin Sofia (vgl. Seite 15 f.), die von ihrem Krebs träumte, bevor ein Arzt eine Diagnose gestellt hatte. Das Unterbewusste – ohnehin immer im Hintergrund aktiv – bringt etwas durch einen Traum oder eine Vision ins Bewusstsein. So erfahren Sie, was in Ihrem Körper und in Ihrem Leben passiert. Deshalb ist es möglich, das Unterbewusste zum eigenen Vorteil zu nutzen, weil Sie so Erfahrungsmuster erkennen können, die Ihnen vielleicht etwas zu sagen versuchen.

Einer der Wege des Unterbewussten liegt in der Verbindung gegenwärtiger Erfahrungen zu erinnerten Erfahrungen aus der Vergangenheit. Zum Beispiel die Frau aus dem vorangegangenen

Abschnitt, die nächtens eine dunkle Straße entlanggeht. Sie können Gift darauf nehmen, dass Ihre Alarmgeber (Herzschlag, Blutdruck, Druck auf der Brust oder Bauchgrummeln) bis zum Anschlag aktiviert worden wären und nicht nur leise Impulse gesendet hätten, wäre sie schon einmal in einer ähnlichen Situation ausgeraubt oder überfallen worden. Unser Unterbewusstes versucht, uns vor Gefahren zu schützen, und herauszufinden, *warum* wir fühlen, was wir fühlen, ist ein wichtiger Aspekt des Unterscheidungsvermögens. Zum Beispiel backt meine Mutter die leckersten Zimtschnecken, die man sich vorstellen kann. In meiner Kindheit gab es sie frisch aus dem Ofen – aufgegangen, nach Karamell und Nüssen duftend – zu Weihnachten (Geschenke!) oder wenn die ganze Familie gemütlich beim Erntedankfest zusammenkam (Wärme, Behaglichkeit, Liebe, Sicherheit).

Dank meines Unterscheidungsvermögens kann ich daher verstehen, warum ich nicht an Zimtschnecken vorbeigehen kann, ohne dass mir das Wasser im Munde zusammenläuft. All die guten emotionalen Erfahrungen, die ich mit Zimt und karamellisiertem Gebäck verbinde, bringen mich jedes Mal in Versuchung, wenn ich sie nur rieche. Doch was ich eigentlich möchte, wenn ich Lust auf Zimtschnecken habe, hat eher mit meinen Erinnerungen zu tun als mit tatsächlichem Hunger. Und hier unterscheiden zu können. also den Unterschied dieser beiden Bedürfnisse zu erkennen, ist ein Schlüssel auf dem Weg zur Körperkompetenz.

Den Körperintelligenzquotienten (KIQ) messen

Da Sie nun die vier Ebenen der Körperkompetenz kennen, stellt sich die Frage: Wie körperkompetent sind Sie? Ich habe einen Test entwickelt, um Ihren KIQ, Ihren Körperintelligenzquotienten, zu bestimmen, damit Sie wissen, wo Sie zu Beginn des Weges zu mehr Körperkompetenz stehen. Ich möchte Ihnen einen Orientierungspunkt geben, damit Sie wissen, auf was Sie sich konzentrieren sollen, um einen höheren Körperintelligenzquotienten zu erreichen. Denn durch diesen kann sich Ihr Wohlbefinden sehr verbessern. Machen Sie nun den kurzen Test, und seien Sie bitte ehrlich. Sie brauchen niemandem davon zu erzählen, außer natürlich, Sie möchten das. Am Ende des Buches werde ich Sie ihn noch einmal machen lassen, damit Sie sehen, ob Sie Ihren KIQ schon erhöhen konnten. Wenn Sie dabei gut abschneiden, wunderbar! Mit Ihrer neuen Körperkompetenz können Sie nun die verschiedenen Vorschläge und Ansätze dieses Buches für Ihre Gesundheit vertiefen beziehungsweise umsetzen.

Körperintelligenzquotient-Test

Messen

1. Wissen Sie Ihren durchschnittlichen Blutdruckwert der letzten zwei Jahre?

1	2	3	4	5
(Ich kann mich nicht daran erinnern, ihn mal gemessen zu haben!)		(Ich glaube, er ist ganz okay)		(Ich weiß ihn ganz genau)

2. Kennen Sie Ihr Gewicht plus-/minus zwei Kilo? (Wenn Sie sich nie wiegen, weil Sie das runterzieht, Ihr Gewicht aber stabil ist, geben Sie sich eine 4 oder 5.)

1	2	3	4	5
(Ich weiß es gar nicht)		(Ich weiß es so ungefähr)		(Ich wiege mich jeden Tag)

3. Wenn Sie älter als 45 sind: Wissen Sie, ob Ihr Gesamtcholesterinwert hervorragend ist, normal oder zu hoch? (Sind Sie jünger als 45, geben Sie sich eine 5. Das gilt jedoch nicht, wenn in Ihrer Familie hohe Cholesterinwerte gehäuft vorkommen und Sie ihn nicht haben messen lassen.)

1	2	3	4	5
(Ich habe ihn noch nie messen lassen)		(Ich habe ihn schon mal messen lassen, weiß aber nicht, ob er normal war)		(Ich kenne meinen Wert und weiß, dass er normal ist)

4. Wenn Sie älter als 45 sind: Wissen Sie, wie hoch Ihr Nüchternblutzucker ist? (Sind Sie jünger als 45, geben Sie sich eine 5. Das gilt nicht, wenn in Ihrer Familie Diabetes vorkommt und Sie ihn nicht haben messen lassen.)

1	2	3	4	5
(Ich habe ihn noch nie messen lassen)		(Ich habe ihn schon mal messen lassen, weiß aber nicht, ob er normal war)	(Ich kenne meinen Wert und weiß, dass er normal ist)	

5. Wissen Sie, wie viele Stunden Sie nachts schlafen und wie gut Ihr Schlaf ist?

1	2	3	4	5
(Ich hab keine Ahnung)		(Geben Sie mir Zeit, dann finde ich es heraus)	(Ich weiß, wie lange ich schlafe und wie viel Schlaf ich brauche)	

6. Wie lang ist normalerweise Ihr Monatszyklus? (Wenn Sie keine Regel [mehr] haben, geben Sie sich eine 5.)

1	2	3	4	5
(Was ist ein Menstruationszyklus?)		(Ich weiß ungefähr, wann ich Blutungen habe)	(Ich wusste immer, wie lang mein Zyklus war)	

7. Spüren Sie, wenn Sie Ihren Eisprung haben? (Oder, wenn das nicht mehr der Fall ist: Haben Sie gemerkt, wann Ihr Eisprung war? Wenn Sie wissen, dass Sie keinen hatten, geben Sie sich eine 4 oder 5.)

1	2	3	4	5
(Was ist ein Eisprung?)		(Ich hab eine ungefähre Ahnung, wann mein Eisprung ist)	(Ich weiß immer den Tag meines Eisprungs)	

Zwischensumme fürs Messen: __________
(Zählen Sie alle 7 Ergebnisse zusammen.)

Spüren

1. Merken Sie beim Essen, wann Sie satt sind, bevor Sie sich »vollgestopft« fühlen?

1	2	3	4	5
(nie)	(selten)	(manchmal)	(meistens)	(fast immer)

2. Hören Sie normalerweise auf, bevor das der Fall ist?

1	2	3	4	5
(nie)	(selten)	(manchmal)	(meistens)	(fast immer)

3. Essen Sie (eine Kleinigkeit) innerhalb von 30 Minuten, wenn Sie der Hunger quält?

1	2	3	4	5
(nie)	(selten)	(manchmal)	(meistens)	(fast immer)

4. Gehen Sie normalerweise innerhalb von 15 Minuten auf die Toilette, wenn Sie merken, dass Sie »mal müssen«?

1	2	3	4	5
(nie)	(selten)	(manchmal)	(meistens)	(fast immer)

5. Wenn Sie Muskel- oder Gelenkschmerzen haben, hören Sie dann mit den Tätigkeiten auf, die die Schmerzen noch verschlimmern?

1	2	3	4	5
(nie)	(selten)	(manchmal)	(meistens)	(fast immer)

6. Spüren Sie, wenn Ihr Nacken, Ihr Rücken, Ihre Handgelenke, Hände oder Beine durch monotone Tätigkeiten bei der Arbeit (etwa Tippen, Schreiben, Computerarbeit, Telefonieren oder Autofahren) schmerzen? Wenn Sie andererseits körperlich arbeiten: Spüren Sie, wenn Ihr Körper eine Pause braucht, um Schmerzen oder eine Verletzung zu verhindern?

1	2	3	4	5
(nie)	(selten)	(manchmal)	(meistens)	(fast immer)

7. Wenn Ihre Arbeitssituation es zulässt: Machen Sie während monotoner Tätigkeiten eine Pause, um gegebenenfalls alle 90 Minuten aufzustehen, sich zu dehnen, ein paar Schritte zu gehen, sich auszuruhen oder was immer körperlich angenehm ist? (Wenn dies bei der Arbeit nicht möglich ist, obwohl Sie es gerne täten, geben Sie sich eine 5 – und lassen Sie uns schauen, ob Sie nicht eine andere Arbeit finden.)

1	2	3	4	5
(nie)	(selten)	(manchmal)	(meistens)	(fast immer)

8. Wie häufig haben Sie innerhalb des letzten Jahres sexuelle Lust verspürt?

1	2	3	4	5
(nie)	(einmal im Monat bis einmal im Jahr)	(Einmal die Woche bis einmal im Monat)	(Ein- bis dreimal pro Woche)	(Mehr als dreimal pro Woche)

9. Können Sie Ihre sexuellen Bedürfnisse auf gesunde Weise befriedigen (allein oder mit dem Partner)?

1	2	3	4	5
(nie)	(selten)	(manchmal)	(meistens)	(fast immer)

Zwischensumme fürs Spüren: __________
(Zählen Sie alle 9 Ergebnisse zusammen.)

Fühlen

1. Wie oft hatten Sie innerhalb des letzten halben Jahres ein »Bauchgefühl« bezüglich einer Entscheidung oder einer Person, das sich als zutreffend herausgestellt hat?

1	2	3	4	5
(nie)	(zwei- bis dreimal im Jahr)	(mindestens einmal im Jahr)	(wöchentlich oder öfter)	(täglich)

2. Wie häufig hören Sie auf Ihr Bauchgefühl bezüglich einer Entscheidung oder einer Person?

1	2	3	4	5
(nie)	(selten)	(manchmal)	(meistens)	(fast immer)

3. Schließen Sie die Augen und stellen Sie sich vor, dass Sie ein Haustier oder jemanden, den Sie lieben, verlieren. Können Sie fühlen, wie und wo sich das Gefühl des Verlustes körperlich niederschlägt?

1	2	3	4	5
(Ich fühle überhaupt nichts)	(Ich fühle etwas, kann es aber nicht beschreiben)	(Ich kann nur fühlen, wo etwas verändert ist)	(Ich kann den Ort und die Intensität fühlen)	(Ich kann den Ort, die Art, die Stärke und sogar die Farbe oder Form des Gefühls beschreiben)

4. Stellen Sie sich vor, Sie haben gerade erfahren, dass Sie eine größere Geldsumme für etwas erhalten werden, das Sie geschaffen haben und was Sie unbedingt der Welt mitteilen möchten. Können Sie fühlen, wie und wo das Gefühl der Aufregung, Überraschung oder Erleichterung sich in Ihrem Körper niederschlägt?

1	2	3	4	5
(Ich fühle überhaupt nichts)	(Ich fühle etwas, kann es aber nicht beschreiben)	(Ich kann nur fühlen, wo etwas verändert ist)	(Ich kann den Ort und die Intensität fühlen)	(Ich kann den Ort, die Art, die Stärke und sogar die Farbe oder Form des Gefühls beschreiben

Zwischensumme fürs Fühlen: __________
(Zählen Sie alle 4 Ergebnisse zusammen.)

Erkennen/Unterscheiden

1. Wenden Sie sich einem Körperteil zu, das schmerzt oder schon einmal geschmerzt hat. Können Sie ein bestimmtes Verhalten ausmachen (Aktivitäten, den Verzehr bestimmter Nahrungsmittel, Nahrungsergänzungsmittel und Medikamente, Massage oder Akupunktur), das schmerzlindernd gewirkt hat?

1	2	3	4	5
(Kann ich nicht)		(Ich kann mindestens eine schmerzlindernde Aktivität ausmachen)	(Ich kann mit Leichtigkeit diverse schmerzlindernde Aktivitäten ausmachen)	

2. Können Sie bestimmte Verhaltensweisen ausmachen (Aktivitäten, den Verzehr bestimmter Nahrungsmittel oder Schlafmangel), die den Schmerz verstärken?

1	2	3	4	5
(Kann ich nicht)		(Ich kann mindestens eine schmerzlindernde Aktivität ausmachen)	(Ich kann mit Leichtigkeit diverse schmerzlindernde Aktivitäten ausmachen)	

3. Wie leicht fällt es Ihnen, emotionale Erfahrungen auszumachen, die körperliche Schmerzen hervorrufen oder schmerzverstärkend sind (Kopfschmerzen, Menstruationsbeschwerden, Nacken- oder Rückenschmerzen, Verletzungen)? Zum Beispiel: »Mir fällt auf, dass meine Periode, wenn ich im Stress bin, deutlich schmerzhafter ist.«

1	2	3	4	5
(Das kann ich nicht sagen)		(Ich kann ein bis zwei emotionale Zustände ausmachen, die meine Schmerzen beeinflussen)	(Ich kann viele emotionale Zustände ausmachen, die Einfluss auf meine Schmerzen haben)	

4. Können Sie umgekehrt emotionale Zustände ausmachen, die schmerzlindernd wirken (weniger Stress während des Urlaubs, mit jemandem zusammen sein, den man liebt, versorgt werden)?

1	2	3	4	5
(Das kann ich nicht sagen)		(Ich kann ein bis zwei emotionale Zustände ausmachen, die meine Schmerzen beeinflussen)	(Ich kann viele emotionale Zustände ausmachen, die Einfluss auf meine Schmerzen haben)	

5. Überlegen Sie einen Moment, wann Sie das letzte Mal krank waren. Wie leicht fällt es Ihnen zu erkennen, welches Verhalten oder welche äußeren Einflüsse dazu geführt haben?

1	2	3	4	5
(Das kann ich nicht sagen)		(Ich kann ein bis zwei Verhaltensweisen erkennen, die dazu beigetragen haben mögen)		(Ich kann ganz leicht erkennen, welche Verhaltensweisen mich krankheitsanfällig gemacht haben)

Zwischensumme fürs Erkennen/Unterscheiden: __________
(Zählen Sie alle 5 Ergebnisse zusammen.)

	exzellent	gut	verbesserungswürdig
Zwischensumme fürs Messen (Punktzahl reicht von 7–35): ________	31–35	24–30	< 24
Zwischensumme fürs Spüren (Punktzahl reicht von 9–45): ________	40–45	32–39	< 32
Zwischensumme fürs Fühlen (Punktzahl reicht von 4–20): ________	18–20	14–17	< 14
Zwischensumme fürs Erkennen/Unterscheiden (Punktzahl reicht von 5–25): ________	23–25	18–22	< 18
TOTAL (Punktzahl reicht von 25–125): _______	112–125	88–108	< 88

Wenn Sie in allen Testbereichen mit »exzellent« abgeschlossen haben: Herzlichen Glückwunsch! Mit diesem Buch werden Sie die Körpersprache wahrhaft fließend beherrschen und in der Lage sein, Problemen vorzubeugen, bevor sie entstehen. Mit Ihrer Körperintelligenz können Sie alle Hinweise und Informationen dieses Buches für ein erfülltes körperkompetentes Leben nutzen. Haben Sie mit »gut« abgeschlossen, werden Sie durch die Lektüre des folgenden Kapitels und die Übungen das Fundament Ihrer Körperkompetenz legen. Wenn Sie den Test mit »verbesserungswürdig« abgeschlossen und also Verbesserungsbedarf haben, was das Hören auf die Körpersprache und die Selbstsorge angeht, ist dieses Buch wie gemacht dafür, Sie bei diesem Vorhaben zu unterstützen. Schon kleine Verbesserungen, was Ihre Fähigkeit angeht, zu verstehen, was Ihr Körper Ihnen sagen will, machen einen *Riesenunterschied* in Sachen Gesundheit und Wohlbefinden.

> Wenn Ihnen die Sprache Ihres Körpers erst einmal geläufig ist, werden Sie feststellen, dass sie ganz klar und deutlich ist und hundertprozentig auf Ihrer Seite steht – in dem, was Sie wirklich wollen und verdienen. Bedenken Sie: *Ihr* Körper – das sind Sie. Und wenn Kopf, Herz und Körper im Einklang sind, kann manchmal ein Wunder geschehen.

Was ich auf meinem eigenen Weg, die Körpersprache zu verstehen, gelernt habe, ist, dass mein Körper widerstandsfähig ist und auch vergeben kann. Selbst bei kleinen Bemühungen meinerseits, für mich selbst zu sorgen (eine kurze Schreibpause einlegen, um Nacken und Schultern zu lockern), fühlt sich mein Körper wirklich viel besser (keine Schmerzen!). Doch wenn ich mich dauerhaft weigere, auf ihn zu hören, dann dreht er den Lautstärkeregler hoch – so wie gestern, als ich *keine* Dehnpause während des Schreibens eingelegt habe und abends schlimmste Nackenschmerzen hatte. Wenn Ihnen die Sprache Ihres Körpers erst einmal geläufig ist, werden Sie feststellen, dass diese ganz klar und deutlich ist und hundertprozentig für Sie sorgen will – im Hinblick auf das, was Sie wirklich wollen und verdient haben. Schließlich sind Sie es, ist es *Ihr* Körper. Und wenn sich Kopf, Herz und Körper im Einklang befinden, kann manchmal ein Wunder geschehen.

Kapitel 2

Wie können Sie Ihre Körperintelligenz steigern?

Ihren Körperintelligenzquotienten (KIQ) zu verbessern ist leichter, als Sie vielleicht denken. Mit dem »Körperkompetenz – So geht's«-Verfahren fängt es an: das Messen, Spüren, Fühlen und Erkennen/Unterscheiden Ihrer Körpersprache. Und obwohl diese sicherlich einzigartig ist, sind die Grundzüge des Lernens und Hinhörens doch für alle dieselben. Hier folgen ein paar Vorschläge und Übungen für jede der vier Stufen. Und dabei achten Sie sicherlich besonders gut auf den Teil, bei dem Sie in unserem KIQ-Test im letzten Kapitel *nicht* so gut abgeschnitten haben.

Besser messen

Zu lernen, wie man Informationen über die eigene Gesundheit einholt, ist sicherlich die einfachste Stufe beim Erlangen von Körperkompetenz. Unsere Körpersprache wird hier zumeist in Worten und Zahlen ausgedrückt, also in einer Sprache, die wir gut verstehen. Im Folgenden werden sowohl einfache Messmethoden, aber auch Hightech-Untersuchungen vorgestellt, mit denen man seinen gesundheitlichen Zustand immer wieder einmal überprüfen kann.

Puls und Blutdruck

Fangen wir mit den Basics an: Puls- und Blutdruckmessung sind sicherlich der schnellste Weg, um Ihren körperlichen Zustand und Ihren Stresslevel zu bestimmen. Eine körperkompetente Frau *spürt* wahrscheinlich, wenn ihr Pulsschlag erhöht ist, oder *hört*, wenn ihr Herz vor Angst oder Aufregung anfängt, schneller zu schlagen.

Ihr Pulsschlag ist der Druck in Ihren Blutgefäßen, der, ausgehend vom Herzen, das sich zusammenzieht, das Blut durch die Arterien drückt. Der Blutdruck wiederum zeigt genau den Druck an, der dabei aufgewendet wird. Er wird in zwei Werten ermittelt, zum Beispiel in 130 zu 75 mmHg (Millimeter Quecksilbersäule). Die erste Zahl (systolischer Blutdruck) zeigt den Spitzenwert in der Arterie, die zweite Zahl (diastolischer Blutdruck) gibt den niedrigsten Druck in der Arterie an.

Doch warum ist das wichtig? Ihr Herzschlag (oder Puls) zeigt an, dass Blut, angereichert mit Sauerstoff und Nährstoffen, in alle Körpergewebe gelangt. Sowohl Puls als auch Blutdruck steigen an, wenn etwa beim Sport ein erhöhter Sauerstoffbedarf entsteht. Je fitter Sie sind, desto effizienter arbeiten Herzmuskel und Blutgefäße. Das bedeutet, dass weniger Druck benötigt wird, um das Blut im Körper voranzubewegen. Zum Beispiel hat eine normale 40-Jährige einen Ruhepuls von 70 Schlägen pro Minute, während eine 40-jährige Marathonläuferin einen Ruhepuls von 45 aufweist.

Bei einem entspannten, körperlich fitten Menschen sind Puls und Blutdruck normalerweise niedriger, bei einem gestressten und weniger fitten liegen beide höher. Der Blutdruck wird aber auch vom Alter, von den Genen oder von bestimmten Medikamenten beeinflusst. Deshalb sollten Sie regelmäßig Ihren Blutdruck messen (lassen): Hier zeigen sich natürliche, aber auch krankhafte Veränderungen, die sich gegebenenfalls frühzeitig behandeln lassen.

Der Blutdruck, besonders der erste (systolische) Wert, steigt bei echtem oder auch gefühltem Stress an. Wobei der Körper keinen Unterschied macht zwischen *realem* Stress (»Oh Gott, ein Auto …«) und wahrgenommenem Stress (»Ich kaufe gerade mein erstes eigenes Auto«). Wenn Sie gestresst sind, reagiert Ihr Körper so, als ob Sie in echter Lebensgefahr wären – also von dem bekannten Säbelzahntiger angefallen würden. Dadurch werden Sie in die Lage versetzt, entweder zu *kämpfen* (es mit dem Tiger aufzunehmen) oder zu *fliehen* (»Bloß weg hier, bevor ich gefrühstückt werde!«). In dieser Situation weiten sich die Blutgefäße in den großen Muskelgruppen der Arme und Beine, damit Sie um Ihr Leben rennen können, und verengen sich in allen Organen, die nicht überlebenswichtig sind (etwa Verdauungsapparat und Genitalien). Die Kampf-oder-Flucht-Reaktion ist genau das Richtige, um Sie vor einem Verkehrsunfall zu bewahren, weil sich Ihr Reaktionsvermögen erhöht und Ihre Kraft verstärkt. Sie funktioniert nicht so toll, wenn Sie bei Ihrem ersten Autokauf ganz cool und erfahren rüberkommen wollen.

Wenn Sie den Bogen erst einmal heraushaben, geht das Pulsmessen ganz einfach: Legen Sie dazu zwei Finger auf die Innenseite des Handgelenks unterhalb des Daumengrundgelenks und spüren Sie, ob Sie den Puls fühlen können. Verschieben Sie die beiden Finger so lange, bis Sie eine gute Stelle gefunden haben. Probieren Sie es an beiden Handgelenken, weil es auf einer Seite eventuell besser geht. Wenn es hier schwierig ist, versuchen Sie es mit zwei Fingern an der Halsschlagader gerade unterhalb des Kiefers. Drücken Sie nicht so fest auf diese Arterie, denn das Gehirn mag es gar nicht, wenn seine Blutzufuhr einfach abgeklemmt wird!

Am einfachsten ist es, den Puls sechs Sekunden lang zu zählen und dann einfach eine Null dranzuhängen. Für ein genaueres Ergebnis zählen Sie 30 Sekunden lang und multiplizieren dann mit zwei. So ergeben 36 Schläge in der halben Minute am Ende 72 Schläge pro Minute. Der Ruhepuls bei einem Erwachsenen sollte zwischen 60 und 100 Schlägen pro Minute liegen. Ein Puls zwischen 45 und 60 ist ein Zeichen körperlicher Fitness, allerdings nur, wenn er nicht mit Benommenheit einhergeht. Leistungssportler haben normalerweise einen Ruhepuls zwischen 45 und 55.

Das Pulsmessen ist leicht, wenn der Puls regelmäßig wie ein Trommelschlag ist, der zeitliche Abstand ist immer ungefähr gleich lang. Die meisten von uns haben einen regelmäßigen Puls. Es ist normal, dass sich der Puls etwas beschleunigt, wenn wir Angst haben, oder sich nach ein paar tiefen Atemzügen verlangsamt. Atmen wir tief, reduzieren wir die Aktivität des sympathischen Nervensystems. Der Puls wird langsamer, der Blutdruck sinkt, die Muskeln entspannen sich. Und in unser Verdauungssystem und die Genitalien gelangt mehr Blut.

Atmen wir tief, reduzieren wir die Aktivität des sympathischen Nervensystems. Der Puls wird langsamer, der Blutdruck sinkt, die Muskeln entspannen sich. Und in unser Verdauungssystem und die Genitalien gelangt mehr Blut.

Doch manche von uns haben auch einen unregelmäßigen Puls, der sich vielleicht anfühlt, als ob einige Schläge »aussetzten«. In den allermeisten Fällen sind diese Unregelmäßigkeiten nicht schlimm oder gefährlich. Manche fühlen auch eine Art »Flattern«. Diese kleinen zusätzlichen Schläge nehmen vor allem zu bei Stress oder nach anregenden Genussmitteln wie Kaffee oder Cola. Manchmal jedoch ist ein unregelmäßiger Herzschlag auch gefährlich. Deshalb sollten Sie einen unregelmäßigen Puls von Ihrem Arzt oder Ihrer Ärztin einmal untersuchen lassen.

Stellen Sie sich eine stressige Situation vor und fühlen Sie dann einmal Ihren Puls. Ist er erhöht? Nun machen Sie drei tiefe Atemzüge in den Bauch. Wird der Puls jetzt langsamer? Unser Puls gibt den normalen Stress-Sollwert wieder. Ganz unmittelbar zeigt er uns das momentane Stressniveau und die Notwendigkeit, herunterzukommen und ein paar tiefe Atemzüge zu machen. Falls Sie zufällig einen Aktivitätstracker haben (einen Brustgurt, der den Puls misst, oder einen speziellen Herzratenmonitor am Armband), können Sie jederzeit Ihren Puls und seine jeweilige Veränderung erfassen.

Die Blutdruckmessung indessen erfordert ein bisschen mehr Equipment, aber auch diese Messung ist einfach. Sie können entweder eine automatische Blutdruckmanschette kaufen (die am Handgelenk getragenen taugen nicht so viel) und Ihren Blutdruck zu Hause messen. Dann gibt es noch die manuelle Methode, die sehr genau misst, aber neben der Manschette auch ein Stethoskop und eine weitere Person erfordert, die mit diesem abhört und die Einzelwerte abnimmt. Weiterhin können Sie sich diverse Gesundheits-Apps herunterladen, mit denen man den Blutdruck, den Puls, das Gewicht, die Aktivitäten sowie weitere Gesundheitsfaktoren verfolgen kann. Viele davon lassen sich mit der Blutdruckmanschette verbinden. Wenn Sie also technikaffin sind, dann könnten Sie sich eine Blutdruckmanschette kaufen, die sich mit einer Online-App beziehungsweise Ihren anderen Trackern synchronisiert, falls Sie solche haben. Wenn Sie wissen wollen, wie hoch Ihr Blutdruck ist, aber keine Messmanschette kaufen wollen, können Sie ebenso gut einmal ein Blutdruckmessgerät in einer Apotheke oder Drogerie ausprobieren. Sie arbeiten im Allgemeinen recht genau.

Der Grund, warum es sinnvoll ist, den Blutdruck in einer entspannten Umgebung zu messen, ist der Umstand, dass der Blutdruck beim Arzt typischerweise erhöht ist. Ich trage zwar keinen weißen Kittel, aber ich kann Ihnen versichern, dass sogar die Patienten in meiner Praxis, die sich bei mir wohlfühlen, dort im Gegensatz zu ihrer häuslichen Umgebung einen deutlich erhöhten Blutdruck haben. Auch wenn sie *meinen*, sie seien ganz entspannt, wenn sie bei mir sind, spricht ihr Körper doch eine andere Sprache! Und weil niemand Blutdrucksenker ohne Not nehmen möchte, empfehle ich dringend zuerst eine häusliche Blutdruckmessung, um einen Eindruck des Blutdrucks im Tagesverlauf zu gewinnen.

Der Blutdruck variiert genau wie der Puls stark während des Tages, und zwar in Abhängigkeit von Aktivität oder Stress. Deshalb finde ich, dass man sich den Blutdruck nicht als feste Größe, sondern als Spannweite vorstellen sollte. In Ruhe sollte der erste (systolische) Wert niedriger als 135 sein und der zweite (diastolische) Wert unter 85 liegen. Hoher Blutdruck ist mit einem Wert über 140 zu 90 mmHg definiert. Ihr Risiko, einen Schlaganfall oder einen Herzinfarkt zu bekommen, ist aber bereits mit jedem Anstieg über 115 zu 75 mmHg verbunden, so wie in der Grafik auf Seite 54 dargestellt.

Ein normaler Blutdruck kann sogar bei 85 zu 55 mmHg liegen. Doch wenn Sie einen so niedrigen Blutdruck und dabei Symptome wie Schwindel, Übelkeit, Schlappheit oder Sehstörungen haben, gehen Sie bitte zum Arzt! Womöglich muss Ihr Blutdruck stabilisiert werden.

Wenn Sie sich erst einmal mit der Blutdruckmessung angefreundet haben, sollten Sie einmal beobachten, wann der Blutdruck relativ hoch ist. Das ist immer ein Indikator für eine Stressreaktion. Wie ist es bei der Arbeit? Nachdem Sie im Berufsverkehr unterwegs waren? Nach einem Streit? Und wie gut können Sie Ihren Blutdruck dann senken? Ich habe schon erwähnt, dass die Patienten in meiner Praxis immer einen relativ erhöhten Blutdruck haben, aber ich sollte auch hinzufügen, dass die meisten von ihnen mit drei tiefen Atemzügen ihren Blutdruck um bis zu 20 Einheiten verringern können.

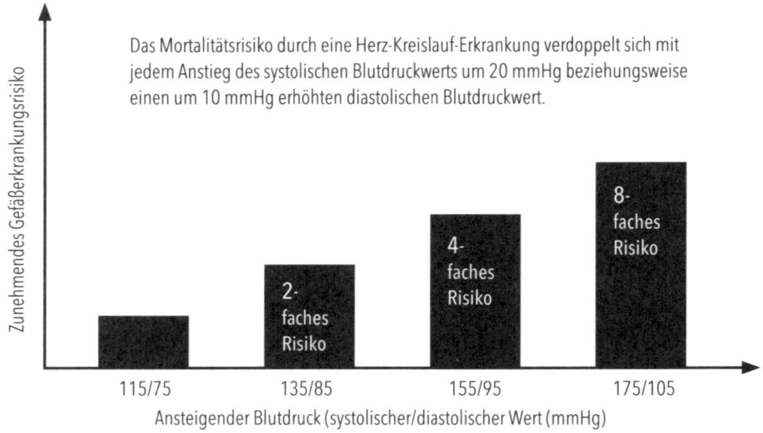

So stark ist unser Einfluss auf die Stressantwort unseres Körpers! Sollten Sie bereits wissen, dass Ihr Blutdruck nach stressigen Arbeitssituationen erhöht ist, können Sie Herz und Gehirn durch eine natürliche Blutdrucksenkung schützen. Fühlen Sie dazu den Puls (und messen Sie nach Möglichkeit auch den Blutdruck) und machen Sie dann einmal die stressreduzierende Übung weiter unten. Die 5-2-7-Atemtechnik ist erstaunlich effektiv und schon sehr alt. Erst kürzlich hat mich Dr. Andrew Weil auf sie aufmerksam gemacht.

Übung 2: Bauchatmung

1. Atmen Sie durch die Nase ein und durch den Mund wieder aus.
2. Legen Sie Ihre Hand auf den Bauch und atmen Sie tief in den Unterleib. Spüren Sie, wie Ihre Hand sich dabei mitbewegt. Das ist die einfache Bauchatmung.
3. Wenn Sie tiefer einsteigen wollen, dann atmen Sie durch die Nase ein und zählen dabei bis 5, danach legen Sie eine kurze Pause ein – bis 2 zählen –, wobei sie die Ruhe zwischen den Atemzügen wahrnehmen.

4. Atmen Sie langsam durch den Mund wieder aus und zählen Sie dabei bis 7, während die Spannung von Ihnen weicht.
5. Wiederholen Sie das Ganze mindestens fünfmal oder so lange, bis Sie sich entspannter fühlen.

Nun messen Sie Ihren Puls (und den Blutdruck, wenn möglich) erneut. Hat er sich verändert? Wenn Sie versierter darin geworden sind, mittels Ihres Atems zu entspannen, können Sie selbst noch in den schwierigsten Situationen Spannungen abbauen. Ich habe das einfache In-den-Bauch-Atmen bei meinen Patienten schon für alle möglichen Entspannungsmanöver genutzt, von schlimmen Panikattacken in meiner Praxis bis zu Ehestreitigkeiten.

Durch die Atmung in den Bauch entschärfen Sie das »Kampfelement« in Ihrer Kampf-oder-Flucht-Reaktion und finden wieder zu Gelassenheit. Danach können Sie klarer denken und Konflikte lösen – ohne verbale oder körperliche Gewalt. Insgesamt sind Entspanntheit und Geduld sowohl in Beziehungen zu Hause als auch bei der Arbeit förderlich.

Gewicht und Körperzusammensetzung

Kaum etwas in der »Vermessung« des weiblichen Körpers ist so umstritten und verhasst wie das Thema Gewicht. Erst kürzlich hat mir eine Freundin und Kollegin – eine sehr kluge und tüchtige Frau –, nachdem Sie den KIQ-Test im ersten Kapitel gemacht hatte, gesagt: »Klar kenne ich mein Gewicht. Ich wiege mich jeden Morgen, und je nachdem, was die Waage anzeigt, wird der Tag gut oder schlecht.« Und das sagt eine hübsche, gesunde Frau! Über Frauen und Gewicht etwas Substanzielles zu sagen, ist wirklich schwer angesichts der vielen negativen Botschaften in der Gesellschaft. Doch ich fühle mich in der Verantwortung, nicht nur über die körperliche, sondern auch über die geistig-psychische Gesundheit meiner Patienten zu wachen. Und deshalb bestehe ich nie auf der Gewichtskontrolle meiner Patientinnen, wenn sie das nicht wollen. Doch die Wahrheit ist, dass ich sehr wohl das Gewicht einer Patientin wissen will, sofern sie das nicht zu sehr herunterzieht. Das ist vor allem deshalb wichtig, wenn ich sie nach drei Monaten wiedersehe und sie sich darüber beschwert, sie habe fünf Kilo zugenommen. Dann kann ich ihr gegebenenfalls versichern, dass dies nicht der Fall ist.

Wir Frauen sind, was das Gewicht angeht, grausam. Und was heißt hier überhaupt Gewicht? Es ist die Messung der Anziehungskraft der Erde, nicht mehr und nicht weniger. Mittlerweile gibt es genug Forschungsergebnisse, die belegen, dass eine Frau, die Sport macht, gut isst und Liebe erfährt, gesund ist, und das unabhängig von ihrem Gewicht. Ich würde nicht sagen, dass es gut ist, übergewichtig zu sein oder gar fettleibig. Es tut den Gelenken nicht gut und kann das Diabetesrisiko erhöhen. Aber ich möchte sagen, dass ich *viele* Frauen in meiner Praxis habe, die übergewichtig oder dick, deren Gesundheitsparameter aber tadellos sind: Blutdruck, Cholesterin, Blutzucker und Insulin, Nährstoffversorgung, Kraft und Beweglichkeit. Ich glaube nicht, dass sie gesundheitlich schlecht dastehen. Eine schlanke Frau mit schlechten Lebensgewohnheiten hat mehr gesundheitliche Risiken als eine übergewichtige mit guten. Auch kenne ich eine Reihe Frauen, die sich anstrengen müssen, um zuzunehmen. Sie sind von Haus aus dünn, verlieren aber bei Stress oder herausfordernden Situationen gefährlich an Gewicht. Dies ist auch nicht so ohne, und es gibt im Allgemeinen wenig Verständnis für ihre Situation.

Viele Ärzte und Therapeuten haben sich von der reinen Gewichtsfokussierung verabschiedet und verwenden den Body-Mass-Index (BMI). Dieser bezieht zusätzlich zum Gewicht auch die Körpergröße mit ein und lässt sich angeblich auf alle Menschen anwenden. Doch bei sehr muskulösen Menschen funktioniert er nicht, denn diese wiegen, weil Muskeln schwerer sind als Fett, unter Umständen mehr, als bei ihrer Größe laut BMI ratsam ist. Doch relativ viel Muskelmasse zu haben ist eigentlich sehr gesund. Also ist auch der BMI relativ. Doch was ist der BMI nun genau? Der BMI ist das Verhältnis von Gewicht in Kilo geteilt durch die Größe in Metern zum Quadrat.

BMI = Gewicht (in Kilogramm) geteilt durch die Größe (gemessen in Metern)^2

Mehr zum BMI und zu seiner Berechnung finden Sie im Internet zum Beispiel unter http://www.adipositas-gesellschaft.de/mybmi/.

Doch weder das Gewicht noch der BMI sagen uns etwas über unsere Körperzusammensetzung, also darüber, wie die Verteilung von Wasser, Muskeln, Organen und Fett ist. Ein Beispiel: Gelegentlich halte ich bei mir in der Praxis Fitnesskurse für Gruppen oder Entgiftungsworkshops ab. Während des letzten – und ich habe während eines Dreimonatsturnus *alles* richtig gemacht – habe ich anderthalb Kilo zugelegt. Das wäre normalerweise sehr frustrierend gewesen, hätte ich nicht meine Körperzusammensetzung gemessen. Denn tatsächlich hatte ich 3,5 Kilo Fett und ein Pfund extrazelluläres Körperwasser verloren (davon will man nämlich auch nicht zu viel). Stattdessen hatte ich 4,5 Kilo Muskelmasse und ein Kilo Zellwasser (das macht Zellen prall und schön) zugelegt. Mein Gewicht war also mehr geworden, aber mein Gesundheitszustand hatte sich verbessert: weniger Fett, mehr Feuchtigkeit, mehr Muskeln. Alles gut! Wenn das Wiegen Sie herunterzieht, ist das dauernde Wiegen sicherlich nicht ratsam. Waagen im Badezimmer tun nicht allen gleichermaßen gut. Dennoch nimmt die Durchschnittsfrau in den Vereinigten Staaten nach den Feiertagen in der dunklen Jahreszeit jedes Jahr 2,5 Kilo zu. Und das liegt nicht an den Genen, sondern an Keksen, Naschkram, Truthahn und dessen Füllung. Nur allzu leicht geraten die Folgen des Schlemmens für Gewicht und Figur in Vergessenheit, wenn man das Gewicht nicht regelmäßig kontrolliert. Übernehmen Sie ein wenig Eigenverantwortung, um das kontinuierliche Zunehmen zu verhindern. Denn: Die Pfunde wieder loszuwerden ist *ungleich* schwerer als das Zulegen. Durch die beständige Zunahme sind mittlerweile 35 Prozent der US-Bevölkerung fettleibig geworden. [Und in Deutschland sah es laut Statistischem Bundesamt 2014 nicht viel anders aus: 62 Prozent der Männer und 43 Prozent der Frauen sind übergewichtig, davon 17 Prozent der Männer und 14 Prozent der Frauen stark übergewichtig beziehungsweise fettleibig, Anm. d. Übers.] Deshalb wollen wir körperkompetent sein und die Einbahnstraße der Gewichtszunahme verlassen. Dafür aber ist körperliche Eigenverantwortung unabdingbar.

Allegra beispielsweise gehört zu den gesündesten Patientinnen in meiner Praxis. Sie weiß alles über Kraft und Flexibilität, und wenn sie ihre verrückten Geschichten erzählt, möchte man sich am liebsten vor Lachen wegschmeißen. Wie so viele von uns hatte sie als junge Frau Probleme mit dem Essen und mit ihrem Körperbild. Allegra hatte nun zehn Kilo zugenommen, obwohl sie sich gesund ernährte und intensiv Sport trieb. Daraufhin haben wir einen Abnehmplan für sie entwickelt, mit dem sie 15 Pfund verlor – tatsächlich an Fettmasse, wie aus der Bestimmung ihrer Körperzusammensetzung hervorging. Kürzlich jedoch hat sie mir anvertraut, dass sie sich seit ein paar Monaten nicht mehr wiege und gleich drei Kilo zugenommen hat, obwohl sie sich dem allgemeinen Verständnis nach gesund ernährte, nur ein bisschen zu gut vielleicht. Eine Woche lang hat sie sich daraufhin wieder täglich gewogen, und das allein hat dazu geführt, dass sie innerhalb von vier Tagen ein Kilo abnahm. Wie so viele hat Allegra ein ambivalentes Verhältnis zu ihrer Waage. Doch sie braucht sie als Richtschnur auf dem Weg zur Körperkompetenz, und sie sie arbeitet hart daran, das auch so zu sehen und nicht als Bewertung ihrer Person.

Doch messen kann man auch noch anders und doch körperverantwortlich vorgehen. Wiegen Sie sich zu Hause, achten Sie auf eine möglichst genaue Waage. Es gibt allerdings auch Waagen, die neben dem Gesamtgewicht zusätzlich das Körperfett beziehungsweise die Körperzusammensetzung messen, wobei diese nicht ganz so genau sind. Wollen Sie es wirklich genau wissen, sollten Sie einen Personal Trainer, einen Ernährungsberater, einen Physiotherapeuten oder einen Allgemeinmediziner aufsuchen. Dabei gibt es mehrere Messmethoden: Manche Mediziner verwenden Caliper, mit denen die Hautfaltendicke an verschiedenen Stellen gemessen wird. Etwas genauer ist die bioelektrische Impedanzvanalyse. Dabei wird ein elektrischer Impuls gegeben, der den Widerstand in verschiedenen Geweben misst und so das Verhältnis von Fett, Magermasse und Gewebswasser bestimmt. Die genaueste Methode der Körperzusammensetzung wird mit der sogenannten Wasser- beziehungsweise Luftverdrängungstechnik (Hydrodensitometrie und Luftverdrängungsplethysmografie) erreicht, doch diese ist teurer und kostet mehr Zeit.

Wenn Sie auf keinen Fall mehr den Fuß auf eine Waage setzen möchten, aber dennoch das Körperfett im Auge behalten wollen, wäre die Messung Ihres Taillenumfangs eine Alternative. Verlieren Sie Körperfett, tun Sie das nämlich vor allem in der Bauchgegend, was Sie mit einem Maßband verfolgen können.

Dabei ist es interessant zu wissen, dass die Fettdepots an Oberschenkeln und Hüfte aus gesundheitlicher Sicht – Herzinfarkt-, Schlaganfalls- oder Diabetesrisiko – bei Weitem nicht so gefährlich sind wie das im Bauchraum eingelagerte sogenannte Viszeralfett. Bauchfett bildet Entzündungsbotenstoffe und steht in Verbindung zu Herzerkrankungen, während ein ordentlicher Hintern und dralle Oberschenkel dieses Risiko nicht erhöhen. Mehr zu Taillen- und Hüftumfang und wie man sie misst finden Sie im Anhang.

Den Menstruationszyklus im Auge behalten

Unser Menstruationszyklus hängt unmittelbar von den Hormonen der Hirnanhangsdrüse (Hypophyse) ab. Dort wird das luteinisierende Hormon (LH) und das follikelstimulierende Hormon (FSH) ausgeschüttet. Beide »sprechen« sozusagen mit den Eierstöcken. Unter ihrem Einfluss reift ein Ei, das, bleibt es unbefruchtet durch ein Spermium, zwei Wochen später zusammen mit der Gebärmutterschleimhaut ausgeschieden wird, was zur Menstruationsblutung führt. All diese Vorgänge zusammen bilden den Monatszyklus der Frau. Dabei kommt es zu Hormonausschüttungen (Östrogen, Progesteron und Testosteron), die ständig im Zu- und Abnehmen begriffen sind und damit den Rhythmus des Monatszyklus am Laufen halten. Doch gibt es eine Reihe Frauen, die nicht unter dem Einfluss dieser hormonellen Veränderungen stehen:

- Frauen, die mittels Pille, Pessar, Pflaster, Diaphragma, Spirale oder Dreimonatsspritze verhüten und somit keinen Eisprung haben (die Monatsblutung setzt nach dem Absetzen der Hormone ein),
- Frauen in der Menopause,
- schwangere Frauen,
- Frauen, die aus medizinischen Gründen keinen regulären Zyklus haben, etwa weil sie ein polyzystisches Ovarialsyndrom haben oder eine veränderte Schilddrüsenfunktion, weil sie untergewichtig sind oder zu wenig Körperfett haben,
- Frauen, die ihre Eierstöcke haben entfernen lassen oder eine Chemotherapie hinter sich haben oder eine Bestrahlung, durch die die Funktion der Eierstöcke in Mitleidenschaft gezogen wurde,
- junge Frauen, die noch nicht ihre Regelblutung haben.

Doch all jene, die einen Monatszyklus haben, und ist er auch noch so unregelmäßig, werden von den jeweiligen Phasen des Monatszyklus mehr beeinflusst, als sie vielleicht meinen. Stimmung, Hungergefühle, emotionale Stabilität, sexuelle Lust, Kopfschmerzen, Brustgröße oder -empfindlichkeit sind nur einige Zustände und Erfahrungen, die sich während des Zyklus ändern. Allen, die noch nie den Monatszyklus beobachtet haben, empfehle ich sehr, dies zu tun. Nicht nur, um eine mögliche Schwangerschaft zu verhindern (sofern dies gewünscht ist) oder um leichter schwanger zu werden, sondern auch, um ein besseres

Verständnis von den körperlichen und emotionalen Schwankungen zu bekommen und sich gegebenenfalls besser darauf einzustellen. Zu den körperlichen Veränderungen, die sich während des Zyklus beobachten lassen, gehören:

- Die Basaltemperatur: Sie ist während des Eisprungs am höchsten und bleibt während der zweiten Zyklushälfte erhöht. Um sie zu ermitteln, verwenden Sie ein Fieberthermometer. Messen Sie morgens vor dem Aufstehen.
- Empfindlichkeit der Brüste: Diese kann mit dem Eisprung zunehmen, aber vor allem schwellen die Brüste in der Woche vor der Menstruation an.
- Schleim am Gebärmuttermund: Vielleicht fragen Sie sich jetzt »*Häh?*« … Ja, ich weiß. Zunächst einmal ist der Schleim am Gebärmuttermund Schleim, der aus der Gebärmutter abfließt. Der Gebärmuttermund (Cervix uteri) liegt am Ende des Gebärmutterhalses, dem Ende der Gebärmutter (in der der Fötus heranreift oder sich das Menstruationsblut bildet). Der Gebärmuttermund lässt sich tief im Innern der Scheide (Vagina) spüren. Er fühlt sich fest an, etwa wie die Nasenspitze. Sie können diesen Schleim am besten durch einen Blick auf Ihre Unterhose erkennen, oder aber Sie führen einen Finger in ihre Scheide ein und prüfen ihn so. Zur Zeit des Eisprungs ist die Flüssigkeit klar und dünnflüssig (kann Fäden ziehen), ein wenig wie Eiweiß, damit ein Spermium einfacher sein Ziel erreicht. Während der restlichen Zeit ist der Gebärmutterschleim flockiger und klebriger.

Heutzutage kann man den Zyklus und gewisse Symptome am besten über das Smartphone oder eine spezielle Computer-App verfolgen. Es gibt reichlich Auswahl. Oder Sie nehmen – ganz die alte Schule – einfach eine Temperaturtabelle (gibt es in der Apotheke) zur Hand. Mehr zum Thema Verhütung finden Sie etwa auf der Seite http://www.familienplanung.de/, der Bundeszentrale für gesundheitliche Aufklärung und in Ratgebern im Buchhandel.[4]

Durch Zyklus-Tracking können Sie besser begreifen, wie sich der Zyklus auf Ihr Leben auswirkt, und damit sind Sie – weil es die Körperkompetenz befördert – klar im Vorteil. Denn dann legen Sie einen superwichtigen Termin nicht gerade auf die Tage, wo es so gar nicht rundläuft; und Ihnen wird klar, warum Sie an manchen Tagen überhaupt nicht aus den Federn wollen. Sie finden heraus, dass es nicht der Rücken ist, der Sie plagt, sondern es die Regel ist, die vor der Tür steht. Oder warum Sie plötzlich Ihren Partner anfallen möchten – Eisprung, ich komme! Je mehr Sie über Ihren Monatszyklus wissen, desto besser können Sie sich auf Ihre körperlichen Bedürfnisse einstellen.

Aktivitätstracker: Schlafphasen, Schritte und noch vieles mehr messen

Mittlerweile gibt es eine Riesenauswahl an Fitness-Trackern, mit denen man etwa die Herzfrequenz rund um die Uhr messen kann, oder die Anzahl der Schritte, die Intensität der sportlichen Aktivität, ob Laufen, Schwimmen oder Radfahren; die Höhe der verbrannten Kalorien und sogar die Schlafphasen im Detail. Je nachdem, welches Gerät Sie wählen, sagt es Ihnen auch noch die Uhrzeit, spielt Musik und verwaltet Textnachrichten und E-Mails. Die Preise variieren beträchtlich, doch mit ein wenig Preise-Vergleichen finden Sie das für Sie richtige.

Meine Meinung zu diesen vermeintlichen Wunderdingern ist, dass man Sie *eigentlich* nicht wirklich braucht. Ihre Fitness können Sie auch ohne große Technik im Auge behalten. Doch wenn Sie unmittelbares Feedback toll finden oder tatsächlich an Ihrer sportlichen Leistungsfähigkeit arbeiten wollen, sind die tragbaren Geräte genau das Richtige für Sie.

Als ganzheitlich orientierte Ärztin möchte ich allerdings schon etwas zu den ganzen elektronischen Frequenzen sagen, mit denen unser Körper durch Mobiltelefone und tragbare Ausrüstung in Kontakt kommt. 2011 hat die Krebsforschungsabteilung der Weltgesundheitsorganisation nach der Durchsicht der bisherigen

Forschung zu Mobiltelefonen eine Stellungnahme veröffentlicht, wonach diese »potenziell krebserregend« seien. Damit stehen sie in der gleichen Kategorie wie Stoffe der chemischen Reinigung oder Pestizide wie DDT. Ein Faktor scheint die räumliche Nähe zum Körper zu sein, weil Mobiltelefonierer mit der höchsten Nutzungsdauer eine dreifach erhöhte Zunahme von Gliomen (ein Gehirntumor) aufweisen.

Zur Sicherheit sollte man deshalb sein Handy nach Möglichkeit nicht direkt am Körper tragen und zum Telefonieren Kopfhörer verwenden oder das Handy beim Sprechen vom Körper weghalten. Es gibt keine Untersuchungen, die ein Risiko durch am Körper getragene Handys ausweisen, und man sollte betonen, dass es keine seriöse Quelle gibt, einschließlich der amerikanischen Arzneimittelbehörde (Food and Drug Administration, FDA), der nationalen Krebsgesellschaft (National Cancer Society) und dem Gesundheitsministerium (Centers for Disease Control and Prevention, CDC), die von einem Kausalzusammenhang von Krebs und Mobiltelefonen ausgeht. Aber weil ich als Ärztin weiß, dass Langzeitrisiken lange Beobachtungszeiträume erfordern, bereiten mir in der Hosentasche getragene Handys Sorgen, weil Funkimpulse auf die Eierstöcke, die Prostata und die Hoden wirken – allesamt krebsanfällige Organe, die überdies die nächste Generation hervorbringen. Auch gibt es zunehmend Brustkrebsfälle bei Frauen um die 20 und 30 ohne erbliche Vorbelastung, die ihr Handy am Busen tragen.[5] Im Moment durchlaufen wir weltweit ein riesiges körperbezogenes Technologiefolgen-Experiment mit noch ungewissem Ausgang.

Besonders die am Körper getragenen 3G- oder 4G-Transmitter (beim Mobiltelefon) stehen im Verdacht. Eine Smartwatch wie die von Apple oder Jawbone Up verwendet indessen die Bluetooth-Technologie oder Wi-Fi. Und im Moment gibt es keine Belege, dass diese das Krebsrisiko erhöhen. Dennoch gibt es tragbare Geräte, die mit einem eingebauten Chip funktionieren, und hier kann ich keine Empfehlung aussprechen, solange es keine wirklichen Daten zu ihrer Sicherheit gibt. Dass man nachts für einen Zeitraum von ein, zwei Wochen ein tragbares Gerät verwendet, um die Schlafphasen zu erfassen, damit habe ich kein Problem, aber einen Schlaf-Tracker oder ein Smartphone mit Tracking-App permanent unter dem Kopfkissen zu haben, das kann ich wirklich nicht empfehlen. Das betrifft auch das Smartphone auf dem Nachttisch. Erstens ist es nicht nötig und zweitens wissen wir nicht, ob das wirklich sicher ist. Deshalb sollte man besser vorsichtig sein.

Dies sollten Sie im Hinterkopf behalten, falls Sie den Kauf eines Trackers oder einer App für das Smartphone zur gesundheitlichen Beobachtung in Erwägung ziehen. Beachten Sie immer zweierlei: Welche Funktionen möchten beziehungsweise brauchen Sie? Und: Was wollen Sie ausgeben?

Für die einfache Pulsmessung oder Schrittzählung reicht ein günstiger Tracker, von denen es viele gibt. Für ambitionierte Sportlerinnen und Sportler gibt es Wearables für das Laufen oder Schwimmen, mit denen sich Körperbewegungen detailliert erfassen lassen (etwa Zugfrequenz oder Schrittlänge) und mit denen Sie selbstständig Ihre Leistung im Training verbessern können.

Wenn Sie die Tracking- mit E-Mail und Nachrichtenfunktion kombinieren wollen, sollten Sie vielleicht eine Smartwatch in Erwägung ziehen. Die sind zwar nicht billig, aber haben es ganz schön drauf. Um den Schlaf zu überwachen, gibt es Geräte, die unter der Bettdecke die Bewegung und Wärmeentwicklung erfassen (und Sie mit der Weckfunktion in einem schlafphasengünstigen Moment aufwecken). Sie sind sicherlich genauer als die Tracker am Handgelenk, sind aber störanfälliger, was Mitschläfer anbelangt. Die am Handgelenk getragenen Schlaf-Tracker sind in Ordnung. Sie geben zumindest einen Eindruck, wie oft Sie sich in der Nacht bewegen und ob Sie wirklich in den Tiefschlaf kommen.

Und schließlich: Wenn Sie zu denjenigen gehören, die alles auf einen Blick haben wollen, und zwar schön aufbereitet, gibt es einige Hersteller, die integrierte Systeme anbieten. Darin sind dann enthalten: ein Aktivitätstracker, eine Körperfettwaage, eine Blutdruckmanschette und ein Schlafmonitor, alles zusammen auf einer Smartphone-App mit personalisiertem Coaching-Programm. Für was auch immer Sie sich entscheiden: Dadurch, dass Sie Ihren Gesundheitszustand kennen, machen Sie einen wichtigen Schritt auf dem Weg zu mehr Körperkompetenz und zur Entschlüsselung der körperlichen Signale.

Die Sinne schärfen

Wir alle kennen körperliche Empfindungen wie Schmerzen, Schläfrigkeit oder Sättigung nach einem fetten Weihnachtsessen. Aber die meisten von uns ignorieren körperliche Empfindungen über längere Zeiträume unseres geschäftigen Lebens. Dies tun wir, damit wir besser funktionieren, doch oftmals übertreiben wir es damit. Wir sind so beschäftigt mit der Tipperei am Computer, dass wir gar nicht merken, dass der Nacken schmerzt oder sich die Finger verkrampfen. Wir sind hektisch dabei, unsere Arbeit abzuschließen oder uns um die Kinder zu kümmern, sodass wir das Essen vergessen oder auf die Toilette zu gehen. Doch das hat körperliche Folgen. Wenn man zu lange nichts isst, kann das zu Kopfweh führen, zu Benommenheit oder sogar zu Ängstlichkeit. Haben Sie jemals bemerkt, wie viel wohler Sie sich körperlich fühlen, wenn Sie in den Ferien sind? Dass Sie dann mehr Energie haben und zur Ruhe kommen, hat vor allem auch damit zu tun, dass Sie den körperlichen Bedürfnissen nach Schlaf, Nahrung und Bewegung mehr Aufmerksamkeit schenken. Den Körpercode zu entschlüsseln bedeutet daher mehr Achtsamkeit im Alltag. Und die fängt damit an, dass man spürt, wie es um die körperlichen Bedürfnisse steht.

Kommt eine Patientin mit Bauchschmerzen in meine Praxis, dann frage ich als Erstes, wie sich das Ganze anfühlt, wo der Schmerz sitzt und seit wann es wehtut. Schmerzt es vor oder nach dem Essen (ein Magengeschwür oder eine Magenschleimhautentzündung)? Ist der Schmerz scharf und stechend (bildet sich Luft, kommt es zu Verstopfung oder ist es eine Divertikulitis)? Ist der Schmerz stumpf und ziehend (ein Geschwür, Gastritis oder eine Entzündung des Darms)? Ist der Schmerz konstant (Entzündung des Darms) oder kommt und geht er (Gallenblase oder Gastritis)? Ist er im rechten (Ober-)Bauch (Gallenblase oder Leber) oder im linken (die Eierstöcke, Divertikulitis oder Darmentzündung)? Mithilfe dieser Fragen kann ich die Sprache des Körpers entschlüsseln und herausfinden, was die Ursache des Schmerzes ist. Durch eine geschärfte Wahrnehmung des körperlichen Zustands können Sie jedoch auch Ihre eigene Diagnose stellen.

Wenn es Ihnen schwerfällt, körperliche Empfindungen richtig zu deuten, schauen Sie sich einmal die Liste der körperlichen Empfindungen weiter unten an. Wie viele davon erkennen Sie für sich wieder? Je mehr Begriffe wir zur Beschreibung unserer Empfindungen haben, desto verfeinerter wird unsere Körperkompetenz.

Fangen wir mit einer kleinen Übung zur Körperwahrnehmung an.[6]

Körperliche Empfindungen		
eng, fest	dick	fließend
atemlos	flatternd	nervös
übel, unwohl	ausgedehnt	auftreibend
schwer	prickelnd	elektrisch
flüssig	taub	hölzern, steif
benommen	voll, Völlegefühl	verstopft
raumgreifend	zittrig	juckend
eng	heiß	aufgedreht
schmerzhaft	wabbelig	ruhig
Luft abschnürend	lebhaft	voller Energie

Körperliche Empfindungen		
zitternd	verengt	warm
knotig	eisig	leicht
blockiert	hohl	kalt
unverbunden	schweißig	strömend

Quelle: Peter A. Levine, *Vom Trauma befreien. Wie Sie seelische und körperliche Blockaden lösen,* München: Kösel 2007

Übung 3: Körperwahrnehmung

1. Machen Sie es sich bequem, entweder im Sitzen oder im Liegen.
2. Lesen Sie zunächst die Übung und schließen Sie dann die Augen. Damit sind Sie konzentrierter und weniger von äußerlichen Dingen abgelenkt. Falls Ihnen das unangenehm ist, lassen Sie die Augen offen.
3. Atmen Sie dreimal tief ein und aus. Dabei atmen Sie so wie in der Übung Bauchatmung (siehe Seite 54f.) durch die Nase, sodass sich Ihr Bauch weitet.
4. Dann lenken Sie Ihr Bewusstsein nacheinander auf alle Teile des Körpers:
   - Füße und Zehen: Gehen Sie mit Ihrer Aufmerksamkeit zu den Zehen des linken Fußes. Achten Sie darauf, ob Sie dort irgendetwas wahrnehmen. Vielleicht spüren Sie, dass dort allein durch Ihre Aufmerksamkeit Wärme oder ein Prickeln entsteht. Wenn man mit der Aufmerksamkeit zu einer Körperstelle geht, kommt es dort zu einer verstärkten Blutzufuhr und Nervenaktivität. Nun wandern Sie mit Ihrer Aufmerksamkeit zum rechten Fuß. Spüren Sie einen Unterschied zwischen linker und rechter Seite?
   - Beine und Po: Führen Sie Ihre Aufmerksamkeit die Beine hoch zu den Knien und den Oberschenkeln bis hin zum Po. Achten Sie auf spezifische Wahrnehmungen oder auch deren Fehlen.

- Hüfte und Bauch: Achten Sie auch hier auf Ihre Empfindungen. Das kann die Temperatur sein, ein Druck- oder ein Völlegefühl, ein Kribbeln, Gluckern oder ein gegenwärtiges Unwohlsein. Missempfindungen haben ihre ganz eigene Qualität: scharfer oder dumpfer Schmerz, pulsierend oder reißend. Spüren Sie in Ihren Bauch: Sind Sie hungrig, können Sie die Verdauungsbewegungen spüren?
- Brustkorb und Brüste: Spüren Sie das Gewicht Ihrer Brüste auf dem Brustkorb. Spüren Sie den Rippenkasten und wie sich die Lunge während des Atmens ausdehnt und zusammenzieht. Fühlt sich Ihre Brust offen und weit an oder »geschlossen« und eng? Konzentrieren Sie sich nun auf Ihr Herz. Können Sie seinen Herzschlag spüren? Schnell oder langsam, hart oder weich-rhythmisch?
- Rücken und Schultern: Gehen Sie mit Ihrer Aufmerksamkeit zu den großen Rückenmuskeln des unteren Rückens. Tut es dort weh oder ist etwas unangenehm? Gehen Sie dann weiter den Rücken hinauf bis zu den Schulterblättern und Schultern. Achten Sie darauf, ob sich Ihre Schultern frei beweglich und locker anfühlen oder eng und verspannt.
- Arme und Hände: Wandern Sie nun mit Ihrer Aufmerksamkeit die Oberarme, die Unterarme bis zu den Händen und den Fingern weiter. Spüren Sie die Handflächen und die einzelnen Finger auf beiden Seiten nacheinander. Spannt es hier? Oder kribbelt es? Nun gehen Sie wieder über die Arme weiter zu Ihrer Nackenpartie.
- Nacken und Kopf: Spüren Sie die Nackenmuskeln, die von Schultern und Nacken aufsteigen. Ist es dort verspannt oder locker? Spüren Sie den Hals, während der Atem durch die Luftröhre strömt. Nun gehen Sie wieder zum Hinterkopf, wo er den Nacken berührt, und weiter über den ganzen Schädel, an seiner Innenseite hin zum Gesicht, zu den Wangen und Augen. Fühlen sich Ihre Augen weich, weit und entspannt an oder leicht verspannt?

5. Scannen Sie nun den Körper. Wandern Sie mit der Aufmerksamkeit nochmals von den Füßen den ganzen Weg über die Beine, den Rumpf, nach außen zu den Armen und Händen und hoch zum

Nacken, Gesicht und Kopf. Spüren Sie, ob Ihnen bestimmte Körperstellen etwas sagen möchten. Spüren Sie in die dortigen speziellen Empfindungen hinein.
6. Atmen Sie dann tief dort hinein und erinnern Sie sich an das Gefühl. Öffnen Sie die Augen.

Wenn Ihr Körper Ihnen mitteilt, dass Sie müde oder hungrig sind, dass ein Muskel schmerzt, ist schnell Abhilfe gefunden. Doch manchmal wissen wir gar nicht, was das ist, was wir da fühlen. Durch die Übung 4: »Die Qualität körperlicher Empfindungen«, die weiter unten auf dieser Seite beginnt, verfeinern Sie Ihr Instrumentarium zum genaueren Verständnis dessen, was Ihr Körper sagt.

Wenn die Wahrnehmung Ihres körperlichen Zustands für Sie normal ist, dann sind die folgenden Übungen eher leicht für Sie. Doch wenn es Ihnen so geht wie den meisten und Sie diese Empfindungen eher ausschalten, sind die Übungen schon schwerer. Ich kann Ihnen jedoch versichern, dass Ihnen, wenn Sie öfter in Ihren Körper hineinhorchen, das Spüren und Benennen leichter fällt – und auch die Sprache des Körpers zu entschlüsseln.

Wenn Ihnen das Erspüren Mühe bereitet, machen Sie sich keine Sorgen. Es braucht seine Zeit. Ich kann Ihnen aber versprechen, dass es nicht nur möglich, sondern auch lohnend ist! Das Berühren der Stelle, auf die Sie sich konzentrieren, ist ebenfalls hilfreich. Manche Menschen fühlen körperliche Empfindungen eher und andere »sehen« sie. Das eine ist so gut wie das andere.

Übung 4: Die Qualität körperlicher Empfindungen

1. Schließen Sie die Augen und atmen Sie einmal tief ein und aus.
2. Konzentrieren Sie sich auf die Stelle, an der Sie etwas besonders stark fühlen.
3. Atmen Sie dort hinein und spüren Sie ein Weitwerden.

4. Was genau spüren Sie? Fühlt es sich scharf oder stumpf an? Bemerken Sie ein Prickeln oder pulsiert etwas? Spüren Sie einen Druck oder eine Ausdehnung?
5. Wie groß ist das Gefühl, wenn Sie es beschreiben müssten? So klein wie ein Samenkorn oder so groß wie ein Fußball oder irgendwo dazwischen?
6. Wie schwer ist die Empfindung? Schwer und eng wie ein Gewicht oder leicht und luftig wie Watte oder ein Ballon?
7. Wie warm oder kalt ist die Empfindung? Kalt, Zimmertemperatur, warm oder heiß?
8. Welche Farbe hat sie? Ist sie farblos, einfarbig oder bunt?
9. Konzentrieren Sie sich auf die Empfindung und achten Sie darauf, ob sich ihre Eigenschaften mit Ihrer Aufmerksamkeit verändern.
10. Stellen Sie sich vor, Sie hielten die Empfindung in der Hand – danken Sie ihr für die körperliche Zwiesprache.
11. Atmen Sie einmal tief ein und aus und machen Sie die Augen wieder auf.

Was ist, wenn Sie einen Körperteil nicht spüren können?

Dass man in einem bestimmten Körperteil nichts empfindet, dafür kann es verschiedene Gründe geben. Wenn Sie in einer Familie oder Kultur groß geworden sind, die ein abwertendes Verhältnis zur Sexualität an den Tag legt, haben Sie sich vielleicht angewöhnt, Empfindungen in den »schambesetzten« Zonen auszublenden. Wenn Sie jedoch Ihre Aufmerksamkeit auf diese stillen Körperteile richten und in sie hineinhören, können Sie Ihre Lustfähigkeit wiedererlangen. Wenn ein Kind von einem Erwachsenen sexuell missbraucht wird, kommt es häufig vor, dass das Kind – um des seelischen Überlebens willen – die körperlichen Schmerzen betäubt, um nicht von ihnen überwältigt zu werden. Das ist eine normale Reaktion und ein wichtiger Verteidigungsmechanismus. Allerdings führt dieses Ertauben im

Erwachsenenalter dazu, dass der Schmerz des Erlebten nicht mehr wahrgenommen wird, es aber auch nicht zu einer Heilung kommt. Körperliche Traumen wie ein Autounfall, eine Notoperation oder eine schwierige Geburt können ebenfalls so ein emotionales und körperliches Trauma hervorrufen, in dessen Folge wir die Lautstärke der körperlichen Ausdrucksformen »leiser stellen«, um uns vor dem Schmerz zu schützen.

Das Körperbewusstsein ist der erste Schritt auf unserem Weg einer Heilung von erlittenem Schmerz und erlittener Scham. Kein Körperteil verdient, dass wir uns seiner schämen. Im Gegenteil, alles an unserem Körper hat Aufmerksamkeit und Fürsorge verdient. Sollten Sie in der Vergangenheit körperlichen, sexuellen Missbrauch oder eine Vergewaltigung erlitten haben, die sich in körperlichen (Miss-)Empfindungen und Beschwerden niederschlägt, ist ein Hinwenden und Hineinhören in diese Empfindungen ein schwieriger, aber gleichwohl wichtiger Schritt auf dem Weg zur Heilung. Allerdings möchte ich auch dazu raten, dass Sie sich, zusätzlich zum Absolvieren der Übungen, Hilfe bei einem ausgebildeten Traumatherapeuten holen. Eine gute Übersicht gibt es etwa bei www.therapie.de (Drop-down-Menü: Trauma, Gewalt, Missbrauch anklicken), bei www.psychotherapiesuche.de (vom Berufsverband Deutscher Psychologen und Psychologinnen) oder bei Ihrer Krankenkasse.

Fühlen lernen

Jetzt, da wir spüren gelernt haben, was sich in unserem Körperinneren abspielt, haben wir die Grundkenntnisse in Körpersprache erworben. Doch viele Menschen haben Mühe, zwischen Fühlen und Spüren zu unterscheiden, weil es sich im Körper wie eins anfühlt. Zum Beispiel verbinden wir die Empfindung, dass die Blase voll ist, mit dem Gefühl oder der Interpretation »Ich muss mal auf die Toilette«. Doch wer schon mal eine Blaseninfektion hatte, weiß, dass man das »Gefühl« haben kann, die Blase sei randvoll, aber dann kommt nichts. Der ständige Harndrang ist das Leitsymptom einer Blasenentzündung. Auch haben manche Leute das Gefühl, zu müssen, wenn sie Angst haben. Hier unterscheiden zu können, was sich auf der Empfindungsebene und was auf der Gefühlsebene abspielt, ist sehr hilfreich. In diesem Fall: »Muss ich jetzt wirklich schon wieder auf die Toilette?« Oder: »Bekomme ich vielleicht eine Blasenentzündung?« Oder: »Bin ich nervös und aufgeregt?« Je nach den Umständen fällt die Antwort unterschiedlich aus.

Viele Empfindungen haben mit Gefühlen zu tun. Zum Beispiel haben viele von uns ein Bauchgrummeln, wenn sie nervös oder bedrückt sind. Die Empfindung ist zwar körperlich, aber die Bedeutung hat mit Gefühlen zu tun und nicht mit Hunger oder der Gallenblase. Hier geht es um Angst. Zu ergründen, was eine Empfindung bedeutet, führt uns zu einem tieferen Verständnis unserer Körpersprache. »Spüren« und »empfinden« bilden gewissermaßen den Grundwortschatz der Körpersprache. Doch das Hineinfühlen ist schon etwas für Fortgeschrittene, weil wir hier wie bei einem Gedicht oder einer Metapher interpretieren müssen.

Mei ist eine fleißige Buchhalterin mit drei Kindern, die ich schon seit einigen Jahren betreue. Als sie das erste Mal in meine Praxis kam, hatte sie Unterleibsschmerzen und am ganzen Körper Ekzeme, mit denen sie auch schon beim Hautarzt war. Man hatte ihr eine kortisonhaltige Salbe verschrieben, die auch half, solange sie sie nahm. Wir haben ihre Darmfunktion untersucht und nach Lebensmittelallergien und -unverträglichkeiten Ausschau gehalten, die womöglich für den Ausschlag ursächlich sind. Nachdem wir ihre Darmflora wieder aufgebaut und verschiedene unverträgliche Nahrungsmittel ausgemustert hatten, heilten die Ekzeme zunächst einmal ab. Beim letzten Mal in meiner Praxis ging es ihr körperlich sehr viel besser. Sie war nicht so gestresst, hatte abgenommen, war fitter und die Bauchschmerzen waren auch weg. Dennoch behielt sie ein Ekzem rund um ihr rechtes Auge und am rechten Zeigefinger. Es war im Zuge einer stressigen Situation mit ihrer Schwiegerfamilie entstanden.

In meiner Praxis ließ ich sie zunächst die Übung 3 »Körperwahrnehmung« und die Übung 4 »Die Qualität körperlicher Empfindungen« machen, um herauszufinden, was es mit ihrem Auge und der Hand auf sich hatte. Dann bat ich sie, in vollem Bewusstsein, dass das nicht gerade das übliche ärztliche Verfahren ist, mit ihrem Ausschlag zu sprechen. Mei hatte so etwas noch nie gemacht. Aber als ich sie sich in ihr rechtes Auge und den rechten Zeigefinger hineinfühlen und fragen ließ, was beide ihr sagen wollten, bekam sie folgende Antwort: »Mit meinem rechten Zeigefinger zeige ich auf meine Schwiegereltern und starre sie mit dem rechten zusammengekniffenen Auge an. Ich bin wütend, weil sie meinen Mann emotional nicht unterstützen und mir und den Kindern gegenüber kritisch eingestellt sind.«

Wie bei allen Krankheiten hatten auch Meis Beschwerden eine körperliche Dimension: eine schlechte Verdauung und ein durcheinandergeratenes Immunsystem, dazu Lebensmittelallergien und -unverträglichkeiten. Aber ihr Ekzem hatte auch einen emotionalen Aspekt, der bei einem Besuch der Schwiegereltern zutage trat, genau dort, wo ihre Schuldzuweisung stattfand. Eigentlich brauchte Mei einen sicheren Rahmen, um ihrer Wut Ausdruck zu verleihen und eine konstruktive Lösung für die familiären Probleme zu suchen. Dem musste ich auch als ganzheitlich orientierte Ärztin Rechnung tragen. Ich ermutigte Mei, sich einer guten Freundin anzuvertrauen oder sich einer Frauengruppe anzuschließen. Auch riet ich ihr, zusammen mit ihrem Therapeuten nach Situationen in der Kindheit zu schauen, wo sie sich kritisiert fühlte. Denn diese alten Gefühle fachten das Feuer ihrer Wut womöglich ebenfalls an.

Mittlerweile lernt Mei, auf ihren Körper zu hören. Und die Botschaften, die er ihr sendet, lindern nicht nur ihren Ausschlag, sondern verhelfen ihr auch zu mehr Lebensqualität.

Wann immer ich Patienten oder Studierende diese Übung machen lasse, gibt es darunter solche, die nichts fühlen oder keine Antwort erhalten. Andere indessen spüren Veränderungen, aber sonst nichts. Und wieder andere erhalten wie Mei eine klare Botschaft ihres Körpers. Meis Körper hat sich sprachlich verständlich gemacht, was ihr die Sache erleichtert hat. Doch nicht immer äußert sich der Körper in sprachlich verständlicher Form.

Wenn Sie auf Gefühle stoßen, die in Ihrem Körper eingelagert sind, kann auch ein Bild oder eine Erinnerung aufsteigen. Denken wir an Sofia aus der Einführung, die träumte, eine Schlange beiße sie in Kopf und Nacken, und wo sich später Tumore an ebendiesen Stellen fanden. Hier ist ein gutes Unterscheidungsvermögen und detektivisches Gespür angesagt, wenn man begreifen möchte, was derartige Bilder mit der Gesundheit und dem Befinden zu tun haben. Aber es lohnt sich und kann manchmal sogar lebensrettend sein.

Vielleicht überlegen Sie einmal, ob auch Sie schon so eine Erfahrung gemacht haben. Vielleicht schreiben Sie sie sogar auf oder malen etwas dazu oder vertrauen sich jemandem in dieser Sache an.

Übung 5: Körpergefühle

1. Atmen Sie dreimal tief ein und aus, so wie in der Übung zur Bauchatmung weiter oben, und entspannen Sie sich sitzend oder liegend.
2. Scannen Sie Ihren Körper so, wie wir es in der Körperwahrnehmungsübung gemacht haben, beginnend bei den Zehen, Füßen und weiter über Beine, Hüfte, Rücken, Arme, Nacken und Kopf.
3. Konzentrieren Sie sich nun auf die Stelle, von der Sie meinen, dass sie zu Ihnen sprechen möchte. Gibt es mehrere Stellen davon, wählen Sie zunächst die aus, bei der Sie sich den Grund am wenigsten vorstellen können.
4. Untersuchen Sie die Qualität der Empfindung wie in der Übung 4 auf Seite 69 f. Wie fühlt sich die Empfindung an? Wie groß oder schwer ist sie, welche Temperatur und Farbe hat sie?

5. Stellen Sie sich nun vor, Sie seien ganz in der Nähe dieses Körpergefühls. Entweder indem Sie sich vorstellen, sie hielten es in der offenen Hand, oder indem Sie sich vorstellen, Sie befänden sich in einem winzigen Raumschiff, mit dem Sie durch den Körper genau an die betreffende Stelle gereist sind.
6. Fragen Sie die betreffende Stelle: »Was möchtest du mir sagen?« Oder: »Was musst du mir so dringend sagen?« Oder sagen Sie einfach nur: »Ich höre zu.« Atmen Sie fortwährend in die Körperstelle hinein und haben Sie Geduld. Vielleicht erhalten Sie auch eine Antwort in Ihren Gedanken. Vielleicht verändert sich auch nur das innere Bild der betroffenen Stelle, ganz wie in einem Traum. Vielleicht steigt eine Erinnerung auf. Oder Sie spüren eine leichte oder auch nicht so leichte Änderung dahingehend, wie sich die Stelle anfühlt. Ihre Aufgabe besteht darin, auf alles achtzugeben, was passiert. Sprechen Sie so lange wie möglich mit Ihrem Körper, mindestens jedoch eine Minute.
7. Bedanken Sie sich nun bei der Stelle, mit der Sie arbeiten, ob Sie Informationen erhalten haben oder nicht.
8. Atmen Sie tief durch und machen Sie die Augen auf.

Wenn Sie die Übung 5 »Körpergefühle« machen, stellen Sie vielleicht fest, dass die Empfindung, auf die Sie sich konzentrieren, sich verändert. Vielleicht wird sie stärker oder sie verschwindet ganz. Was das bedeutet, ist für jeden anders. Als Kati die Übung zum ersten Mal machte, konzentrierte sie sich zunächst auf einen Schmerz im Fuß, der sie schon seit einem Monat plagte. Daraufhin verschwand der Schmerz – weder durch Worte noch Gedanken, die in ihr aufstiegen. Der Schmerz ging einfach weg, und dabei blieb es. Als ich sie Wochen später darauf ansprach, sagte sie: »Da tut sich immer noch nichts. Nicht mal nach dem Sport, wenn es normalerweise schmerzhafter ist.« Allerdings fiel ihr auf, dass sie auch die supersüßen Schuhe (die ihr eigentlich eine halbe Nummer zu klein waren) nicht mehr getragen hatte. Früher war sie einmal beim Ballett gewesen und hatte angenommen, dass Fußschmerzen einfach dazugehören. Nun aber – nach den verschiedenen Übungen – tun ihr die Füße nicht mehr weh und sie wird sich ein neues, aber diesmal passendes Paar hübscher Schuhe kaufen – eine Gelegenheit, einmal körperkompetent Schuhe shoppen zu gehen.

Unterscheiden lernen

Um die Signale des Körpercodes richtig zu deuten, müssen wir seine Sprache verstehen. Deshalb *messen* wir, um Daten zu erhalten, die sozusagen den Grundwortschatz dieser Sprache bilden. Durch *Spüren* lernen wir immer mehr Vokabeln und durch das *Einfühlen* lernen wir, die Bedeutung des Codes zu entschlüsseln. Durch das *Erkennen und Unterscheiden* setzen wir die drei ersten Elemente zusammen, um daraus eine Geschichte zu machen, mit der wir etwas anfangen können. Das Unterscheiden geht einher mit gutem Urteilsvermögen. Und durch ein körperfreundliches Unterscheiden sind wir zu erkennen imstande, was der Körper zu einem bestimmten Augenblick ausdrücken möchte. Doch hier geht es nicht um eine simple Geschichte, die uns jemand erzählt, sondern um Bewusstwerden dessen, was sich in uns zugetragen hat. Sicherlich können uns andere dabei helfen, Dinge zu erkennen, aber es ist die eigene Körpererfahrung, die uns lehrt, was da gesagt wird.

Unterscheidungsvermögen in der Praxis

Tessa ist eine intelligente und lebhafte Personalmanagerin und sehr erfolgreich. Mittlerweile ist sie 32 und hält nach einem Lebensgefährten Ausschau. Sie möchte gern eine Familie gründen. Sie ist zwar mit einem Mann zusammen, der irgendwie toll ist, mit dem das Zusammensein aber immer auch ein wenig anstrengend ist. Doch Tessa will Nägel mit Köpfen machen und war nun im Begriff, bei ihm einzuziehen. Als sie ihre Sachen einpackte, hat sie jedoch etwas Seltsames bemerkt. Dazu muss man wissen, dass Tessa schon früher öfter einmal Nesselsucht gehabt hatte. Doch immer hatte das Auftragen einer kortisonhaltigen Creme gute Wirkung gezeigt. Nun hatte sie wieder eine kleine Stelle an der Hand und als sie dabei war, einen Stapel Kleidung aus dem Schrank zu hieven, merkte sie, dass sich die Nesselsucht über das Handgelenk auf dem Arm ausgebreitet hatte. Das war seltsam, und abends waren bereits *beide* Arme betroffen. Während sie weiterpackte, breitete sich der Ausschlag auf dem ganzen Rumpf aus, und zwar so schlimm wie noch nie.

Nun hatte Tessa also Beobachtungsdaten *(Messen)* – einen Hautausschlag, der sich über Arme und Rumpf in seltsamer Weise ausgebreitet hatte. Als sie dann noch innehielt und sich selbst beobachtete *(Spüren),* bemerkte sie Magendrücken und auch eine leichte Übelkeit. Im Hinblick auf das Erlebte wurde ihr klar, dass das Magendrücken mit der Angst vor dem bevorstehenden Umzug zu tun hatte *(Fühlen).*

Weil sie sich nicht anders zu helfen wusste und alles so wahnsinnig juckte, entschloss sich Jana, das Wochenende besser mit ihren Freundinnen zu verbringen, als bei ihrem Freund einzuziehen. Bei dieser Gelegenheit sprachen sie lange über ihre Beziehung und die Bedenken, die sie hatte. Dabei wurde ihr immer klarer, dass sie um ihrer selbst willen die Beziehung abbrechen musste, ja dass ihr Körper sie dazu mit den großen roten Flecken geradezu aufrief *(Erkenntnis).* Alles in allem war das ein sehr schmerzhafter Entschluss, doch sobald die Entscheidung stand, begann sich der Ausschlag zurückzubilden, erst am Rumpf und dann auch allmählich an den Armen. Als ich mit ihr darüber sprach, war ihr wichtig, zu betonen: »So ist es wirklich gewesen. Meine Freundinnen haben auch gesehen, wie der Ausschlag abklang, sobald ich mich dazu entschlossen hatte, nicht zu meinem Freund zu ziehen.«

Unterscheiden, wem man Gehör schenkt

Nicht bei allen kommt es zu so deutlichen körperlichen Erscheinungen, die eine schwierige Entscheidung erzwingen. Doch wenn wir auf unseren Körper hören, den Code entschlüsseln, dann erhalten wir tatsächlich Rat in vielerlei Hinsicht. Richtig unterscheiden ist dabei unerlässlich, wobei es sich bei der Unterscheidungsfähigkeit um einen inneren Vorgang handelt, etwas, das man selbst tun muss. Doch wir verarbeiten nicht nur die Signale unseres Körpers, sondern verlassen uns auch auf verlässliche Quellen außerhalb unserer selbst, etwa auf unsere Ärzte oder gute Freunde. Tessa zum Beispiel konnte den vergifteten Teil ihrer Beziehung zum Teil nur durch den guten Rat enger Freunde erkennen.

Wenn wir Informationen von anderen einholen, müssen wir auch diese bewerten können. Wer sagt was? Und: Stimmt das auch? Auch muss man wissen, wer vertrauenswürdig ist. Und das zu erkennen, ist nicht immer leicht. Hier sind die Fragen, die ich mir stelle, wenn ich mir anhöre, was jemand anderes zu meinem Leben zu sagen hat:

1. Ist diese Person wirklich an meinem Wohlergehen interessiert?
2. Ist sie eventuell voreingenommen oder selbst auf eine Weise betroffen, die sie, womöglich in guter Absicht, davon abhält, das Richtige für mich zu sehen?
3. Kennt sie sich in der Materie aus, über die wir sprechen?
4. Kann ich mich in ihrer Gegenwart entspannen und fühle ich mich mit ihr wohl? Sagt mir mein Bauchgefühl, dass ich ihr vertrauen kann?

Selbst wenn Ihre Freundin oder Ihr Freund alle Kriterien erfüllt, ist ihre oder seine Meinung auch nur eine Information wie alle anderen Daten im Zusammenhang Ihres Wohlergehens. Hier ist wirklich Körperkompetenz – Hören auf das Bauchgefühl – gefragt, bevor Sie sich auf das Ganze einlassen.

Wann Kopfschmerz Kopfzerbrechen machen sollte und wann nicht

Etwas schwerer bei der Unterscheidung körperlicher Symptome ist, zu erkennen, ob etwas bedeutsam ist oder einfach nur lästig. Nach Jahrzehnten klinischer Praxis glaube ich, dass der Körper im übertragenen Sinne zu uns spricht, indem wir krank werden, uns unwohl fühlen oder Schmerzen haben. Doch ich glaube auch, dass nicht alle Erkrankungen oder Schmerzzustände emotionale oder psychische Ursachen haben. Wenn Sie Mutter eines kleinen Rotzbengels sind, ist es sehr wahrscheinlich, dass auch Sie krank werden. Das hat dann nichts mit Ihrem Körper oder dem Verhältnis zu Ihrem Kind zu tun.

Wenn Sie jedoch immer dann krank werden, wenn ein Familienmitglied oder eine Freundin eine Erkältung hat, könnte das heißen, dass Ihre Widerstandsfähigkeit beeinträchtigt ist. Vielleicht brauchen Sie mehr Schlaf, eine bessere Ernährung oder einen abgespeckten Terminkalender. Als meine Zwillinge noch in der Vorschule und die Sechsjährige in der Grundschule waren, wurde ich im Winter alle 14 Tage krank, einschließlich einer Streptokokken-Infektion. Das hatte zunächst einmal mit den vielen Erregern in meiner Umgebung zu tun. Doch richtig ist auch, dass, wenn ich mehr geschlafen und alle meine Vitamine und immunstimulierende Kräuter genommen hätte, ich nicht so oft krank geworden wäre. Doch damals bin ich ja nicht einmal mehr zum Duschen gekommen. Als die Kinder älter wurden, hat sich das mit den Infekten schließlich gelegt. Mein Schlafdefizit ist (Gott sei Dank) geringer geworden, und mittlerweile bekomme ich ganz selten einen grippalen Infekt. Mein Krankwerden hatte hier also keine symbolische Bedeutung, sondern war nur der Beleg dafür, dass die Keimtheorie richtig ist und dass ein Mittagsschläfchen auch nicht schaden kann.

Ich möchte daher einen Unterschied machen zwischen dem Hören auf die Botschaften des Körpers im Zuge der Entschlüsselung des Körpercodes und den (voreiligen) Rückschlüssen, die manch einer zieht, wonach wir selbst für unsere Schmerzen und

Erkrankungen verantwortlich sind. Dabei möchte ich klarstellen, dass es – ganz klar – einen Zusammenhang gibt zwischen dem, was wir denken und fühlen, also dem, wie wir auf unsere körperlichen Bedürfnisse eingehen, und unserer Gesundheit. Und auch dass das fortwährende Ignorieren des Körpers sicherlich zu ernsteren Erkrankungen führen kann. Aber es stimmt nicht, dass wir für unsere Erkrankungen persönlich verantwortlich sind. »Shit happens, dumm gelaufen«, so möchte ich das zusammenfassen. Genau das habe ich auch einmal zugegebenermaßen nicht gerade eloquent bei einer Podiumsdiskussion auf die Frage einer jungen Zuschauerin geantwortet, die immer sehr spirituell und gesund gewesen war und trotzdem an Leukämie erkrankte. Auf dem Podium waren damals auch Body-and-Mind-Experten, und die junge Frau hatte sich angesichts der Implikation, wonach man selbst schuld sei an seiner Erkrankung, ereifert und uns mit der Frage konfrontiert, ob wir auch dächten, dass sie ihren Krebs durch Gedanken und Verhalten angezogen habe. Hier ist wirklich ein sehr feines Unterscheidungsvermögen gefragt, aber der Umstand, dass wir Schmerzen und Krankheitsverläufe mit unseren Gedanken und Verhaltensweisen beeinflussen *können,* heißt nicht, dass *alles* in unserer *Macht steht.* Auch eine Patientin von mir, eine vegan lebende Yogalehrerin, hat im letzten Jahr Krebs bekommen. Manchmal passieren die Dinge einfach. Der leidenden Person oder sich selbst die Schuld in die Schuhe zu schieben, ist da wenig hilfreich.

Wenn Sie oder irgendjemand einen Sinn in einer Erkrankung sehen möchten – »Ich sollte mich öfter ausruhen, mehr Zeit mit meinen Lieben verbringen oder mich gesünder ernähren« –, dann ist das wunderbar. Das ist aber nicht das Gleiche wie zu sagen: »Ich habe meine Erkrankung angezogen/verursacht, weil ich dies und das unterlassen habe.« Hören wir auf unseren Körper und finden wir heraus, ob sich hinter den Schmerzen oder einer Erkrankung etwas verbirgt. Das darf aber nicht in einer Spirale der Selbstverdammnis und der Scham angesichts einer Erkrankung ausarten.

Wie erkennen wir nun den Unterschied zwischen »Dumm gelaufen« und »Mein Ausschlag will mir zeigen, dass ich mit meinem Freund Schluss machen sollte«? Hier kommen unweigerlich die vier Schritte auf dem Weg der körperkompetenten Entschlüsselung zum Einsatz. Sammeln Sie zunächst einmal die nötigen Befunde. Achten Sie auf Ihre Empfindungen, während Sie die Übung zur Körperwahrnehmung machen (siehe Seite 67ff.) sowie die folgende Übung zur Qualität der körperlichen Empfindungen (siehe Seite 69f.). Achten Sie auf die Gefühle, die in Ihnen aufsteigen, wenn Sie auf bestimmte Empfindungen stoßen. Dabei spielt es keine Rolle, in welcher Reihenfolge Sie die Schritte auf dem Weg zur Körperkompetenz gehen. Wichtig ist, dass Sie alle vier berücksichtigen. Zum Beispiel fing es bei Sofia, die Sie noch aus der Einführung kennen, mit Erschöpfung (einer körperlichen Schwere) und Muskelschmerzen (Empfindung) an. Darüber hinaus hatte sie, bevor sie bei mir war und lange vor den ersten Untersuchungsergebnissen (Messen), den Traum von der Schlange, die ihr in Kopf und Nacken biss, sowie das dumpfe Gefühl, dass etwas wirklich nicht in Ordnung ist (Fühlen). Erkennen und Unterscheiden ist dann der letzte Schritt, bei dem alle Elemente – die Untersuchungsergebnisse sowie Ihre Empfindungen, Gefühle und Ahnungen – zusammenfließen und sich zu einer Hypothese – einer Geschichte – verdichten. Diese handelt davon, warum es Ihnen nicht gut geht und was Sie eventuell brauchen, um das zu ändern.

Vorbereitungen treffen

In Vorbereitung auf das wahre Erkennen und Unterscheiden ist es notwendig, den Geist zu reinigen und sich von Erwartungen zu lösen. Erst dann können wir auf das hören, was Herz und Körper zu sagen haben. Manche meiner Patienten meditieren dafür, sitzen in der Stille und konzentrieren sich auf ihren Atem, atmen tief in den Bauch (vgl. die Übung auf Seite 54f.). Dies ist vergleichbar mit der Achtsamkeitsmeditation, die Jon Kabat-Zinn, der Gründer der gleichnamigen Bewegung) als »das Bewusstsein« beschreibt, »das durch die willentliche Aufmerksamkeit aufsteigt, auf das Verweilen im Moment, auf das Nichtbewerten der Erfahrung, die sich fortwährend in jedem Augenblick auftut«. Andere Patienten gehen lieber in der Natur spazieren, schwimmen oder duschen. Allen diesen Tätigkeiten ist gemeinsam, dass sie sich wortlos abspielen und dem Bewusstsein erlauben, eine kreative Auszeit von der Sprache zu nehmen. Martha Beck (Autorin, Coachin und Soziologin) nennt das »Wortlosigkeit« und beschreibt diese so: »… hier zieht sich das Bewusstsein aus den sprachlichen Zentren des Gehirns zurück hin zu den mehr assoziativen, intuitiven und sensorischen Bereichen. Welche sind wohl stärker? Das Sprachzentrum verarbeitet ungefähr 40 Bits an Informationen pro Sekunde. In nonverbalen Bereichen werden bis zu 11 Millionen Bits pro Sekunde verarbeitet. Das können Sie ja mal nachrechnen!«[7]

Wenn wir uns also auf das Unbewusste zubewegen, können dabei sehr starke Botschaften herauskommen. Wie wir im Fall von Mei gesehen haben, wusste diese bereits, dass sie ein Ekzem hatte und dass es mit ihrem Essverhalten und dem Stress zu tun hatte. Doch als sie sich näher mit der Botschaft ihres Körper beschäftigte, wurde ihr klar, dass die Wut auf ihre Schwiegerfamilie sich als Ekzem am Finger und am Auge zeigte. Mit Achtsamkeit oder Wortlosigkeit lässt sich also das Rätsel von Beschwerden und Erkrankungen lösen. In solch einem Moment außerhalb der Sprache können Einblicke entstehen und sich Verbindungen ergeben, von denen wir bis dato nichts wussten, oder wir sehen Bilder, die eine Botschaft enthalten.

Kürzlich hatte ich eine sehr arbeitsreiche und turbulente Phase. Und obwohl damit viele tolle Gelegenheiten verbunden waren, fühlte ich mich, weil es einfach zu viel war, nicht mehr wohl in meinem Körper. In dieser Phase hatte ich eines Nachts schlimme Albträume und knirschte so mit den Zähnen, dass ich mit Nackenschmerzen aufwachte. Als ich tief ein- und ausatmete und meinen Nacken befragte, was er mir mit dem Schmerz sagen wolle, kam eine wahre Tirade als Antwort. Manches davon war sprachlich (»Sei nicht immer so selbstkritisch«), aber die beste Antwort war ein Bild meiner Wirbelsäule, auf dem die einzelnen Wirbelkörper so dicht gepackt waren, dass die Nerven, die seitlich aus den Wirbelzwischenräumen austreten, vor lauter Druck so gereizt wurden, das ich davon Nackenschmerzen bekam.

Anatomisch gesehen ist das sicherlich richtig – den Kiefer zusammenbeißen und verkrampfte Muskeln im Nacken führen *sicherlich* zu einer Entzündung der Rückennerven und in der Folge zu Nackenschmerzen. Was mir aber das Bild wohl auch sagen wollte, war das Bild der Wirbelsäule als Metapher meines Lebens: So wie die einzelnen Wirbel Platz brauchen, damit der Stoffwechsel funktionieren und die Nerven versorgt werden können, so brauchte auch *ich* Raum und Zeit, die Seele zwischen meinen Aktivitäten baumeln zu lassen. Weil ich auf meinen Körper gehört habe, konnte ich selbst angesichts weiterer sich auftuender Gelegenheiten besser »Nein« sagen, weil es einfach zu viel war und ich mich schon gar nicht mehr entspannen und über etwas freuen konnte.

Eine andere Methode, um zur besseren Unterscheidungsfähigkeit zu gelangen, ist das bewusste Sich-Bewegen. Steve Sisgold, Autor des Buches *Whole Body Intelligence* (Ganzkörperintelligenz), stützt sich auf die Beobachtung der Körperbewegung und verhilft durch die Beseitigung von (seelischen) Blockaden seinen Klienten zu mehr Gesundheit und Wohlbefinden.[8] Unsere Körperhaltung und unsere Bewegung drücken unsere Gedanken und Überzeugungen aus, auch wenn uns das nicht bewusst ist. Zu den stärksten Übungen bei einem Workshop gehörte die Aufgabe, mit vorgezogenen Schultern, eingefallener Brust und gesenktem Blick herumzugehen und die Gefühle zu spüren, die sich dabei ergeben – für mich waren das Traurigkeit, Einsamkeit und Depression. Dann kam die gleiche Übung, aber nun mit zurückgenommenen Schultern, aufrechter Haltung und geöffneter Brust, den Blick auf die Leute gerichtet und lächelnd. Damit fühlt man sich gleich viel fröhlicher und mehr mit der Welt und den anderen verbunden. Richtig ist, dass wir, wenn wir traurig sind, auf die beschriebene Weise gehen. Doch richtig ist auch, dass, wenn wir uns so bewegen, als seien wir traurig, wir uns auch so *fühlen*. Ein Gefühl führt zu einer Körperhaltung, aber eine Körperhaltung zieht auch eine Gefühlslage nach sich.

Durch Bewegung können wir auf unsere körperliche Intelligenz zurückgreifen. Konzentrieren Sie sich auf Ihre momentanen Beschwerden oder eine schwierige Situation, die Sie umtreibt, und machen Sie einmal die folgende Bewegungsübung.

Übung 6: Körperkompetente Bewegung

1. Atmen Sie dreimal tief ein und aus. Dann entspannen Sie sich, egal ob im Stehen, im Liegen oder im Sitzen.
2. Konzentrieren Sie sich auf Ihre Erkrankung oder eine schwierige Angelegenheit, die Sie im Moment beschäftigt.
3. Scannen Sie Ihren Körper. Beginnen Sie wieder mit den Zehen und Füßen und arbeiten Sie sich dann aufwärts über die Beine, die Hüfte und den Rücken, die Arme, den Nacken und Kopf, wobei Sie auf Ihre Empfindungen an der jeweiligen Körperstelle achten.
4. Achten Sie auf die Eigenschaft besonders prominenter Empfindungen. Was fühlen Sie genau? Wie groß und schwer ist die Empfindung? Welche Temperatur oder Farbe hat sie?
5. Dann lassen Sie den Körper sich sanft bewegen, ganz wie er will. Wenn man auf Ängste oder erlittene Traumen stößt, kommt es oft zu einem Schütteln oder Zittern, wenn sich die Spannung löst. Jemand, der sich als in der Falle sitzend empfindet und unter Brustenge und Atemnot leidet, wirft vielleicht die Arme hoch und runter, um die Brust als Form der körperlichen Selbstheilung zu öffnen. Oder Sie machen plötzlich eine Art Bauchtanz oder improvisieren nach einer inneren Melodie.
6. Wenn Sie mögen, können Sie auch Töne erzeugen: singen, sprechen, schreien, grunzen, Vogelstimmen nachmachen oder pfeifen. Lassen Sie die Stimme in der körperlichen Bewegung los. Machen Sie weiter,

bis sich alles frei anfühlt. Das kann eine halbe Minute oder eine halbe Stunde dauern. Seien Sie aufmerksam allem gegenüber, was zum Ausdruck kommen will. Wenn Sie fertig sind, ruhen Sie sich in einer entspannten Stellung aus. Lassen Sie das »Sprechen« des Körpers in jeder Hinsicht zu. Vielleicht sagen Sie: »Ich höre zu«, oder stellen sich das vor. Achten Sie auf Worte, auf Erinnerungen oder Visionen, nehmen Sie Empfindungen und Gefühle wahr.

7. Zum Schluss danken Sie Ihrem Körper dafür, dass er zu Ihnen spricht, ganz gleich, ob Sie Informationen erhalten haben oder nicht.

Wie hat diese Bewegung Sie beeinflusst? Haben Sie etwas bemerkt? Für manche von uns ist es einfacher, für andere schwerer. Manchmal fällt uns auch gar nichts dazu ein, aber eine Veränderung ergibt sich durch den therapeutischen Effekt der Bewegung selbst. Diese »Befreiung« oder »Entspannung« in der Bewegung gehört zur körperlichen Selbstheilung.

An dieser Stelle möchte ich auch sagen, dass Erkenntnis nicht ohne Thesen, also vorläufige Behauptungen, zu haben ist. Niemand ist darin perfekt. Natürlich versuchen wir bei unseren Erkundungsreisen ins Innere unser Bestes, aber manchmal ist unseren Versuchen der Selbstheilung kein Erfolg beschieden. Oder wir meinen zu wissen, warum wir krank geworden sind, und müssen später feststellen, dass es mit unserer angeblichen Erkenntnis gar nichts zu tun hatte. Und weil wir leben und sich unser Leben fortwährend verändert, kann eine für uns heute stimmige Erkenntnis ganz anders ausfallen als noch vor fünf Jahren. Die Sprache unseres Körpers zu lernen, seinen Code zu entschlüsseln, ist ähnlich wie das Lernen einer Fremdsprache. Am Anfang radebrecht man in einfachsten Sätzen und später genießt man Gedichte voller Anspielungen. Seien Sie nicht zu streng mit sich. Probieren Sie Ihre Thesen aus und schauen Sie, ob diese funktionieren. Sprechen Sie mit guten Freunden darüber und hören Sie in die tieferen Gründe Ihres Körpers hinein.

Teil 2

Hilfe bei chronischer Erschöpfung

Ganz gleich, ob Sie grundsätzlich auf der Überholspur unterwegs sind und gar nicht merken, was der Körper Ihnen sagen möchte, oder ob Sie durchaus etwas merken, aber nicht darauf eingehen: Bei der chronischen Erschöpfung ist es wie bei einer Fahrbahnverengung, die Sie zum Langsamfahren zwingt. Wenn wir zu viel wollen, zu wenig schlafen oder uns mies ernähren, stellen sich zunächst gewisse Symptome ein. Und wenn wir dann nicht reagieren, entweder indem wir unser Verhalten ändern oder für günstigere Umstände sorgen, kommt es zur Eskalation: der chronischen Erschöpfung. Dazu zählen Müdigkeit (Fatigue) im engeren Sinne, chronische Schmerzen, eine geringe Libido, Ängstlichkeit und Depressionen, dazu Allergien und Autoimmunerkrankungen. Doch ob Sie nun nur eines der aufgeführten Symptome haben oder an allen zugleich leiden: Immer gibt es die Möglichkeit, sich dem Körper zuzuwenden und darauf zu hören, was er zu sagen hat. Arbeiten Sie mit ihm zusammen, um zu den Ursachen Ihrer Beschwerden zu kommen und diese zu beseitigen. In diesem Teil des Buches werden wir Schritt für Schritt näher auf Ihre Symptome eingehen, lernen, warum Sie sie haben, und den Weg finden aus der Erschöpfung hinein ins volle Leben. Zu Beginn jedes Kapitels gibt es jeweils einen Symptome-Test, mit dessen Hilfe Sie herausfinden, was für Sie besonders relevant ist. Im körperfreundlichen Monatsplan am Ende des Buches werden alle Testergebnisse zusammengeführt. Damit bekommen Sie dann eine für Sie maßgeschneiderte Anleitung für Gesundheit und allgemeine »Rundumerneuerung«.

Kapitel 3

Das Ende der Schlummerfunktion: Schluss mit der Erschöpfung

Test: Erschöpfung

1. Wie häufig sind Sie hundemüde (ohne krank zu sein)?

1	2	3	4	5
(nie)	(selten)	(manchmal)	(meistens)	(fast immer)

2. Unterlassen Sie aufgrund dieser Müdigkeit Dinge, die Sie tun sollten (Geld verdienen, sich um den Haushalt kümmern, Sport machen, einkaufen gehen)?

1	2	3	4	5
(nie)	(selten)	(manchmal)	(meistens)	(fast immer)

3. Fühlen Sie sich körperlich ausgelaugt?

1	2	3	4	5
(nie)	(selten)	(manchmal)	(meistens)	(fast immer)

4. Haben Sie das Gefühl, dass Ihre Muskeln zu schwach sind, um sich bewegen zu können?

1	2	3	4	5
(nie)	(selten)	(manchmal)	(meistens)	(fast immer)

Addieren Sie die Zahlen.
Ihr Erschöpfungsgrad beträgt: __________

Ihre Gesamtpunktezahl:
4–9: geringe Erschöpfungssymptome
10–14: moderate Erschöpfungssymptome
15–20: signifikante Erschöpfungssymptome

Erschöpfung zeigt sich als Müdigkeit, Mattigkeit, Lustlosigkeit oder Mangel an Energie. Das reicht von »Ich mag morgens nicht aus dem Bett« bis hin zu »Ich kann überhaupt nicht aufstehen«. Patientinnen, die zum ersten Mal in meine Praxis kommen, beklagen am häufigsten, sie fühlten sich schlapp. Doch meistens ist es gar nicht so schwierig herauszufinden, warum so viele Frauen müde sind. Wenn sie mir von ihrer Arbeit, ihrer Beziehung, ihrer Ernährung, ihren Aktivitäten und – das ist am wichtigsten – ihren Schlafgewohnheiten erzählen, dann wird uns beiden sehr schnell klar, warum sie erschöpft sind! Wenn ich meinen Patientinnen dabei helfe, sich von ihrer Erschöpfung zu erholen, spielt es eine wichtige Rolle, dass sie erkennen, was ihr Körper braucht, und verstehen, warum sie ihrem Körpercode keine Beachtung schenken. Um die Müdigkeit loszuwerden, müssen Sie herausfinden, was Sie individuell brauchen, um Ihren Energiehaushalt auszugleichen, und welche Annahmen Sie daran hindern, entsprechende Maßnahmen zu ergreifen.

Die schicke 32-jährige Melissa ist eine liebevolle Mutter mit kurzen braunen Haaren und dunklen Ringen unter den Augen. Sie kam in die Praxis, weil sie unter Erschöpfung und Ängstlichkeit litt, außerdem ließ ihre Libido nach und sie hatte zugenommen. Sie schlief mit ihrem 15 Monate alten Sohn in einem Bett und stillte ihn bis zu fünf Mal in der Nacht. Melissa hatte eine 32-Stunden-Stelle als leitende Angestellte in der Buchhaltung. Sie konnte von zu Hause aus arbeiten und begann ihren Arbeitstag morgens um fünf Uhr. Ein paar Stunden später stand ihr Mann zusammen mit dem Sohn auf und kümmerte sich um ihn bis gegen zehn Uhr, bis der Kleine wieder schlief. Tagsüber sorgte Melissa für den Sohn und versuchte, noch ein bis zwei Stunden zu arbeiten, während er am Nachmittag schlief. Sie hatte einen wahnsinnigen Appetit auf Kaffee und Zucker und aß jeden Abend Eis. Wie wir alle traf Melissa Entscheidungen bezüglich Ernährung, Schlaf und Arbeit nach dem Prinzip, was das Beste für ihre Familie – nicht unbedingt danach, was das Beste für ihren Körper – war.

Um Melissa besser verstehen zu können, muss man wissen, dass sich ihre eigene Mutter nicht sonderlich um sie gekümmert hatte, als sie klein war. Ich konnte gut nachvollziehen, wie sehr sie sich darum bemühte, dass es ihrem Sohn an nichts fehlte, doch ich wollte ihr auch klarmachen, dass es für das Kind das schönste Geschenk ist, wenn sich die Mutter gut um sich selbst kümmert. Wie lautet doch der Country-Song »If Mama ain't happy, ain't nobody happy«? Ist die Mutter nicht glücklich, ist es niemand. Ich empfahl Melissa, das Baby daran zu gewöhnen, dass es nachts nicht mehr gestillt wurde, damit sie länger schlafen konnte. Außerdem sollte sie sich um eine Betreuung für das Kind kümmern, mit der sie zufrieden war. Darüber hinaus suchte sie einen Arzt mit Schwerpunkt Naturheilkunde und einen Akupunktur-Arzt auf, mit denen ich in meiner Praxis zusammenarbeite. Beide konnten ihr mithilfe von Kräutern und Akupunktur dabei helfen, ihre Angstgefühle abzubauen und besser zu schlafen. Dies trug tatsächlich dazu bei, dass Melissa weniger unter Angst litt, besser schlief und ihre Eiscreme-Fressattacken unter Kontrolle bekam – meistens zumindest.

Natürlich gibt es auch komplexere Fälle, in denen Frauen sich gesund ernähren, genug Schlaf – vielleicht sogar zu viel –

bekommen und es noch nicht einmal bis zum Briefkasten schaffen. Dabei handelte es sich dann um ernstere Diagnosen von chronischen Erschöpfungszuständen, bei denen intensivere Untersuchungen nötig sind, um die zugrunde liegenden Ursachen herauszufinden, doch dazu kommen wir noch später in diesem Kapitel. Egal ob es sich um eine »normale« Erschöpfung handelt oder darüber hinaus um ein ernsteres medizinisches Problem geht, gilt grundsätzlich: Wenn man die ganze Zeit müde ist, fällt es schwer, Spaß am Leben zu haben, den geliebten Menschen Zeit und Aufmerksamkeit zu schenken und das Beste im Job zu leisten.

Folgende körperliche Stressoren tragen zu Erschöpfungszuständen bei:

- Mangel an regelmäßigem, erholsamem Schlaf
- Nebennierenschwäche
- Ernährungsbedingte Mangelerscheinungen
- Erkrankungen: Schilddrüsenunterfunktion, Anämie, Autoimmunerkrankungen, chronische Virusinfektionen, Krebs, Nieren- oder Lebererkrankungen, Diabetes, Herzerkrankungen, chronische Lungenerkrankung
- Medikamente, Drogen und Alkohol
- Wenig Bewegung
- Belastung durch Schadstoffe

Sowohl Depressionen als auch das Gefühl, dass nichts im Leben Sinn hat, können zur Erschöpfung beitragen. Zu diesen Aspekten wie auch zu den anderen wichtigen Elementen, beispielsweise Schlaf, Essen und Ernährung sowie Bewegung, kommen wir später noch im Detail. In diesem Kapitel gehen wir darauf ein, wie die obigen Punkte jeweils mit Erschöpfung in Zusammenhang stehen.

Mangel an regelmäßigem, erholsamem Schlaf

Gut zu schlafen spielt für fast alles eine wichtige Rolle: Stimmung, Gesundheit, Intelligenz, Stärke, Kreativität, die Fähigkeit, mit anderen zu interagieren, Libido – alles, was uns als Menschen zu eigen ist und was wir schätzen. Und natürlich besteht ein unmittelbarer Zusammenhang zwischen Schlaf und der uns zur Verfügung stehenden Energie. Obwohl das niemanden überraschen sollte, wird doch relativ häufig die Frage »Warum bin ich so müde?« gestellt. Müdigkeit lässt sich einfach darauf zurückführen, dass man nicht ausreichend erholsamen Schlaf bekommt. *Im Schnitt* braucht ein Mensch acht Stunden Schlaf pro Nacht. Das bedeutet, dass die Hälfte von uns *mehr* als acht Stunden benötigt. Die Anzahl derjenigen, die mit sechs Stunden Schlaf wirklich gut auskommen, ist sehr gering. Es gibt viele Gründe dafür, warum die meisten meiner Patienten nicht annähernd genug schlafen: anspruchsvolle Arbeitszeiten, kleine Kinder, der ständige Umgang mit zahlreichen Bildschirmen (Computer, Smartphone, Tablet, Fernseher), künstliches Licht, die Bedürfnisse anderer an die erste Stelle zu setzen und *jede Menge* Kaffee. Selbst wenn man es schafft, relativ früh ins Bett zu gehen, erschweren es Nervosität und hormonelle Veränderungen (besonders ab dem 40. Lebensjahr), ein- und durchzuschlafen. Nichts ersetzt ausreichenden Schlaf.

Weder Nahrungszusätze noch ein Trainingsprogramm können die Schäden auffangen, die chronischer Schlafmangel verursacht. Und nichts lässt einen schneller altern. Es gibt ausgezeichnete Methoden, mit denen alle Frauen gut schlafen können, von Einschlaftricks bis zu Durchschlafhilfen. Sie finden Sie in Kapitel 9.

Nichts ersetzt ausreichenden Schlaf. Weder Nahrungszusätze noch ein Trainingsprogramm können die Schäden auffangen, die chronischer Schlafmangel verursacht. Und nichts lässt einen schneller altern.

Nebennierenschwäche

Eine Schwächung der Nebennieren lässt die Farben des Alltags verblassen und verwandelt die Welt in Schwarz-Weiß. Das schlägt sich auf die Stimmung nieder, morgens kommt man kaum aus dem Bett oder hat fast nie das Gefühl, ausgeruht zu sein. Sie haben keine Energie, haben zu nichts Lust, Ihre Konzentrationsfähigkeit ist hinüber und Ihre Libido gänzlich verschwunden. Um zu verstehen, wie eine Nebennierenschwäche entsteht, muss man zunächst erforschen, was der Grund ist, warum Sie so müde sind: Es liegt an einer Überreaktion auf Stress.

Wie wir im zweiten Kapitel erläutert haben, besteht die Kampf-oder-Flucht-Reaktion auf Stress darin, dass der Sympathikus aufgrund wahrgenommener Gefahr aktiviert wird und sich damit Herzschlag, Blutdruck sowie die Atemfrequenz erhöhen. Hinsichtlich der Hormone werden bei einer Kampf-oder-Flucht-Reaktion unsere Nebennieren aktiviert, um Adrenalin beziehungsweise Noradrenalin zu produzieren, was die physiologischen Veränderungen dieser Stressreaktion auslöst (erweiterte Pupillen, das Blut fließt von den Verdauungsorganen in die großen Muskeln der Arme und Beine, das Herz rast und wir atmen schneller). Nun ist Adrenalin ein sehr wirksames Hormon (es wirkt etwa so, wie wenn wir viel mehr Kaffee trinken, als uns guttäte) und kann durch Überaktivierung Schäden an den Körperzellen verursachen. Daher versucht der Körper, dieses Risiko durch die Ausschüttung von Cortisol, unserem natürlichen Steroid, zu verringern, um die durch ein Übermaß an Adrenalin verursachten Zellschäden zu minimieren.

Darüber hinaus sorgt Cortisol für eine schnelle Energiezufuhr, indem es Zucker aus den Speichern in der Leber freisetzt und den Muskelabbau verstärkt, um Aminosäuren als Energiespender zur Verfügung zu stellen. Diese akute Reaktion auf Stress ist überlebenswichtig und dauert unter idealen Umständen nur kurz an. Das Problem bei uns Menschen besteht darin, dass wir aufgrund unseres sehr großen Gehirns in der Lage sind, diese Stressreaktion zu verlängern, nämlich durch negative Erinnerungen an die

Vergangenheit und durch Zukunftsängste. Wir können diese Reaktion auch dadurch in die Länge ziehen, indem wir über etwaige Bedrohungen immer wieder nachgrübeln. Dieser chronische Stress stellt für die Gesundheit eine Gefahr dar. Er führt zu ständig erhöhten Blutzuckerwerten, Verlust von Muskelmasse, erhöhtem Blutdruck, einer geschwächten Immunreaktion und zu schlechtem Schlaf.

Von allen Erwachsenen leiden 43 Prozent an den negativen Auswirkungen von Stress. Und 75 bis 90 Prozent aller Besuche bei Ärzten sind auf die eine oder andere Weise mit Stress in Zusammenhang zu bringen. Dauert eine Stressreaktion lange an, führt das dazu, dass der Körper mit Cortisol und Adrenalin überschwemmt wird, was zahllose Auswirkungen auf die Gesundheit hat: Dazu gehören Herz- und Gefäßkrankheiten, Osteoporose, Darmerkrankungen, Gewichtszunahme oder Fettleibigkeit, Krebs, Angststörungen und Depressionen. Lang anhaltender Stress ist einer der wichtigsten Gefährdungsfaktoren für die Betroffenen – Menschen, die in Gegenden mit einer hohen Kriminalitätsrate leben, Flüchtlinge, Minderheiten, Opfer von häuslicher Gewalt – sie alle haben ein erhöhtes Erkrankungsrisiko.

Unsere Körper sind darauf angelegt, sich im Zustand der Homöostase zu bewegen, das heißt in einer stimmigen Balance von Hormonen, Elektrolyten und Neurotransmittern. Sie sichert die optimale Funktionstüchtigkeit unseres Körpers. Ist ein Hormonspiegel, etwa von Cortisol, für längere Zeit erhöht, versucht der Körper, wieder einen Ausgleich zu schaffen. Dies erreicht er, indem er die Anzahl der Rezeptoren für Cortisol »herunterreguliert« beziehungsweise vermindert, *obwohl* er gleichzeitig Stress verspürt. Diesen Zustand nennen wir Nebennierenschwäche. Während der Stress, sei er nun körperlich, emotional oder beides, erhöht bleibt, fällt der Cortisolspiegel unter den Normalwert. Dieser Zustand äußert sich in Erschöpfung und anderen Symptomen (siehe Kasten auf Seite 97).

Die Symptome bei einer Nebennierenschwäche sind recht unspezifisch. Die gleichen Symptome lassen sich beispielsweise ebenso auf die Wechseljahre, eine Schilddrüsenunterfunktion oder eine chronische Erkrankung zurückführen. Daher ist es so wichtig, durch Untersuchungen eine Nebennierenschwäche sowie weitere bestimmte Ursachen der Erschöpfung zu testen.

Emotionale Ursachen für Stress

- Situativer Stress
  - Probleme in der Partnerschaft/Familie
  - Eheprobleme
  - Scheidung
  - Veränderung der Lebensumstände
  - Probleme bei der Arbeit
  - Finanzielle Engpässe
  - Krankheit oder Tod einer nahestehenden Person
  - Unsichere Lebensumwelt
  - Gewaltandrohungen
  - Rassismus oder Vorurteile
- Ungelöste emotionale Probleme
  - Angst
  - Wut
  - Schuldgefühle
  - Furcht
  - Depression
  - Scham

Physische Ursachen für Stress

- Übermäßiger Sport
- Operationen
- Drogen
- Verletzungen
- Krankheiten und Infektionen
- Entzündungsfördernde Lebensmittel
- Umweltgifte
- Chronische oder schwere Allergien
- Nacht- oder Schichtarbeit, Überlastung
- Schlafentzug
- Extreme Temperaturen
- Chronische Schmerzen, Erkrankungen oder Entzündungen

Symptome einer Nebennierenschwäche

- Erschöpfung
- Nervosität (aufgekratzt und doch müde)
- Schwierigkeiten, morgens wach zu werden trotz ausreichend Schlaf
- Reizbarkeit/Launenhaftigkeit
- Herzrasen
- Konzentrationsschwäche
- Gewichtszunahme
- Wiederkehrende Infektionen
- Gedächtnislücken
- Kopfschmerz
- Schlaflosigkeit
- Hypoglykämie (Unterzuckerung)
- Depressionen
- Schwindel beim Aufstehen oder Losgehen
- Heißhunger auf Süßigkeiten/Koffein/Salziges
- Geringe Libido

Wenn der Verdacht auf eine Nebennierenschwäche besteht, messe ich bei meinen Patienten den Cortisolspiegel. Dies geschieht durch einen Bluttest, allerdings unterliegt Cortisol Tagesschwankungen: Morgens ist der Cortisolspiegel am höchsten, er sinkt dann im Laufe des Tages und erreicht abends seinen Tiefststand, wenn wir ruhebedürftig sind. Daher ist es nötig, das Cortisol im Verlauf des Tages zu messen, was am einfachsten mit einer Speichelprobe möglich ist. Der Cortisolspiegel im Speichel entspricht ungefähr dem im Blut. Um zu überprüfen, ob die »Cortisolkurve« normal ist, bitte ich meine Patienten meist, viermal am Tag eine Probe zu nehmen.[9]

Die gute Nachricht ist: Nebennierenschwäche ist gut behandelbar. Das wichtigste Anliegen ist zunächst, die Stressreaktion sowohl auf der emotionalen als auch auf der physischen Ebene zu reduzieren. Die Übungen zur Entschlüsselung des Körpercodes helfen Ihnen dabei herauszufinden, was Ihnen der Körper über Ihre Lebensumstände erzählt. Welche Aspekte des Alltags sorgen dafür, dass Sie eine Stressreaktion zeigen? Welche stressauslösenden Situationen könnten Sie verändern? Manchmal besteht das Rezept in der Empfehlung, den Job zu wechseln, sich von einem Partner zu trennen, der einem nicht guttut, oder sich Hilfe bei einer Erkrankung oder für die Entwicklung gesünderer Ernährungsgewohnheiten zu suchen. Lassen sich in Situationen, die Sie nicht verändern können (zum Beispiel Ihre Herkunftsfamilie), alternative Verhaltensweisen finden, die Ihre Stressreaktion reduzieren?

Die Stressreaktion kann ganz einfach mit einer Atemübung (siehe Seite 54 f.) vermindert werden. Jede Form von Meditation oder Gebet, meditative Bewegungen wie Yoga, Tai-Chi oder Qigong kann dazu beitragen. Leichte Bewegung wie Gehen, insbesondere in der Natur, ist für die Nebennieren sehr heilsam. Für ausreichend tiefen Schlaf zu sorgen ist unumgänglich.

Gesunde Ernährung ist schon eine Menge wert, um die Nieren bei ihrer optimalen Funktion zu unterstützen. Der Körper braucht bestimmte Nährstoffe, um mit dem Stress umzugehen und sich selbst zu heilen. Der »Nebennieren-Ernährungsplan« rechts gibt dafür eine Hilfestellung. Ein Ernährungsplan für eine gesunde Nebenniere minimiert Alkohol, Koffein und Zucker oder schließt diese Stoffe gänzlich aus. Es wird viel Wert auf Früchte, Gemüse und gesunde Proteine gelegt. Das plötzliche Absinken des Blutzuckerspiegels wird von einem unausgeglichenen Cortisolspiegel ausgelöst. Dem kann man begegnen, indem man über den Tag verteilt mehrere kleine Mahlzeiten mit Fetten und Proteinen isst – das bekommt den meisten Frauen gut. Bestimmte Nährstoffe sind für die Funktion der Nebennieren entscheidend: Sie finden sich in dunklen Früchten und Gemüsen, Nüssen und Samen, Hülsenfrüchten und Vollkornprodukten. Diese bei den Mahlzeiten zu berücksichtigen oder als Nahrungsergänzung zu sich zu nehmen, kann hilfreich sein. Die Liste auf Seite 101 »Wichtige Nährstoffe gegen Stress« gibt eine Übersicht über Nahrungsergänzungsmittel, die die Gesundheit der Nebennieren fördern.

Aber es existieren auch einige Kräuter, die den Nebennieren gut bekommen.

Nebennieren-Ernährungsplan

Reduzieren Sie

- rotes Fleisch
- Milchprodukte
- Koffein
- Alkohol
- raffiniertes Getreide und Weißmehl
- raffinierten Zucker
- verarbeitete Nahrungsmittel
- Transfette (gehärtete Fette)

Essen Sie mehr

- Nahrungsmittel, die ohne Pestizide, Hormone oder Antibiotika gezüchtet oder verarbeitet sind
- Obst und Gemüse
- Vollkorngetreide
- Bohnen und Hülsenfrüchte
- Nüsse und Samen
- gute Fette wie Olivenöl, Nüsse, Nussbutter und -öle, Avocado, Kokosnuss
- Kaltwasserfische und magere Proteine

Man kann sie als Ernährungszusatzstoffe in Tablettenform oder als Tinktur zu sich nehmen. Einige ausgewählte Stoffe, beispielsweise Ashwagandha (auch Schlafbeere oder Winterkirsche), Rhodiola oder indisches Basilikum sind relativ unbedenklich und eignen sich für einen Ausgleich der Nebennierenfunktion sowohl in akuten Stresssituationen (hoher Cortisolspiegel) als auch bei einer Nebennierenschwäche (niedriger Cortisolspiegel). Auch andere Pflanzenheilstoffe können sinnvoll sein, allerdings würde ich dringend dazu raten, nach Laboruntersuchungen einen in alternativer Heilkunde erfahrenen Arzt zu befragen, bevor man sie einnimmt. Beispielsweise kann Lakritz stärkend auf den

Cortisolspiegel eines Patienten mit Nebennierenschwäche wirken, während es bei einer Person, die akut auf Stress reagiert, zu einer weiteren Erhöhung des Cortisolpiegels führen kann. Da Lakritz auch ein Ansteigen des Blutdrucks veranlassen kann, muss man bei seiner Einnahme vorsichtig sein. Ginseng ist ein weiteres schönes Adaptogen (ausgleichendes Heilkraut), das die Nebennieren bei ihrer Funktion unterstützt. Allerdings existieren verschiedene Arten von Ginseng, man muss also differenzieren, welche Sorte Nervosität und eine Erhöhung des Blutdrucks nach sich zieht. Zur Unterstützung von Energiehaushalt und Ausgeglichenheit ist auch Maca, eine Knollenpflanze aus Peru, geeignet. Aber auch hier ist wiederum wichtig, dass der hinzugezogene Arzt, Heilpraktiker, Akupunkteur oder Chiropraktiker über Erfahrungen in der Behandlung von Nebennierendysfunktionen verfügt.

Ernährungsbedingte Mangelerscheinungen

Mahlzeiten ausfallen lassen

Eine offensichtliche Ursache von Ermüdung ist, nicht *ausreichend* zu essen. Was selbstverständlich klingt, ist leider Alltag: Frauen frühstücken nicht und machen erst spät eine Mittagspause, was einem 18-stündigen Fasten gleichkommt, ohne dass sie das beabsichtigen. Der Körper braucht Energie, und wenn er über längere Zeit keinen Brennstoff bekommt, fühlt man sich schlapp. Das Frühstück kann recht einfach sein: Mehrkorntoast mit Nussbutter, ein Ei oder zwei, Früchte und Nüsse oder ein Smoothie aus Früchten, Getreide und Proteinpulver. Isst man längere Zeit nichts, stellt sich Heißhunger auf Zucker oder Fast Food ein, um dem Körper schnell Energie zuzuführen. Dementsprechend schwer wird es, etwas Gesundes zu wählen. Etwa alle drei Stunden etwas Gesundes zu sich zu nehmen kann ein prima Weg sein, den ganzen Tag hindurch ein gutes Energieniveau aufrechtzuerhalten.

Nahrungsmittel, die Müdigkeit verursachen

Einige Nahrungsmittel *machen* einen im Wortsinn müde. Nahrungsmittel mit hohem Zuckergehalt und einfachen Kohlenhydraten, beispielsweise Gebäck, Bagels aus Weißmehl oder Kartoffelchips, sorgen dafür, dass das Energieniveau sofort in die Höhe schnellt – ein Grund, warum wir diese Dinge so gern essen. Nach diesem Höhenflug sinkt der Blutzuckerspiegel schnell wieder ab, da einfache Kohlenhydrate nur kurzfristig für Energie sorgen. Das Zuckertief nach einem Donut, Kopenhagener oder Plunder kann so drastisch sein, dass manche Frauen ein Nickerchen machen müssen, um wieder zu Kräften zu kommen. Die Aufnahme von gesunden Fetten (Avocados, Nüsse, Oliven) und Proteinen bei jeder Mahlzeit hilft, die Verdauung zu entschleunigen und den Blutzuckerspiegel und damit den Energielevel auszugleichen.

Wichtige Nährstoffe gegen Stress

- Vitamin C: 500 mg, ein- oder zweimal täglich
- Vitamin B_6 in Form von Pyridoxal-5-Phosphat: 50 bis 100 mg täglich
- Vitamin B_5 in Form von Pantothensäure: 500 mg, ein- oder zweimal täglich
- Biotin: 2,5 bis 5 mg täglich
- Magnesiumcitrat: 200 bis 800 mg täglich
- Zinkpicolinat: 15 bis 30 mg täglich

In hohem Maße verarbeitete Nahrungsmittel wie Fast Food oder Fertiggerichte sind voller Salz, Zucker, gesättigter Fette und anderer entzündungsfördernder Bestandteile, sodass sie wortwörtlich Gift für den Körper sind. Sie sorgen für ein Ansteigen der Entzündungsmarker und bringen Ihren Stoffwechsel derart durcheinander, dass Ihr Körper ordentlich zu tun hat, um das zu kompensieren. Der Prozess der Entgiftung und der Entzündungshemmung kostet Energie. Deshalb fühlen sich die meisten von uns nicht sonderlich energiegeladen, sobald die Lieferpizza verspeist ist.

Überraschenderweise kann auch Kaffee müde machen. Zweifelsohne ist Koffein ein Stimulans und sein Genuss in jeglicher Form – in Tee, Kaffee, Cola oder Matetee (aus Blättern eines südamerikanischen Strauchs) sowie in Energydrinks – führt zu einer zeitweisen Steigerung der Konzentration und zu mehr Energie. Koffein erlaubt uns, Energie aus unseren Reserven für die Zukunft zu ziehen, um den momentanen Bedarf zu decken. Manchmal ist das verständlich, als ehemalige Ärztin im Praktikum und Mutter von Zwillingen weiß ich nur zu gut, dass Koffein hin und wieder überlebenswichtig ist! Leiden Sie allerdings unter Erschöpfungszuständen, die durch chronischen Schlafmangel, Nebennierenschwäche oder Krankheit verursacht sind, kann ein Zugriff auf die Energiereserven für die Zukunft schlimme Folgen haben, denn die Reserven sind bei Ihnen bereits gering! Auch wenn es merkwürdig klingen mag, ist das Trinken von Kaffee eine sinnvolle Strategie, wenn Sie im Prinzip recht ausgeruht sind und Sie über ausreichende Energiereserven verfügen. Sind Sie allerdings krank, wird die Zuführung von Koffein Ihr bereits geschwächtes System noch weiter auslaugen und die bestehende Erschöpfung verschlimmern. Man darf nicht vergessen, dass Koffein keine Energie »gibt«, sondern sie aus für die Zukunft bestimmten Energiereserven »ausleiht« und daher eine Belastung für den Körper darstellt. Die Folge ist, dass bei Schlafmangel oder bei einer bestehenden Erkrankung Koffein noch müder macht, weil Ihr Körper diese Energiereserven nicht mehr besitzt. Hören Sie auf Ihren Körper und respektieren Sie Ihre Grenzen, gerade was Ihren Koffeinkonsum betrifft. Und wenn Sie sich etwas gönnen wollen, dann verzichten Sie auf ungesundes Koffein wie Colagetränke oder Energydrinks. Halten Sie sich

> Denken Sie daran, dass Koffein keine Energie »gibt«, sondern sie von zukünftigen Energiereserven »ausleiht« und daher eine Belastung für den Körper darstellt.

an die traditionellen Formen wie Tee, Kaffee oder Matetee. Diese enthalten zusätzlich Antioxidantien und weitere Stoffe, die gegen Krankheiten wirken.

Nährstoffmangel und Müdigkeit

Auch eine unausgewogene Ernährung, bei der wichtige Nährstoffe fehlen, kann zu Ermüdungserscheinungen führen. Häufig essen wir zu wenig Obst und Gemüse. Auch bei einer »gesunden« Ernährungsweise, die bestimmte Nahrungsmittel ausschließt, können nötige Nährstoffe fehlen. Der veganen Ernährungsweise unter Verzicht auf tierische Produkte fehlt beispielsweise die Versorgung mit Vitamin B_{12} und die essenzielle Fettsäure DHA. Auch bei einer vegetarischen Ernährung, die grünes Gemüse und Bohnen nicht ausreichend berücksichtigt, kann es zu Eisenmangel kommen. Bei der Paläo-Diät ohne Getreide oder Hülsenfrüchte fehlen häufig wichtige B-Vitamine. Wenn Sie eine einschränkende Diät durchführen, ist es wichtig, sich umsichtig zu ernähren und fehlende Nährstoffe durch Zusatzpräparate zu ersetzen. Meine Patientinnen, die sich vegan ernähren, nehmen Vitamin-B_{12}- und DHA-Ernährungsergänzungsmittel zu sich. Die meisten DHA-Lieferanten stammen aus Fisch, es gibt sie aber auch als Algenprodukte.

Eine Ursache für Mangelzustände trotz ausgewogener Ernährung liegt daran, dass bestimmte Nährstoffe nicht aufgenommen werden können. Wenn Sie Ihr Essen nicht gut kauen, kann der Körper die Nährstoffe auch nicht gut aufnehmen. Verfügen Sie über wenig Magensäure (etwa aufgrund Ihres Alters oder aufgrund von Medikamenten gegen die Bildung von zu viel Magensäure), dann kann die Aufnahme von Vitamin B_{12} und Magnesium gehemmt sein. Dasselbe gilt auch für einen Mangel an Verdauungsenzymen, womit die Aufnahme von Proteinen, Fetten, Kohlenhydraten oder Vitaminen vermindert ist. Auch Erkrankungen des Verdauungstraktes, etwa Zöliakie, Morbus Crohn, Darminfektionen oder gar eine bakterielle Überbesiedelung des Dünn- oder Dickdarms mit »schlechten« Darmbakterien wirken sich auf die Aufnahme von Nährstoffen aus der Nahrung aus. Fehlen diese, äußert sich das in Erschöpfung, denn Ihrem Körper fehlen die Brennstoffe (Fette, Kohlenhydrate oder Proteine) oder die Kofaktoren (Vitamine) für die Energieproduktion in den Zellen.

Selbst bei einer ungewöhnlich hohen Einnahme von Nährstoffen und bester Absorption kann eine zusätzliche Versorgung mit Vitaminen nötig sein, damit der Körper optimal ausgerüstet ist. Grund dafür sind die individuelle Einzigartigkeit jedes Menschen und die Art und Weise, wie er Nährstoffe umsetzt. Beispielsweise leiden einige meiner Patienten unter einer genetisch bedingten Schwäche bei der Verarbeitung von Vitamin B und Folsäure und brauchen daher nicht nur viel größere Mengen dieser Nährstoffe, sondern müssen sie auch in bestimmten, etwa methylierten Formen als Methylcobalamin (Vitamin B_{12})und Methylfolsäure aufnehmen, damit ihr Körper optimal funktioniert.

Der am häufigsten verbreitete Mangel an Vitaminen und Mineralstoffen ist heute Eisenmangel, niedrige Spiegel an Vitamin B_{12}, Folsäure und anderen B-Vitaminen sowie Magnesium.

Eisen

Für die Bildung von roten Blutkörperchen, die die Zellen mit Sauerstoff versorgen, ist Eisen notwendig. Die Folge von Eisenmangel ist Anämie oder Blutarmut, das heißt, es existieren zu wenig rote Blutkörperchen im Körper. Anämie zeigt sich in verschiedenen Symptomen, etwa Erschöpfung, Kurzatmigkeit bei Bewegung, blasser Haut und dünnem und lichtem Haar. Eisen findet sich in mit Eisen angereichertem Müsli, in allen Fleischsorten, Fisch und Meeresfrüchten sowie in Hülsenfrüchten (besonders in weißen Bohnen, Kichererbsen und Kidneybohnen), in Linsen und in grünem Blattgemüse, beispielsweise Spinat.

Die häufigsten Ursachen von Anämie bei Frauen, die sich zwischen Menarche und Menopause befinden, sind starke Monatsblutungen, Schwangerschaften und Geburten. Mit dem Verzehr eisenreicher Nahrung oder Nahrungsergänzungsmittel wird normalerweise der Bedarf an Eisen gedeckt und eine Anämie ist dann unwahrscheinlich. Fallen Monatsblutungen jedoch ungewöhnlich stark aus, sind zusätzliche Maßnahmen nötig, um dem Körper dabei zu helfen, sein Energieniveau zu halten.

Junge Frauen könnten darüber nachdenken, die Antibabypille zu nehmen oder einen Vaginalring oder Hormonpflaster zu benutzen, die die Monatsblutung und Zyklusschmerzen verringern. Hormonelle Empfängnisverhütung stellt eine recht sichere Behandlungsmethode bei extrem schweren Blutungen dar, wenn zugleich eine Schwangerschaft ausgeschlossen werden soll. Gegenanzeigen sind in der Familie auftretende Fälle von Brustkrebs oder Thrombosen sowie eine genetische Disposition für diese Erkrankungen.

Als weitere Möglichkeit für die Behandlung schwerer Blutungen ist im Sinne einer ganzheitlichen Medizin die Gabe von natürlichem Gelbkörperhormon, also von Progesteron. Es hat dieselbe chemische Zusammensetzung wie das natürliche Hormon im Körper und ist also bioidentisch. Im Gegensatz zu dem Progestin, das Bestandteil von verschreibungspflichtigen hormonellen Verhütungsmitteln ist, verursacht natürliches Progesteron vermutlich viel seltener Depressionen und Scheidentrockenheit. Tatsächlich kann natürliches Progesteron, das in den Wechseljahren (die zehn Jahre vor dem Klimakterium) zwei Wochen vor der Periode mittels Creme oder Tablette gegeben wird, schwere Blutungen und die Symptome des prämenstruellen Syndroms mildern und für besseren Schlaf sorgen. Hatte ich schon erwähnt, dass natürliches Progesteron sich außerdem auf die GABA-Rezeptoren auswirkt und zu größerer innerer Ruhe und tiefem Schlaf beiträgt? Wie bereits dargestellt, reagiert jeder Körper auf unterschiedliche Methoden anders. Daher muss man berücksichtigen, dass einige meiner Patientinnen einfach Glück mit ihrem natürlichen Progesteronspiegel haben, während wiederum andere Frauen alle Formen von Progesteron meiden wie der Teufel das Weihwasser. Es ist also wichtig, genau darauf zu achten, wie der eigene Körper auf zusätzliche Hormone reagiert.

Möchten Sie die Einnahme von Hormonen ganz und gar vermeiden, können auch pflanzliche Wirkstoffe, etwa Vitex (auch bekannt unter dem Namen Mönchspfeffer) bei der Stärkung des körpereigenen Progesterons helfen. Außerdem ist der Verzehr aller Heilmittel, die die Blutung mindern, sinnvoll. Mein Lieblingstipp bei starker Regelblutung, schmerzhafter oder unregelmäßiger Periode sind die Pflanzen der traditionellen chinesischen Medizin und Akupunktur, die manchmal Wunder bewirken können.

Am besten nehmen Sie ein eisenhaltiges Nahrungsergänzungsmittel, auf das Ihr Körper positiv reagiert. Einige Mittel sorgen für Verstopfung, aber andere (insbesondere die in einer Kombination mit Heilkräutern, die oft in flüssiger Form angeboten werden) sind verträglicher. Probieren Sie aus, welche Form von Nahrungsergänzung für Ihren Körper die beste ist.

B-Vitamine

Die häufigste Mangelerscheinung bei den Frauen in meiner Praxis, insbesondere bei denjenigen, die unter Erschöpfungszuständen leiden, ist nach Vitamin-D-Mangel der Mangel an Vitamin B. Vitamin B_{12} ist Bestandteil von tierischen Nahrungsmitteln, obgleich auch vegane Vitamin-B_{12}-Ergänzungsmittel erhältlich sind. Zu den großen Vitamin-B_{12}-Liferanten gehören Meeresfrüchte, rotes Fleisch, Geflügel, Fisch, Eier und Milchprodukte. Aber auch angereicherte Nuss- oder Sojamilch enthält Vitamin B_{12}, ebenso gibt es damit angereicherte Müslis. Dieses Vitamin ist für die Energieproduktion im Körper sowie für die Synthese roter Blutkörperchen entscheidend und dient der Stabilisierung von DNS, RNS und Nervenzellen. Ein zu niedriger Vitamin-B_{12}-Spiegel kann verschiedene Symptome, etwa Erschöpfung, Taubheitsgefühl, Kribbeln in Händen und Füßen, Gleichgewichtsstörungen, Anämie, Gedächtnislücken und Schwäche, verursachen. Jedes Jahr gelingt es einigen meiner Patientinnen, ihr Energieniveau und ihre Stimmung außerordentlich zu verbessern, indem sie Vitamin-B_{12}-Nahrungsergänzungsmittel zu sich nehmen!

Die Folsäure der Vitamin-B-Familie sorgt ebenfalls für die Energieproduktion und gesunde DNS sowie für die Produktion roter Blutkörperchen. Der Stoff ist wichtig, denn er sorgt bei Schwangeren dafür, dass die Wahrscheinlichkeit von Geburtsschäden und Missbildungen beim Kind sinkt. Daher enthalten Vitamine, die während der Schwangerschaft verschrieben werden, hohe Dosen an Folsäure. In Kanada und in den USA wird Folsäure häufig industriell verarbeitetem Getreide wie Broten oder Frühstückszerealien zugesetzt, um sicherzustellen, dass Frauen genügend Folsäure zu sich nehmen und Babys entsprechend gesund zur Welt kommen. Eine ausreichende Versorgung mit Folsäure schützt den Körper auch vor Krebs, einem geschwächten Immunsystem und Herzerkrankungen. Ein geringer Wert an Folsäure kann auf einer mangelnden Zufuhr basieren, allerdings liegt ein Mangel in den USA auch häufig daran, dass eine unzureichende Aufnahme von Folsäure eine Nebenwirkung von exzessivem Alkoholkonsum und folgenden Medikamenten ist:

- Magensäureblocker (Omeprazol, Pantoprazol, Ranitidin, Cimetidin etc.),
- Selektive Serontonin-Wiederaufnahmehemmer (eine Klasse von Antidepressiva), kurz SSRI (Fluoxetin, Citalopram, Escitalopram, Paroxetin, Sertralin etc.),
- nicht steroidale Antirheumatika, NSAR (beispielsweise Ibuprofen oder Naproxen),
- einige harntreibende Mittel,
- krampflösende Mittel,
- Antibiotika.

Diese Liste ist recht lang, aber man sollte bedenken, dass SSRI und NSAR zu den Medikamenten gehören, die am häufigsten verschrieben werden! Säurehemmende Mittel sollten nicht – mit Ausnahme von besonderen medizinischen Voraussetzungen – über einen längeren Zeitraum genommen werden. Sie beeinträchtigen die Aufnahme von Nährstoffen aus der Nahrung und erhöhen das Risiko für Lungenentzündung und Darminfektionen.

Darüber hinaus benötigt der Körper die Vitamine B_1 (Thiamin), B_2 (Riboflavin), B_3 (Niacin), B_5 (Pantothensäure), B_6 und Biotin. Ein Mangel auch nur eines dieser Stoffe kann die Fähigkeit des Körpers, Proteine, Fette und Kohlenhydrate in Energie umzuwandeln, mindern. Vitamine der B-Gruppe sind in Vollkorngetreide, Milch, Käse, Eiern, Geflügel, Innereien, Fisch, Linsen und Bierhefe enthalten. Darüber hinaus verfügt Nährhefe, ein schmackhaftes gelbes Gewürz, das hervorragend auf Salaten, Eiern und Popcorn schmeckt, über die höchste Konzentration an allen B-Vitaminen außer B_{12}, das nur in Tierprodukten existiert. Nährhefe empfehle ich häufig denjenigen Frauen, die B-Vitamine brauchen, Nährstoffergänzungen aber nicht vertragen. Jede Form oraler hormoneller Empfängnisverhütung sowie eine Hormontherapie kann den Spiegel von Vitamin B_1, Vitamin B_2 und Vitamin B_3 senken – dasselbe gilt auch für Alkoholmissbrauch und harntreibende Mittel. Allen Patientinnen, die unter Erschöpfung leiden, und allen, die die Pille nehmen, rate ich, ihre Nahrung mit einem Vitamin-B-Komplex oder Multivitamin-Zusätzen zu ergänzen, die über eine angemessene Menge an Vitamin B verfügen.

Leiden Sie unter einer genetischen Veranlagung, die die Methylierung beeinträchtigt (Defekte am Genabschnitt MTHFR [Methylentetrahydrofolat-Reduktase], COMT [Catechol-O-Methyltransferase] oder anderen Genen, die zur Methylierung beitragen), sollten Sie, wie bereits erwähnt, eine Nahrungsergänzung nehmen, die nicht nur Folsäure und Vitamin B_{12} enthält, sondern Methyltetrahydrol-Folsäure oder Methylcobalamin, eine Form von Vitamin B_{12}. Um herauszufinden, ob Sie über entsprechende Gene verfügen, können Sie Ihren Hausarzt um einen Test bitten beziehungsweise durch einen Onlineanbieter einen durchführen lassen. Bevor Sie einen Test machen, überlegen Sie, ob die Ergebnisse über Ihren genetischen Code wirklich zu Ihrem Besten, sowohl physisch als auch psychisch, sind. Nicht immer sind die neuen Informationen hilfreich, und wenn Sie das Gefühl haben, dass sie bei Ihnen nur noch weiteren Stress auslösen, ist es vielleicht am besten, es dabei zu belassen! Alternativ können Sie eine Vitamin-B-Nahrungsergänzung mit den methylierten Arten der Folsäure und B_{12} ausprobieren, um zu schauen, wie Ihr Körper darauf reagiert.

Magnesium

Magnesium gehört zu den wichtigsten Mineralien und ist an mehr als 300 Stoffwechselprozessen im Körper beteiligt. Bei der Energiegewinnung ist es ein Kofaktor und trägt entscheidend zur Knochenbildung und zur Übertragung von Nerven-, Muskel- und Zellsignalen bei. Magnesiummangel führt zu Erschöpfung, Muskelschwäche oder -krämpfen, Verstopfung, Depression, erhöhtem Blutdruck, Herzrhythmusstörungen sowie niedrigen Kalzium- und Kaliumspiegeln. Aus der Nahrung gewinnen wir Magnesium aus dunklen Blattsalaten, Haferflocken, Buchweizen, Vollkorngetreide, Milch, Nüssen und Samen, Bohnen und – glücklicherweise – auch Schokolade. Ein Magnesiummangel kann auf exzessiven Alkoholkonsum, harntreibende Mittel, Diabetes oder Nierenschäden zurückgeführt werden. In den USA leiden 23 Prozent der erwachsenen Bevölkerung unter einem niedrigen Magnesiumspiegel.[10] Es wurde ein Zusammenhang zwischen geringen Magnesiumwerten und anhaltender sowie besonders starker Ermüdung, dem chronischen Müdigkeitssyndrom, festgestellt.[11,12] Magnesium lässt sich leicht in verschiedenen Formen ergänzen, sei es, um die Verdauung zu verbessern (als Zitrat, Oxid, Chlorid), sei es, um gegen Erschöpfung oder Muskelkrämpfe anzugehen (Aspartam-Komplexe scheinen besonders hilfreich bei Müdigkeit zu sein, auch Magnesiumglycinat wird gut vom Körper absorbiert).

Erkrankungen, die Erschöpfung verursachen

Eine eingehende Darstellung aller Erkrankungen, die Erschöpfung hervorrufen können, würde den Rahmen dieses Buches und die Geduld der Leser übersteigen! Jedoch möchte ich Ihnen vermitteln, welche Gesundheitszustände vielleicht untersucht werden sollten und dass Sie auf Ihren Körpercode achten sollten, um sicherzustellen, dass Vorerkrankungen nicht zu Ihrer Erschöpfung beitragen.

Als Erstes geht es um die Schilddrüsenunterfunktion oder Hypothyreose (*hypo* kommt aus dem Griechischen und bedeutet »unter« oder »darunter«), die wahrscheinlich die am weitesten verbreitete Erkrankung ist, die als Ursache von Erschöpfung nicht diagnostiziert wird. Wie der Name schon sagt, geht es darum, dass die Schilddrüse nicht voll funktioniert, während sie bei der Schilddrüsenüberfunktion (Hyperthyreose) über das normale Maß hinaus funktioniert und im Allgemeinen keine Erschöpfung zur Folge hat, sondern dafür sorgt, dass man viel Energie hat und aufgedreht ist. Schilddrüsenhormone sorgen für ein normales Niveau an Energie, denn sie bringen den Stoffwechsel in Schwung und unterstützen die Energiebildung in den Zellen. Menschen mit Schilddrüsenunterfunktion sind müde, während die mit einer Überfunktion zu viel Energie haben und nicht schlafen können.

Die Funktion der Schilddrüse wird hauptsächlich über den Spiegel des TSH-Hormons (Thyreoidea-stimulierendes Hormon) kontrolliert. In den meisten Laboren gilt ein TSH-Wert bis 4,5 mU/l (Milli-Units pro Liter) als normal. Viele ganzheitlich arbeitende Ärzte und Endokrinologen sind allerdings der Meinung, dass der normale TSH-Spiegel unter 4 mU/l liegen sollte. Sollte Ihr TSH-Spiegel darüber liegen, könnte es sich um ein frühes Stadium einer Schilddrüsenunterfunktion handeln – möglicherweise ist dann eine Behandlung mit Schilddrüsenhormonen sinnvoll. Achten Sie darauf, dass Ihr Arzt die TSH-Werte kontrolliert, dazu gehören auch das freie T3 und T4 (jodhaltige Schilddrüsenhormone). Nicht alle Allgemeinmediziner testen freies T3 und T4, aber Patienten mit Erschöpfungszuständen und einer grenzwertigen Schilddrüsenfunktion sowie einem geringen Wert an freiem T3 (aktives Schilddrüsenhormon) kann der Ersatz durch verschreibungspflichtiges T3 (Liothyronin) helfen.

Erkrankungen, die Erschöpfung verursachen

- Schilddrüsenunterfunktion
- Anämie
- chronische Virusinfektionen
- Krebs
- Diabetes
- Autoimmunerkrankungen (rheumatoide Arthritis, Lupus, Zöliakie, perniziöse Anämie, entzündliche Darmerkrankungen etc.
- Nierenerkrankungen
- Lebererkrankungen
- Herzerkrankungen
- Chronisch obstruktive Lungenerkrankung (COPD)

Erschöpfung kann auf verschiedenste Infektionen zurückzuführen sein, von einer bakteriellen Infektion der Haut über Lungenentzündung bis zu Windpocken. Sie kennen das: Schon eine normale Erkältung sorgt dafür, dass man viel müder als normal ist. Grund dafür ist, dass der Körper alle Energiereserven aufwendet, um die Infektion zu bekämpfen, sodass keine Energie mehr übrig ist, um, sagen wir, zehn Kilometer zu joggen. Alle akuten Entzündungen rufen während ihrer Dauer Müdigkeit hervor. Das kann im Normalfall zwischen einigen Tagen bis zu einem Monat dauern, wenn man sonst gesund ist. Allerdings gibt es einige Infektionen, die die Ursache für eine länger andauernde Müdigkeit sind. Lässt sich Ihre Müdigkeit durch augenscheinlichen Schlafmangel oder andere Gründe erklären, braucht man nicht nach ursächlichen Infektionen zu forschen. Leidet eine Patientin allerdings länger als vier Wochen darunter, die sonst keine Erklärung für ihre Schlappheit hat, führe ich ausgewählte Tests für Infektionen durch.

Ein Beispiel dafür ist Chantal, die in meine Praxis aufgrund von Erschöpfung kam. Die 28-jährige Zahnhygienikerin war ansonsten gesund. Sie sei »noch nie so müde gewesen«. Angefangen hatte alles mit einer Erkältung, begleitet von Glieder- und Halsschmerzen. Sie konnte so viel schlafen, wie sie wollte, nie fühlte sie sich ausgeruht, und sie musste sich oft krankschreiben lassen, was bei ihrem Arbeitgeber zum Problem wurde. Die Laborwerte ergaben, dass sie unter einem vom Epstein-Barr-Virus ausgelösten Drüsenfieber litt. Die unterstützende Behandlung besteht aus Ruhe, immunstärkenden Heilkräutern, vielleicht noch Akupunktur und traditioneller chinesischer Medizin. Allerdings kann die Genesung lange, zwischen einem und sechs Monaten, dauern. Aufgrund der Diagnose konnte sich Chantal weiter krankschreiben lassen und, sobald sie sich besser fühlte, ihre Tätigkeit halbtags wiederaufnehmen. Die meisten anderen Infektionsursachen für lang andauernde Erschöpfungszustände *lassen* sich behandeln und es lohnt sich, genau zu schauen, wo man sich vielleicht angesteckt hat und welche besonderen Symptome auf eine Infektion hindeuten.

Infektionen als Ursache von andauernder Erschöpfung

Infektionen als Ursache von andauernder Erschöpfung

- Viren, die infektiöse Mononukleose auslösen
  - Epstein-Barr-Virus (EBV)
  - Zytomegalievirus (ZMV)
- Virale Leberentzündungen
  - Hepatitis A, B oder C
- Darmparasiten
- Tuberkulose
- HIV
- Endokarditis (Herzinnenhautentzündung)
- Herpesvirus (HHV)
- Nicht diagnostizierte bakterielle oder Pilzinfektionen (Sinusitis, Lungenentzündung, Tonsillitis oder Abszesse)

Bei Patienten, die unter schweren Allergien oder einer Autoimmunschwäche leiden, kommt Erschöpfung häufig vor. Bei diesen Erkrankungen ist das Immunsystem permanent am Arbeiten, häufig fühlt sich dann der Körper an, als leide man unter einer Grippe: Man ist ständig müde, leidet unter Schmerzen und hat das Gefühl, man könne nicht klar denken. Empfehlungen bei Autoimmunkrankheiten und Allergien werden eingehender in Kapitel 7 besprochen. Stellen Sie darüber hinaus noch andere Symptome fest, etwa Gelenkschmerzen, Entzündungen, Blut im Stuhl, unerklärlichen Ausschlag oder anhaltendes Niesen und verstopfte Atemwege, sind weitere Tests angeraten, um die Autoimmunschwäche oder Allergie genauer einzugrenzen.

Ermüdung kann bei Leber-, Nieren-, Herz- und Lungenleiden sowie bei Diabetes und Krebs vorkommen. Doch es gibt gute Nachrichten: Bei Routineuntersuchungen für Krebs, dazu gehören die Untersuchung des Körpers, Pap-Tests, Mammografien, Darmspiegelungen und Laboruntersuchungen wie ein großes Blutbild, ein umfassendes Stoffwechselprofil und eine Urinanalyse, werden die meisten dieser Erkrankungen frühzeitig erkannt, bevor eine akute Gefahr besteht. Deshalb ist es so wichtig, regelmäßig zum Arzt zu gehen, um diese Untersuchungen durchführen zu lassen.

Abgesehen von etwaigen bestehenden gesundheitlichen Einschränkungen ist es entscheidend, die Schlafqualität zu verbessern, den Stresspegel zu senken und auf gesunde Ernährung zu achten, um bei *jeglicher* chronischer Erkrankung den Energiehaushalt zu optimieren. Diese drei grundsätzlichen Aspekte verbessern das Vermögen Ihres Körpers, sich zu regenerieren und die Immunabwehr zu stärken – gleichgültig, wie die Diagnose lauten mag.

Medikamente, Drogen und Alkohol

Als ganzheitlich arbeitende Ärztin stelle ich mir bei Patienten, die unter Erschöpfung leiden, als Erstes die Frage: Verursacht die Patientin die Müdigkeit selbst? Erschöpfung gehört zu den Nebenwirkungen eines breiten Spektrums an verbreiteten Medikamenten (vgl. die Liste auf Seite 116 f.). Jeder Mensch ist individuell und ebenso unterschiedlich reagiert der Körper auf Medikamente. Ein Mittel, das normalerweise keine Müdigkeit hervorruft, kann genau diese Wirkung bei Ihnen auslösen.

Die Mehrheit meiner Patientinnen ist im Prinzip *nicht* müde, weil sie beispielsweise Medikamente gegen Bluthochdruck oder Antidepressiva nimmt, aber es gibt Personen, denen es so ergeht. Daher ist es wichtig herauszufinden, ob gerade Sie zu denjenigen gehören. Bitte hören Sie nicht mit der Einnahme Ihrer Medikamente auf, ohne vorher einen Arzt konsultiert zu haben, denn das kann bei bestimmten Mitteln, etwa bei Antidepressiva, schwere Entzugserscheinungen auslösen. Ist Ihr Medikament tatsächlich der Auslöser für Müdigkeit, können Sie stattdessen ein anderes einnehmen, das diese Nebenwirkungen nicht aufweist. Einige Medikamente zur Regulierung des Blutdrucks verursachen normalerweise keine Ermüdungserscheinungen. Es lohnt sich also, den Arzt nach Alternativen zu fragen.

In andren Fällen gibt es keine alternative Medikation. Dazu gehören zum Beispiel Krebsmedikamente, einige Mittel gegen Autoimmunerkrankungen oder Blutdruckmedikamente bei schweren Arterienerkrankungen. Auch wenn Sie Ihr Medikament nicht austauschen können, gibt es doch Wege, Ihren Energiehaushalt zu verbessern. Einige Arzneimittel beeinflussen die Nährstoffaufnahme, was man beispielsweise mit Nahrungsmittelergänzung auffangen kann.

Fast jede Droge verursacht Müdigkeit, dazu gehören Alkohol und Marihuana. Leiden Sie unter Müdigkeit und konsumieren mehr als einmal in der Woche Marihuana, trinken mehr als sieben Einheiten Alkohol (eine Einheit entspricht einem 0,2-Liter-Glas Wein, 0,33 Liter Bier oder 0,04 Liter Schnaps) oder konsumieren andere Drogen, ist das sehr wahrscheinlich der Grund dafür. Überlegen Sie, ob Sie den Gebrauch dieser Substanzen reduzieren oder ganz aufgeben wollen, um Ihren allgemeinen Gesundheitszustand und Ihr Energieniveau zu verbessern, und holen Sie sich dafür gegebenenfalls Hilfe.

Eine sitzende Lebensweise – zu wenig Bewegung

Okay, wenn Sie müde sind, fällt es Ihnen schwer, sich aufzuraffen, um sich zu bewegen, stimmt's? Wer will schon vom Sofa kommen, wenn sich der Körper die ganze Zeit wie Blei anfühlt? Aber paradoxerweise ist es so, dass der Körper immer müder wird, je weniger er sich bewegt, von einigen wenigen Ausnahmen abgesehen. Frauen, die unter chronischen Erschöpfungszuständen leiden, *werden tatsächlich müder,* sobald sie sich zu viel bewegen. Auch Frauen mit chronischen Erkrankungen oder einer Nebennierenschwäche ermüden, wenn sie zu aktiv sind. Aber bis auf diese Ausnahmen verbessert leichte Bewegung wie Spazierengehen, Yoga, Wassergymnastik oder Radfahren den Energiehaushalt von Patientinnen mit Erschöpfungssymptomen. Einen der ersten Schritte, die ich meinen Patientinnen rate, ist herauszufinden, welche Art von Bewegung ihrem Körper guttut – und sei es nur, eine Runde um den Block zu gehen. Nach draußen zu gehen hat einen immens positiven Effekt auf Stress, der Cortisolspiegel sinkt und bekommt jedem, der unter Erschöpfung leidet, sogar bei Nebennierenschwäche. Finden Sie eine Sportart, die Sie gern ausüben, und betreiben Sie sie regelmäßig. (Kapitel 10 hilft Ihnen, sich zu orientieren und eine geeignete Sportart zu finden.)

Umweltgifte

Seit 1950 sind 50 000 Chemikalien in unsere Umwelt hinzugekommen. Doch nur ein geringer Prozentsatz von ihnen ist auf die Unschädlichkeit für Menschen getestet worden. Wir beginnen erst jetzt, die Langzeitwirkungen zu ermessen, da wir täglich diesen Giften ausgesetzt sind. Abgesehen von den Materialien, die nicht unserer ursprünglichen Physiologie entsprechen, existieren auch natürliche Stoffe, etwa Schwermetalle (Quecksilber, Aluminium oder Blei), die sich in unserer Umwelt ansammeln. Durch die moderne Industrialisierung haben wir Kontakt zu diesen Stoffen, die unseren Körper und unser Nervensystem beeinflussen.

Das Ergebnis der Belastung durch giftige Substanzen zeigt sich häufig in Hormonstörungen, Nerven- und Gehirnfunktionsstörungen und schließlich in Ermüdung.

Medikamente als mögliche Ursache für Müdigkeit

- Antihistaminika
  - Diphenhydramin, Chlorpheniramin, Promethazin, Hydroxyzin, Brompheniramin und Cetirizin
- Husten- und Erkältungsmedikamente
  - Arzneimittel, die Alkohol oder Antihistamine enthalten
- Blutdruckmedikamente
  - Betablocker (z. B. Propranolol, Metoprolol, Atenolol, Nebivolol, Nadolol etc.)
  - Kalziumantagonisten (Amlodipin, Nifedipin, Diltiazem, Verapamil etc.)
  - Alphablocker (Prazosin, Doxazosin, Terazosin etc.)
  - Clonidin
- Krebsmedikamente
- Schmerzmittel
  - Codein, Hydrocodon, Oxycodon, Methadon und Morphine
  - Hydromorphon
  - Meperidin
  - Fentanyl
  - Tramadol
- Antidepressiva
  - Mirtazapin
  - Trizyklische Antidepressiva (Amitriptylin, Nortriptylin, Imipramin etc.)
  - Monoaminoxidase-Hemmer (Selegilin etc.)
  - Serotonin-Noradrenalin-Wiederaufnahmehemmer (SNRI) (Venlafaxin, Desvenlafaxin, Duloxetin, Milnacipran und Levomilnacipran)
  - Selektive Serotonin-Wiederaufnahmehemmer (SSRI) (Fluoxetin, Paroxetin, Sertralin, Citalopram, Fluvoxamin und Escitalopram)

Hinweis: Es ist eher ungewöhnlich, dass Müdigkeit als Nebenwirkung von SSRI auftritt.

- Angstlösende bzw. Beruhigungsmittel
  - Benzodiazepine (Alprazolam, Lorazepam, Clonazepam, Temazepam, Diazepam etc.)
  - Buspiron
- Antipsychotika und Stimmungsstabilisatoren
  - Aripiprazol, Risperidon, Olanzapin, Ziprasidon und Haloperidol
- Arzneimittel gegen Autoimmunkrankheiten
  - Methotrexat
  - Biologika (Tocilizumab, Certolizumab, Etanercept, Adalimumab, Canakinumab, Abatacept, Infliximab, Rituximab und Golimumab)
  - Hydroxychloroquin
  - Cyclosporin
  - Azathioprin
- Drogen
  - Alkohol
  - verschreibungspflichtige Narkotika oder angstlösende Medikamente
  - Heroin
  - Marihuana
  - Barbiturate

Die meisten von uns können mit den Umweltgiften, denen wir ausgesetzt sind, umgehen. Sind wir aber durch Krankheit, Mangelernährung, ein schwaches Immunsystem oder Stress geschwächt, werden wir anfälliger für deren negative Auswirkungen. Niemand kann Umweltgiften ganz aus dem Weg gehen, aber man kann darauf achten, sich ihnen weniger auszusetzen. Außerdem kann eine gesunde Ernährung, die Nährstoffe enthält, die die Leber entgiften, dazu beitragen, dass unser Köper die Giftstoffe quasi bindet und »unschädlich« macht. Wenn Sie den Verdacht haben, dass Sie bestimmten Umweltgiften ausgesetzt waren, beispielsweise Quecksilber (das sich in Thermometern, großen Speisefischen und »silbernen« Zahnfüllungen befindet) oder Blei (alte Farben, Lötblei, etwa in alten Leitungen), ist es vielleicht angebracht, entsprechende Tests bei Ihrem Arzt durchführen zu lassen. Natürlich ist es sinnvoll, so gut es geht jede weitere Belastung auszuschließen. Die Liste weiter unten hilft Ihnen dabei, Gifte zu vermeiden. Es ist ein Aspekt des Körpercode-Monatsplans, den Sie am Ende des Buches finden.

Das chronische Erschöpfungssyndrom

Das chronische Erschöpfungs- oder Müdigkeitssyndrom (CES) ist auch unter dem englischen Namen Systemic Exertion Intolerances Disease (SEID) bekannt. Hierbei handelt es sich um eine viel schwerere und lähmende Form der Müdigkeit als die, die die meisten von uns kennen. In der Fachliteratur wird es als Syndrom bezeichnet, weil es eine Anzahl von Symptomen gibt, die diese Erkrankung kennzeichnen, während man bis heute noch nicht gänzlich weiß, worin die Ursachen dafür liegen. Unter dieser Krankheit zu leiden ist frustrierend, denn manchmal ist es schwierig, die korrekte Diagnose und dementsprechend eine effektive Behandlungsmethode zu finden.

Umweltgifte, die es zu vermeiden gilt

- Im Haushalt
  - Teflon (Polytetrafluoroethylen) bei beschichteten Pfannen
  - chemische Pestizide für draußen und drinnen
  - giftige Reinigungsmittel (siehe https://www.tuv.com/media/germany/40_lifecare/Infoblatt_Gefahrstoffe_im_Haushalt_TUV_Rheinland.pdf)
  - Staub von bleihaltigen Farben
  - quecksilberhaltige Thermometer
  - Quecksilber und Blei in Metallen und Lötverbindungen

- herkömmliche Farben, Lacke und Beizen
- PVC- (Vinyl)-Produkte
- Brandschutzmittel in Möbeln und Bezugsstoffen

- Als Bestandteile von Körperpflegeprodukten (siehe http://www.bmel.de/DE/Ernaehrung/Gesundheit/Kosmetik/Kosmetik_node.html)
  - Duftstoffe (können irritieren und versteckte toxische Stoffe enthalten)
  - Parabene
  - Diethylphthalate
  - PEG/Ceteareth/Polyethylen
  - Triethanolamin
  - Iodopropynyl Butylcarbamat
  - Retinylpalmitat, Retinylacetat, Retinsäure und Retinol in Tagespflegeprodukten
  - Hydroquinon (zur Aufhellung der Haut)
  - Steinkohlenteer
  - Sonnenschutz mit Retinylpalmitat oder Oxybenzon (vermeiden Sie Sprays und Puder)
  - Nagellack mit Formaldehyd, Formalin, Toluenen/Toluol und Dibutylphthalaten.
  - dunkles Haarfärbemittel (kann Steinkohlenteer enthalten)
- Nahrungsmittel
  - Fisch mit hoher Quecksilberbelastung (besonders Königsmakrele, Marlin, Granatbarsch, Hai, Schwertfisch, Torpedobarsch, Großaugen- und Gelbflossenthunfisch). Ist der Fisch im Ganzen so groß wie Ihr Teller, ist Quecksilber wahrscheinlich kein Problem. (siehe https://www.ugb.de/lebensmittel-im-test/ist-fisch-noch-geniessbar/)
  - Plastikflaschen aus Polycarbonat (sie enthalten Bisphenol A [BPA]) sowie Getränkedosen, die mit einem BPA-haltigen Plastik beschichtet sind (siehe http://www.bfr.bund.de/de/fragen_und_antworten_zu_bisphenol_a_in_verbrauchernahen_produkten-7195.html)
  - Alles, was in Plastikbehältern aufgewärmt wurde (z. B. Tiefkühlbehälter), auch wenn »für die Mikrowelle geeignet« draufsteht

Mangels offensichtlicher Anzeichen für die Krankheit werden Frauen, die unter CES leiden, häufig von ihren Mitmenschen beschuldigt, sie täuschten eine Krankheit nur vor. Es sind hauptsächlich Frauen, die unter CES leiden, sie machen 60 bis 80 Prozent der Betroffenen aus. Dabei sind auch Frauen betroffen, die häufig vor dieser Erkrankung vollkommen gesund waren, was einen fürchterlichen Schlag für ihr Selbstwertgefühl bedeutet. Als chronische Erschöpfung bezeichnet man eine schwere Erschöpfung, die länger als sechs Monate andauert.[13]

Häufig geht dem chronischen Erschöpfungssyndrom eine durch Viren verursachte Infektion voraus, sei es etwa ein grippaler Infekt oder eine Magen-Darm-Erkrankung. Daher ist also eine Infektion eine der möglichen Ursachen. Bei Patienten, die unter chronischer Erschöpfung leiden, scheint es Hinweise sowohl auf eine Störung des Immunsystems als auch auf eine der Nebennieren zu geben. Fast alle Patienten leiden unter Schlafstörungen, sie brauchen sehr viel Schlaf und fühlen sich am Morgen nicht ausgeruht.

Aufgrund meiner ganzheitlichen Ausrichtung ziehe ich jede mögliche Ursache, die in diesem Kapitel behandelt wurde, für chronische Erschöpfung in Betracht. Jeder Aspekt muss berücksichtigt und behandelt werden. Ich führe daher auch eingehendere Untersuchungen durch, die die mitochondriale Energieproduktion sowie den Nährstoffbedarf der Zellen analysieren.

Diagnoseschema für das chronisches Erschöpfungssyndrom

Folgende drei Symptome müssen bei dem Patienten vorliegen:

1. Eine erhebliche Beeinträchtigung der Fähigkeiten, sich in beruflichen, schulischen, sozialen und persönlichen Bereichen so zu betätigen wie vor der Erkrankung, die länger als sechs Monate anhält und von einer Erschöpfung begleitet wird, die oft schwerwiegend ist, neu ist oder einen konkreten Beginn hatte (nicht lebenslang besteht). Die Erschöpfung ist nicht die Folge starker Anstrengungen und verbessert sich durch Ausruhen nicht wesentlich.

2. Zustandsverschlechterung nach Belastung (Post Exertional Malaise, kurz: PEM)*
3. Nicht erholsamer Schlaf*

Zusätzlich muss mindestens eines der beiden folgenden Symptome vorliegen:
1. Kognitive Beeinträchtigung*
2. Orthostatische Intoleranz**

* Die Häufigkeit und das Ausmaß der Symptome sollten erhoben werden. Die Diagnose von CES steht infrage, wenn die Patienten nicht die Hälfte der Zeit unter diesen Symptomen moderat, schwer oder sehr schwer leiden.

** Wenn die Symptome im Stehen einsetzen und sich beim Niederlegen verbessern.

Obwohl die Behandlung von CES komplex sein kann, ist die Wissenschaft schon viel weiter als noch in den Neunzigerjahren. Fast allen meinen Patientinnen ging es nach einer Behandlung besser.

Schluss mit der Müdigkeit

Müdigkeit aufgrund chronischer körperlicher Erschöpfung kann einen lähmen und frustrierend und entmutigend sein, doch verlieren Sie nicht den Mut: Sie wird nicht ewig andauern, wenn Sie aufmerksam auf Ihren Körper hören und die Ursachen für Erschöpfung in Ihrem Alltag und in Ihrem Körper ausmerzen.

Diagnostische Abklärung von Nebennierenschwäche

- Nebennierenschwäche: Wenn Sie unter den Symptomen einer Nebennierenschwäche leiden, lassen Sie Ihren Arzt oder Heilpraktiker einen Speicheltest machen, um die Cortisolwerte zu überprüfen. (Auch einige Akupunkteure oder Chiropraktiker können den Test durchführen.) Ihr Allgemeinmediziner kann den Test in Laborzentren bestellen oder Sie ordern einen online.

- Nährstoffmängel: Die meisten lassen sich mit Standardtests untersuchen.
  1. Eisen: Um den Eisenspiegel zu analysieren, braucht Ihr Arzt …
  - ein großes Blutbild, um eine Anämie auszuschließen,
  - einen Serumtest, um den Eisengehalt und die Eisenbindungsfähigkeit zu erheben,
  - einen Ferritinspiegel-Wert, der die Menge des eingelagerten Eisens misst.
  2. Vitamin B_{12}: Eine Messung von Vitamin B_{12} im Blutserum gibt recht gut einen möglichen Mangel an. Dabei ist zu beachten, dass der Spiegel »normalerweise« zwischen 200 und 1 200 pg/ml (Pikogramm pro Milliliter) liegt. Doch bei vielen Frauen zeigt sich ein Mangel schon bei einem Niveau zwischen 200 und 400 pg/ml. Sollte Ihr Wert so niedrig sein, sollten Sie einen Serum-Methylmalonsäure-Test durchführen lassen, der das Vitamin-B_{12}-Niveau präziser misst.
  3. Folsäure lässt sich mit einem einfachen Serumtest erheben. Dabei ist zu beachten, dass Personen, die genetisch veranlagt Schwierigkeiten mit der Methylierung haben (MTHFR, COMT), auf Folsäuremethyl zurückgreifen sollten.
  4. Vitamine der B-Gruppe (B_1, B_2, B_3, B_5, B_6) lassen sich ebenfalls sehr gut im Serum erheben, dabei ist es allerdings immer noch möglich, einen erhöhten Vitamin-B-Bedarf zu haben, obwohl der Spiegel im Blut normal ist.
  5. Magnesium: Mit einem Test für Magnesium in den roten Blutkörperchen kann ihr Arzt besser den Spiegel erheben als mit einem Serum-Magnesium-Test, weil dieser den Spiegel in den Zellen angibt.
- Erkrankungen
  1. Schilddrüsenunterfunktion: Bitten Sie Ihren Arzt, TSH, freie T4- und freie T3-Hormone zu testen. Liegt der TSH-Wert bei oder über 4 mU/l, entspricht das nicht dem Durchschnitt und möglicherweise leiden Sie unter einem frühen Stadium einer Schilddrüsenunterfunktion. Sollten Ihre Laborergebnisse nicht normal sein, sollte Ihr Arzt die TPO-Antikörper testen, um zu kontrollieren, ob es sich um eine Autoimmunreaktion handelt, die Hashimoto-Thyreoiditis (Näheres finden Sie in Kapitel 7).
  2. Anämie: Bitten Sie Ihren Arzt zunächst um ein großes Blutbild. Weitere Tests, zum Beispiel der des Ferritinspiegels, der das Niveau des im Körper gespeicherten Eisens angibt, oder Vitamin- B_{12}- und Folsäurespiegel, können hier angebracht sein.

3. Chronische Erkrankungen: Zusätzlich zum großen Blutbild empfehle ich ein umfassendes Stoffwechselprofil für alle Patienten, die unter Erschöpfung leiden. Es gibt Auskunft über Blutzucker, Diabetes sowie Nieren- und Leberfunktion.
4. Infektionskrankheiten: Werden andere Ursachen ausgeschlossen und die Erschöpfung hält an, weisen vielleicht besondere Symptome auf eine Infektion hin. Besprechen Sie diesbezüglich mögliche Tests mit Ihrem Arzt.

- Chronisches Erschöpfungssyndrom
  1. Alle genannten Tests sollten berücksichtigt werden.
  2. Möglicherweise sind Tests der Östrogen-, Progesteron-, Testosteron- und DHEA-Spiegel nötig – eine abnorme Hormonproduktion kann für ein chronisches Erschöpfungssyndrom typisch sein und die Symptome verschlimmern.
  3. Ziehen Sie eingehende Tests der Nährstoffvorräte in Betracht, dazu gehören Harn- und Aminosäure sowie eine eingehende Untersuchung des Stuhls, um Verdauungsfunktion, Entzündungen und die vorhandene Bakteriendichte zu erheben. Das führt wahrscheinlich ein Arzt durch, der ganzheitlich arbeitet.
  4. Besprechen Sie eine entsprechende Nahrungsergänzung mit Ihrem Arzt oder Apotheker.

Nutzen Sie all die Möglichkeiten, die Ihnen zur Verfügung stehen: Sprechen Sie mit Ärzten und Naturheilpraktikern, die Ihnen helfen können. Seien Sie für neue Ansätze offen und hören Sie genau auf Ihren Körper, der Ihnen sagt, was funktioniert. In fast allen Fällen konnte ich meine Patienten, die unter Erschöpfung litten, mithilfe der oben genannten Methoden dabei unterstützen, ihre Symptome wesentlich zu verbessern, wenn nicht ganz zu beseitigen. Dabei dürfen Sie nicht vergessen, dass – gleichgültig, was die Ursache Ihrer Erschöpfung ist – es einige Zeit und Erfahrungswerte brauchen wird, bis sich Ihr Energieniveau wieder erholt hat. Mit Geduld werden Sie das Leben wieder so führen können, wie Sie es sich vorstellen. Sprechen Sie Ihren Arzt auf die oben genannten Tests an.

Kapitel 4

Wenn der Schmerz nicht mehr schön ist: Chronische Schmerzen überwinden

Test: Chronische Schmerzen

1. Haben Sie an irgendeiner Stelle des Körpers dauerhaft Schmerzen?

1	2	3	4	5
(nie)	(selten)	(manchmal)	(meistens)	(fast immer)

2. Leidet unter diesem Schmerz die Berufsarbeit oder leiden die familiären Tätigkeiten darunter?

1	2	3	4	5
(nie)	(selten)	(manchmal)	(meistens)	(fast immer)

3. Hält Sie der Schmerz von Erledigungen ab?

1	2	3	4	5
(nie)	(selten)	(manchmal)	(meistens)	(fast immer)

4. Beeinflusst er Ihre Stimmung oder Ihre seelische Verfassung?

1	2	3	4	5
(nie)	(selten)	(manchmal)	(meistens)	(fast immer)

Zählen Sie alle Einzelpunkte zusammen.
Ihr Testergebnis beim chronischen Schmerz beträgt: ________

Ihre Punktezahl:
4–9: Chronische Schmerzen üben einen geringen Einfluss aus.
10–15: Chronische Schmerzen üben einen deutlichen Einfluss auf Ihr Leben aus.
16–20: Chronische Schmerzen üben einen starken Einfluss aus.

Verletzungsbedingte Schmerzen gehören mit zu den häufigsten Gründen, warum Menschen zum Arzt gehen. Doch in diesem Kapitel geht es mir nicht um Verstauchungen oder Knieverletzungen. Hier geht es um *chronische Schmerzen:* dauerhafte Rücken- oder Nackenschmerzen, schmerzhafte Arthritis, wiederkehrende Kopfschmerzen, Nervenschmerzen, Fibromyalgie oder chronische Unterleibsschmerzen, um nur die häufigsten zu nennen. Laut Studien leiden 46 Prozent der Menschen in den USA an chronischen Schmerzen, in Deutschland sind es 12 bis 14 Prozent, davon 4 bis 5 Prozent unter schwerwiegenden[14]. Rückenschmerzen sind weltweit der Grund Nummer eins für Arbeitsunfähigkeit.[15] Mit akutem Schmerz signalisiert Ihnen Ihr Körper, dass etwas nicht in Ordnung ist. Wer schon einmal einen heißen Ofen berührt hat, weiß, dass der Körper durch den Brennschmerz buchstäblich versucht, seine Haut zu retten. Doch auch chronischer Schmerz will uns etwas sagen; nur was, das ist nicht so klar zu bestimmen.

Deshalb ist es unerlässlich zu begreifen, welche Umstände und Erfahrungen zur Schmerzverstärkung oder eben auch zur Linderung führen. Und in vielen Fällen bedeutet das eine erneute Hinwendung zu den Signalen, die der Körper aussendet. Ja, es ist geradezu lebenswichtig, um aktiv zu bleiben und glücklich zu sein. Natürlich hat jeder ab und an einmal Schmerzen. Doch was prädisponiert jemanden für chronische Schmerzen? Sicherlich gehört dazu eine schwere Verletzung, doch auch diese sagt noch nicht, wer einmal unter chronischen Schmerzen leiden wird und wer nicht. Zum Beispiel untersuche ich Patienten, die meinen, ein Nerv an der Halswirbelsäule sei eingeklemmt. Zunächst einmal veranlasse ich kein MRT, sofern der Patient keine Gefühlsstörungen oder Lähmungserscheinungen hat, weil in der Mehrzahl der Fälle *das Ausmaß der Nervenreizung keine Rückschlüsse auf die Stärke des Schmerzes zulässt*. Ganz genau! Jemand, dessen MRT-Aufnahme ganz nach heftiger Arthritis mit schlimmer Nervenreizung im Nacken aussieht, kann weniger Schmerzen haben als jemand mit einer leichten Nervenreizung (Impingement). Schmerzwahrnehmung hat also nicht nur etwas mit Anatomie zu tun, und das insbesondere bei Migräne, Arthritis, Fibromyalgie und Unterleibsschmerzen.

Zunehmend häufen sich die Forschungsbelege, die besagen, dass strukturelle Veränderungen im Gehirn dazu führen, dass manche Menschen eher zu chronischem Schmerz neigen als andere. Hier sind einige Faktoren[16], die jemanden anfälliger machen:

- weibliches Geschlecht (stimmt tatsächlich),
- Arbeit, die langes Stehen, Sitzen oder Heben erfordert,
- Rauchen, Alkoholismus und Drogengebrauch,
- chronische Schmerzen in der Familie,
- mangelnde körperliche Fitness,
- Ängstlichkeit und Depression,
- Stress im Beruf und Unzufriedenheit mit der Arbeit,
- Missbrauchserfahrung (psychisch, körperlich, sexuell) sowie
- das Gefühl, keinen Sinn im Leben zu finden.

Verletzungen oder das genetische Erbe – beides Risiken, die sich quasi unserer Kontrolle entziehen – spielen beide im Grunde bei der Entwicklung von chronischen Schmerzen eine untergeordnete Rolle.

Als Samantha zum ersten Mal in meine Praxis kam, war sie 54 und sehr spirituell orientiert. Sie hatte eine so starke Migräne, dass sie während des letzten Jahres fast durchgängig ans Bett gefesselt war. Allerdings war sie auch Mutter eines umtriebigen 18-jährigen Sohnes und einer zwölfjährigen Tochter, und das machte die Sache nicht leichter. Samantha ist sehr präsent, ihr rotes Haar steht in alle Richtungen ab und sie ist schnell von Kapee. Dass sie für ihre Lieben der Fels in der Brandung war, galt als normal. Doch nun hatte sie nur noch Schmerzen und war vollkommen hilflos. Andere Ärzte hatten ihr zunächst Migränemedikamente und starke Schmerzmittel mit Abhängigkeitspotenzial verschrieben, doch nichts half. Als ich sie zum ersten Mal sah, staunte ich über die spirituelle Reife einer Person, die so starke Schmerzen hatte, dass sie mich nur im Dunkeln liegend empfangen konnte.

Weil sie ohnehin sehr intuitiv war, versuchten wir gleich, mit ihrer Körperintelligenz zu arbeiten. Die starken Schmerzmittel (Opiate) halfen nicht, und sie war sicher, dass sie sie absetzen musste. Wir haben sie dann langsam ausgeschlichen, ohne dass die Schmerzen schlimmer wurden, wohl aber verbesserte sich ihre Stimmung. Dann ging es weiter mit Tests zu Nahrungsmittelunverträglichkeiten und Nahrungsmittelallergien, mit Hormontests, um erst einmal eine gesunde Basis für das Problem mit dem Kopf zu schaffen. Dann sprachen wir über ihre mangelnde Abgrenzung im Hinblick auf Freunde, Familie und das, was sie noch im Leben erreichen wollte. Wie wir alle, so brauchte auch Samantha ein Licht am Ende des Tunnels, etwas, auf das sie zugehen und zuwachsen konnte, wie eine Pflanze, die sich zum Licht wendet. Samantha hatte noch so viel zu geben. Zunächst hat sie ihre Ernährung entschlackt, dann hat sie sich mehr bewegt und schließlich überlegt, wie sie als Mutter und Freundin ein Vorbild für andere sein wollte. Ein Gutteil unserer Arbeit bestand auch in Trauerarbeit darüber, dass sie in den fünf Jahren vor ihrer Krankheit so viele nahestehende Menschen verloren hatte. Schließlich haben wir sie allen Schmerzmitteln entwöhnt, und mit der Zeit wurde sie allmählich wieder zu einer ganz normalen Mutter.

Mittlerweile kann Samantha ihre Kinder Kinder sein lassen, sich in ihrer Nachbarschaft einbringen und ihrem Mann unter die Arme greifen – mit dem Unterschied, dass sie auch ihre eigenen Bedürfnisse im Auge behält. Doch selbst heute noch bekommt sie manchmal Kopfschmerzen – immer dann, wenn sie zu wenig schläft oder zu wenig isst oder auf Leute hört, die ihr nicht guttun. Doch dann weiß sie, was es zu bedeuten hat, und nimmt ein Migränemittel, aber nun eines ohne narkotisierende Wirkung.

Obwohl Samanthas Zustand zunächst sehr vielschichtig war, war das, was sie wieder gesund werden ließ, im Grunde recht einfach und lässt sich auch für Sie – wie für jeden – in folgende Einzelschritte untergliedern:

1. Wiederholen Sie immer einmal wieder die einzelnen Schritte hin zur Körperkompetenz, um zu »hören«, was Ihr Körper Ihnen durch die Schmerzen sagen will.
2. Achten Sie auf Körperhaltungen und Tätigkeiten, die den Schmerz verstärken, und ändern Sie sie, so gut es geht (etwa ein nicht ergonomischer Arbeitsplatz, monotone Arbeit oder mangelnde körperliche Fitness).
3. Ziehen Sie manuelle Therapie bei Fehlhaltungen und chronischen Entzündungszuständen hinzu, sofern das sinnvoll ist. Das können sein: Chiropraktik, Massage, Physiotherapie, kraniosakrale Techniken, Akupunktur und so weiter.
4. Machen Sie Sport, aber er sollte den Schmerz nicht noch verstärken.
5. Verringern Sie chronische (zelluläre) Entzündungen durch …
   - eine antientzündliche Ernährung,
   - antientzündliche Nahrungsergänzungsmittel und entzündungshemmende Medikamente,

- die Behandlung von Allergien, Autoimmunerkrankungen und den Aufbau einer gesunden Darmflora.

6. Gehen Sie die Themen Ängste, Depressionen und mangelnden Lebenssinn an.
7. Prüfen Sie, ob Sie Medikamente nehmen, die schmerzverstärkend wirken.

Den Körpercode hörend entschlüsseln

Ich kann nicht genug betonen, wie wichtig es gerade bei chronischen Schmerzen ist, gut auf den Körper zu hören, ob Sie in Behandlung sind oder sich selbst darin versuchen. Unser Körper ist so geschaffen, dass er sich ständig seiner Umwelt anpasst. Wenn ich zum Beispiel als Tischler anfange zu arbeiten und dabei unter Zuhilfenahme meines Oberkörpers hämmere und Holzbohlen schleppe, kommt es durch die neue Aktivität zu »Mikrotraumen« in der Rücken-, Schulter- und Armmuskulatur, die aber vom Körper über eine Zunahme und Verdickung der beteiligten Muskelfasern repariert und kompensiert wird. Gehen wir über das gewohnte Bewegungsmaß hinaus, wird der Körper stärker. Doch aufgepasst: Wenn wir zu viel Druck machen, kommt es zu Verletzungen. Wenn ich also morgen als Tischler anfange und völlig untrainiert bin, kann es sein, dass ich mich in den genannten Körperbereichen verletze, weil meine Muskeln nicht stark genug sind. Da wäre es gut, vorher schon diese Muskelgruppen zu trainieren, damit ich dann bereit für die Arbeit bin.

Halten Sie sich an die einzelnen Schritte der körperkompetenten Entschlüsselung, und Sie werden der Ursache für Ihre Schmerzen auf den Grund gehen. Das gilt auch dann, wenn Sie neuen Aktivitäten nachgehen oder neue Behandlungen ausprobieren. Achten Sie darauf, dass sich der Körper anpassen kann und sich nicht aus Gründen der Überforderung verletzt. Durch Körperkompetenz erkennen Sie jederzeit, wann es »genug« ist. Das gilt besonders für Aktivitäten in einer Gruppe, sei es beim

Yoga oder beim Sport. Ganz egal, was Trainer oder Trainerin sagen, sollten Sie immer (eher) auf Ihre Körperintelligenz hören und nur das machen, was sich für Sie in diesem Moment richtig und sicher anfühlt.

Körperhaltung und monotone Bewegungsabläufe verändern

Ungünstige Körperhaltungen und monotone Bewegungsabläufe zu erkennen ist bei der Linderung chronischen Schmerzes unerlässlich. Wir alle nehmen bei der Arbeit immer wieder dieselben Haltungen ein, ob wir nun am Schreibtisch sitzen, den Hammer schwingen, Babys herumtragen oder den Boden wischen. Doch das Stehen, Sitzen oder Gehen in einer ungünstigen Haltung kann zu Schmerzen führen. Das gilt besonders für Nacken- und Rücken-, Handgelenks-, Nerven- und Kopfschmerzen. Suchen Sie sich professionelle Hilfe für die Arbeit an der Haltung oder dem richtigen Heben und Gehen. Infrage kommen hier Physiotherapeuten, Chiropraktiker, Osteopathen und Therapiemethoden wie Rolfing, Pilates oder Feldenkrais.

Schon allein die Anweisung »Heben Sie aus den Beinen und nicht aus dem Rücken heraus« hilft, Verletzungen zu vermeiden und Schmerzen zu verringern. Weil viele Frauen mittlerweile Bildschirmarbeit verrichten, kann ich nicht genug betonen, wie wichtig die Arbeitshaltung vor dem Computer ist (das gilt auch für Computerspiele). Viele meiner Patienten plagen sich mit Beschwerden, die allein der Computerarbeit geschuldet sind. Das Bild weiter unten zeigt deshalb die richtige Anordnung von Tastatur und Bildschirm sowie die Winkelstellung von Hüften, Knien und Füßen.

Auch sollte nicht unerwähnt bleiben, dass Stehen bei der Arbeit oder die Nutzung eines Arbeitstisches mit eingebautem Laufband besser für die Beweglichkeit und die Kraft der Nacken- und Rückenmuskulatur ist. Und auch wenn wir die Flexibilität von Laptops und Tablets schätzen: Sie auf dem Sofa, im

Bett oder im Café zu nutzen, führt unweigerlich zu einer schlechten Arbeitshaltung und erhöht das Risiko, Schmerzen zu bekommen. Kürzlich hatte ich meinen ersten Patienten mit starken Verspannungen im Oberkörper, weil er im Bett mit seinem relativ großen iPhone 6 fernsah (Schultern nach vorne gezogen, Brust eingesunken, nach vorne gebeugt und den Kopf vorgereckt, die Hände verkrampft. Achten Sie einmal darauf, wie häufig Ihr gar nicht so leichter Kopf (er wiegt immerhin etwa fünf Kilo) sich Richtung Telefon, Bildschirm und Schreibheft vorneigt und sich nicht – wie es richtig wäre – in Verlängerung der Schultern von der Wirbelsäule getragen wird. Halten Sie nach Stützen für Laptop, Tablet oder Smartphone Ausschau.

Manuelle Therapie

Haben Sie starke Schmerzen, und das schon länger, insbesondere Nacken- oder Rückenschmerzen, sollten Sie zum Orthopäden gehen. Hier bedarf es einer genauen Diagnosestellung und gegebenenfalls einer Überweisung zur Physiotherapie. Bevor Sie sich zu einer medikamentösen Therapie entschließen, sollten Sie erst die anderen Optionen ausschließen, auch wenn eine bis zu zweiwöchige Einnahme eines nicht steroidalen Antirheumatikums (etwa Ibuprofen oder Diclofenac) und selbst eine Kurzkur mit Prednison hilfreich sein können. Das gilt auch für Spritzen in den Spinalkanal. Schwerere Eingriffe bieten sich darüber hinaus nur in dringenden oder Notfällen an.

Ich persönlich favorisiere bei chronischen Nacken- und Rückenschmerzen sowie bei der Nachsorge von Verletzungen einen zuverlässigen, gut ausgebildeten Chiropraktiker oder eine Physiotherapeutin mit Osteopathiekenntnis. Schauen Sie sich die Vita an, denn ein Osteopath sollte gut ausgebildet und ebenso erfahren sein.

Ergonomie am Arbeitsplatz: So ist es richtig

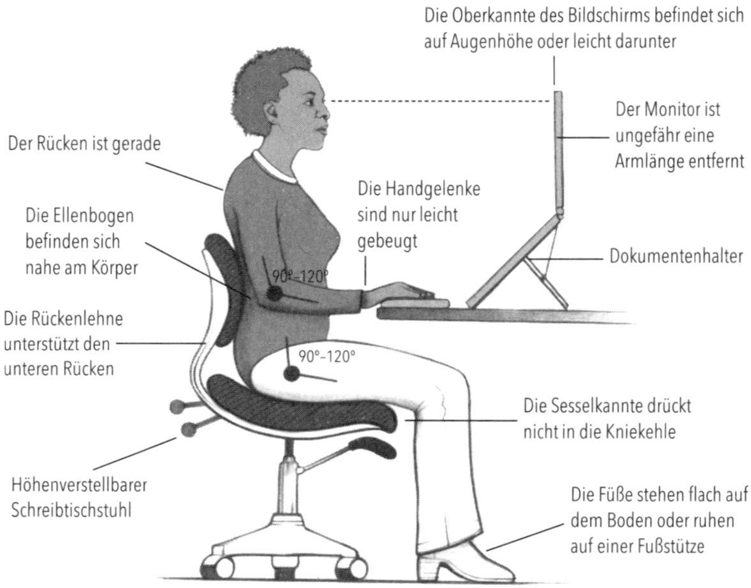

Leiden Sie unter Nervenschmerzen, sollten Sie es einmal mit Akupunktur und traditioneller chinesischer Medizin versuchen, die sehr wirksam sind. Massage ist auch hilfreich, dazu bestimmte Techniken wie kraniosakrale Therapie (Nacken- und Rückenschmerzen). Bedenken Sie dabei bitte, dass die nachgewiesenermaßen beste Methode gegen Rückenschmerzen der langfristige Aufbau von Kraft ist, besonders im Bereich der tiefen Rücken- und der Bauchmuskulatur. Physiotherapie oder Pilates-Training ist hier der sicherste und beste Weg. Weil jedoch auch Kopfschmerzen durch muskuläre Verspannungen oder Nervenschmerzen im Nackenbereich ausgelöst werden können, kann auch hier ein Physiotherapeut mit chiropraktischer, osteopathischer oder kraniosakraler Zusatzausbildung helfen. Ziehen Sie gegebenenfalls einen Neurologen hinzu. Bei Migräne indessen hilft oftmals Akupunktur.

Chronische Unterleibsschmerzen gehören in die Obhut der Frauenärztin oder des Frauenarztes oder eines Internisten mit entsprechender Spezialisierung. Ist eine Diagnose gestellt, steht in einem zweiten Schritt gegebenenfalls Physiotherapie mit Beckenbodentraining an.

Da dieser Bereich besonders sensibel ist, sollten Sie nur auf gut ausgebildete und empfohlene Trainer/innen zurückgreifen.

Heilsamer Sport

Die Wirkungen von sportlicher Betätigung und Bewegung bei chronischen Schmerzen kann gar nicht genug hervorgehoben werden. Und ich weiß nur zu gut, dass viele Menschen genau deswegen aufhören, sich zu bewegen. Aber Bewegung kann heilen und den Körper wiederherstellen. Alle Forschungsstudien zu chronischem Schmerz, darunter Nacken- und Rückenschmerz, alle Arten von Arthrose, Fibromyalgie, chronische Kopf- oder Unterleibsschmerzen, Schmerzen durch Darmerkrankungen oder Menstruationsbeschwerden sprechen auf Bewegung an.

Sportliche Betätigung kann dabei alles Mögliche sein: Gehen, Aqua-Jogging, Beachvolleyball, Tai-Chi oder Yoga. Im Bereich der Schmerzen des unteren Rückens ist Yoga wirksamer als die medizinische Standardbehandlung, Physiotherapie oder manipulative Techniken![17]

In manchen Situationen empfehle ich meinen Patientinnen, sich einfach nur innerhalb der Wohnung oder des Hauses zu bewegen. In Kapitel 10 sind allerdings noch andere Möglichkeiten aufgelistet. Wollen Sie sich von chronischen Schmerzen befreien, sollten Sie natürlichen Bewegungsabläufen folgen und dabei kreativ werden.

Entzündungen verringern

Als ganzheitliche Medizinerin lege ich viel Wert darauf, chronische entzündliche Prozesse bei Patienten und Patientinnen zu verringern. Was steckt dahinter? Durch chronische entzündliche Prozesse werden sehr viele Erkrankungen überhaupt erst hervorgerufen beziehungsweise viele chronische Erkrankungen sind von entzündlichen Prozessen begleitet. Dazu gehören nicht nur Herz-Kreislauf-Erkrankungen, sondern auch Diabetes, Schmerzzustände an Muskeln und Skelett, Allergien und Autoimmunerkrankungen, Infektionen und Krebs. Entzündungen entstehen als Antwort unseres Immunsystems bei der Abwehr von echten (und eingebildeten) Feinden: Das kann ein Virus sein, ein Bakterium oder ein Parasit. Eine Entzündung gehört zur Abwehr einer lebensbedrohlichen Infektion, aber es gibt auch andere Auslöser, die nicht zu unserem Vorteil sind: schlechte Ernährung, Belastung durch Umweltgifte, Allergien und Autoimmunerkrankungen sowie chronische Stressreaktionen. Schmerz entsteht auch im Zuge entzündlicher Vorgänge in Muskeln, Nerven, Sehnen oder Bindegewebe. Wenn wir also unsere Entzündungsreaktionen etwas herunterfahren, ist das in vieler Hinsicht sinnvoll. Dann haben wir nicht nur weniger Schmerzen, sondern verringern auch unser Risiko, an Herz und Gefäßen zu erkranken sowie an Diabetes oder Krebs.

Am besten verringern wir Entzündungen im Körper, indem wir darauf achten, was wir zu uns nehmen. Denn alles, was wir essen oder trinken, kann das Entzündungspotenzial entfachen oder es verringern. Wenig überraschend signalisieren Frittiertes, stark verarbeitete Lebensmittel insgesamt, gehärtete Fette, Zucker, Weißmehl und rotes Fleisch dem Körper, die Entzündungsprozesse hochzufahren. Das genau entgegengesetzte Signal indessen kommt von Obst und Gemüse (kräftige dunkle Farben), Hülsenfrüchten und Fisch. Mehr dazu in Kapitel 8.

Auch Nahrungsmittelallergien, Medikamentenunverträglichkeit oder Chemikaliensensibilität (auch Duftstoffe) führen zu Entzündungen. Juckende Augen, die laufende Nase, Hautausschlag oder das Zuschwellen des Rachens können die Folge sein. Es gibt aber auch Menschen, die auf Allergene mit Muskelschmerzen, Bauchweh oder Kopfschmerzen reagieren. Ich hatte schon eine Patientin, die über 20 Jahre lang jeden Tag Kopfschmerzen hatte und die erst dann Linderung erfuhr, als sie kein Gluten mehr aß. Auch Fibromyalgie- und Arthrosepatienten profitieren sehr, wenn sie Nahrungsmittelallergene ausmachen und diese entsprechend meiden. Mehr zu Nahrungsmittelallergien und -unverträglichkeiten finden Sie in Kapitel 7.

Eine ganze Reihe antientzündlicher Wirkstoffe befindet sich auch in der *Nahrung*. Sie haben somit die Wahl zwischen Nahrungsergänzungen (mit hohen Wirkstoffkonzentrationen) und einer durchaus empfehlenswerten Aufnahme über eine gesunde Ernährung.

Speziell für chronische Schmerzen gibt es auch Kräuter- beziehungsweise Wirkstoffmischungen. Sie sind in Apotheken, Bioläden oder im Internet erhältlich. Normalerweise sind diese Wirkstoffe sicher, doch sollten Sie vor der Einnahme mit Ihrem Arzt oder Ihrer Ärztin besprechen, ob es – was häufig vorkommt – zu Wechselwirkungen mit verschreibungspflichtigen Medikamenten kommen kann.

Kurkuma beziehungsweise Gelbwurz ist ein wichtiges Gewürz in der ayurvedischen indischen Medizin. Es verleiht dem Curry seine gelbe Farbe. Gelbwurz enthält mindestens zwei Duzend antientzündliche Komponenten, am bekanntesten ist das Curcumin, dem eine Wirkung bei verschiedenen Krebsarten und der Alzheimer-Erkrankung zugesprochen wird.[18] Entweder nimmt man es als Gewürz mit dem Essen oder als Nahrungsergänzung zu sich. Ich setze es viel bei meinen chronischen Schmerzpatienten ein.

Grüner Tee hat starke antioxidative Eigenschaften und hat sich als wirksam in der Diabetes- und Bluthochdruck-Prävention erwiesen. Darüber hinaus senkt er die Blutfette, auch wird eine Wirkung bei Krebs vermutet.

Bei Arthrose beziehungsweise Arthroseschmerzen helfen insbesondere Ingwer, Weihrauch und Bromelain. Fischöl hat ebenfalls starke antientzündliche Eigenschaften und wirkt auch schmerzlindernd. Darüber hinaus reduziert es die Triglyceride [Blutfette, nicht jedoch das Cholesterin, Anm. d. Übers.], verbessert die Stimmung und macht glänzendes Haar und ebensolche Nägel. Damit es diese Wirkungen entfalten kann, sind Dosen von 1000 Milligramm EPA und DHA, seinen beiden enthaltenen Omega-3-Fetten, nötig.

Ein neuer Wirkstoff, der besonders gut bei Arthrose hilft, ist Glucosamin. Die Studienergebnisse sind hier gemischt, aber es gibt genug Anhaltspunkte und auch das Sicherheitsprofil, um einen Versuch zu wagen. Meine klinische Erfahrung ist, dass 1500 Milligramm Glucosamin pro Tag bei der Hälfte meiner Patientinnen und Patienten wirkt. Es dauert allerdings zwischen drei und sechs Monate, bis es so weit ist. Das ist nicht wenig, aber wenn dann eine Wirkung eintritt, ist sie sicher und langfristig, was bei chronischen Schmerzen sehr willkommen ist. Wenn Sie allerdings in der genannten Zeit keine Besserung merken, ist es nicht das Richtige für Sie.

Natürliche antientzündliche Wirkstoffe

- Kurkuma (Curcumin)
- Grüner Tee
- Ingwer
- Boswellia (Weihrauch)
- Bromelain
- Fischöl

Zu den weiteren Behandlungsformen für leichten bis mittelschweren Arthroseschmerz gehören die sogenannten NSAR, die nicht steroidalen Antirheumatika, wozu auch Ibuprofen und Diclofenac zählen. Obwohl häufig verschrieben, haben auch sie in der Langzeitanwendung Nebenwirkungen wie Herzinfarkt, Magengeschwüre und Nierenerkrankungen. Das hängt damit zusammen, dass sie besonders bestimmte am Entzündungsprozess beteiligte Enzyme blockieren, die COX-1- und COX-2-Enzyme. Auch Kurkuma (Gelbwurz) ist ein COX-2-Hemmer, aber ohne gravierende Nebenwirkungen. Ich kann eine dauerhafte Einnahme von NSAR nicht empfehlen, außer, es gibt keine andere Therapieoption. Allerdings sind NSAR im akuten Fall durchaus ein Mittel der Wahl. Dazu gehört ihr hoch dosierter Einsatz bei Spannungs- und Migränekopfschmerz. Auch bei schmerzhaften Periodenschmerzen sind NSAR einfach und sicher zu verwenden, da die Periode nur einen kurzen Zeitraum währt. Hier sind NSAR im Gegensatz zu Opiaten wie Codein oder Hydrocodon angezeigt, die erstens weniger schmerzlindernd sind und dazu noch abhängig machen können und bewusstseinsverändernd wirken.

Die Forschung zeigt ganz klar, dass sportliche Betätigung, Akupunktur, manuelle Therapie, dazu die Behandlung von Ängsten und Depression, eine gesunde Ernährung und die Arbeit am Lebenssinn alle zusammen besser sind und weniger Nebenwirkungen haben als der ständige Einsatz von opiathaltigen Schmerzmitteln. Sicherlich gibt es auch in meiner Praxis Schmerzpatienten, die diese benötigen. Denn dadurch können sie überhaupt erst am Bewegungstraining teilnehmen, ihre Angehörigen besuchen oder der einen oder anderen Art von sinnvoller Arbeit nachgehen. Ich bin also nicht grundsätzlich gegen den Einsatz von Opiaten, wenn andere Wege ausgeschöpft sind, aber ihr Einsatz sollte begrenzt sein. Genau wie alle anderen potenziell gefährlichen Behandlungen sollten auch Schmerzmittel in erster Linie mehr Teilhabe ermöglichen. Als Ärztin ist es meine größte Freude, wenn Patienten schmerzfrei sind und keine Medikamente mehr nehmen müssen. Denn dadurch sind sie wieder freier, körperlich und seelisch.

Ängste und Depressionen

Zu einer richtigen Behandlung chronischen Schmerzes gehört auch die Berücksichtigung der sich gegenseitig verstärkenden Einzelfaktoren, bestehend aus starkem Stress, Depression und Ängsten. Dabei führen Depression und Angst häufig zu einer Chronifizierung des Schmerzes. Genauso aber führt chronischer Schmerz selbst zu Depression. Die Studienlage zeigt, dass hier Psychotherapie eine wirksame Intervention darstellt. Dabei überrascht es nicht, dass chronische Schmerzen eine Depression hervorrufen oder verstärken können. Das Beste, was ich Samantha, meiner Patientin mit chronischer Migräne, geben konnte, war die feste Überzeugung, dass der Schmerz nachlassen würde. Denken in depressiven Mustern dagegen betont eher die Unausweichlichkeit und das Nichtenden des Schmerzes. Hier ist es wichtig, zusammen mit den Patienten eine Zukunft auszumalen, die ihnen wieder mehr Freiräume lässt, und sich dann langsam darauf zuzubewegen. (Mehr zu der Behandlung von Depression und Ängsten erfahren Sie in Kapitel 6.) Wenn Sie also an chronischen Schmerzen leiden, sollten Sie wissen, dass sich eine Depression als Nebenwirkung entwickeln kann.

Medizinische Ursachen für chronische Schmerzen

Zahlreiche Erkrankungen sind von chronischen Schmerzen begleitet oder wirken verstärkend auf bereits bestehende Schmerzen. Dazu gehört etwa die rheumatoide Arthritis, die mit roten und geschwollenen Gelenken einhergeht. In den Morgenstunden sind Schmerz und Steifigkeit am größten. Lassen Sie sich untersuchen, falls Sie diese Symptome (schon in jungen Jahren) haben. Ganz allgemein sind Gelenkssymptome nach den Wechseljahren verbreitet, dazu kommen Abnutzungserscheinungen, die zu Arthrose führen. Diese findet sich vor allem in den Knien, der Hüfte, den Fingern und den Daumengrundgelenken.

Eine rheumatoide Arthritis, die sehr schmerzhaft sein kann, gehört zu den Autoimmunerkrankungen und muss systemisch behandelt werden, um die Zerstörung von Gelenken zu verhindern.

Um sicherzugehen, was der Grund Ihrer Gelenkbeschwerden ist, und die richtige Diagnose zu stellen, werden verschiedene Entzündungsmarker bestimmt. Das sind das C-reaktive Protein (CRP, ein allgemeiner Entzündungsmarker), dann der Rheumafaktor (RF) und ein Anzeiger von Antikörpern gegen körpereigene Zellen, der antinukleäre Antikörpermarker (ANA). Gibt es hier ein positives Testergebnis, müssen weitere Untersuchungen durchgeführt werden. Auch Viren und Bakterien (etwa die Lyme-Borreliose) können zu Gelenkentzündungen führen.

Bei Kopfschmerzen wiederum, insbesondere bei Migräne, sollten Sie hormonelle Ursachen wie schwankende Östrogenspiegel in Betracht ziehen. Hormontests werden leider von den meisten Internisten nicht gemacht, das ist eher eine Sache von Homöopathen und ganzheitlich orientierten Ärzten. Sind Sie bereits in den Wechseljahren oder haben Sie immer zu einem bestimmten Zeitpunkt Ihres Monatszyklus Kopfschmerzen, wäre eine Hormontestung einschließlich Östradiol- und Progesteronspiegel sinnvoll. Wir glauben, dass Migräne wie viele andere Frauenkrankheiten einem Zuviel an Östrogen und zu wenig Progesteron geschuldet ist. Dazu gehören auch starke und schmerzhafte Monatsblutungen, Endometriose, Gebärmutterzysten und das prämenstruelle Syndrom einschließlich Brustschmerzen sowie Krebs der Brust, des Uterus und der Eierstöcke. Östrogen lässt sich sowohl durch Lebensstiländerungen als auch mittels Kräutern oder Hormonen wie Progesteron verändern. Dadurch lassen sich auch Häufigkeit und Intensität von migräneartigen Kopfschmerzen günstig beeinflussen.

Ein ausreichend hoher Vitamin-D-Spiegel hilft wie schon in anderen Fällen erwähnt auch bei chronischen Schmerzzuständen. In den USA und Deutschland haben die meisten Menschen einen deutlichen Vitamin-D-Mangel. Ein ausreichend hoher Vitamin-D-Spiegel senkt das Risiko einer Autoimmunerkrankung und auch vieler Krebsarten um circa 50 Prozent. Dazu kommt der Schutz vor Knochenverlust und Osteoporose. Vitamin D reguliert die Stimmung und vermindert Muskel- und Knochenschmerzen. Lassen Sie Vitamin D in Form von 25-Hydroxy-Vitamin D_3 messen. Als normaler Wert gilt mittlerweile einer, der größer ist als 30 ng/ml. Liegt bereits eine Autoimmun- oder eine Krebserkrankung vor, finde ich einen Wert näher an 50 ng/ml sinnvoller. Ich verschreibe grundsätzlich Vitamin D_3, die aktive Form des Vitamin D, und dazu Vitamin K_2, um sicherzugehen, dass sich die Kalkeinlagerung im Knochen und nicht in den Gefäßwänden oder in anderen Geweben abspielt. Wenn Sie keinen Vitamin-D-Spiegel messen lassen können, liegen Sie mit der täglichen Einnahme von 1 000 bis 2 000 internationalen Einheiten (IE) auf der sicheren Seite. Manche Patientinnen mit einem starken Mangel benötigen anfänglich aber durchaus 10 000 internationale Einheiten (IE) am Tag, um einen normalen Plasmaspiegel zu bekommen! Bei jemandem mit bereits ausreichend hohem Spiegel würde das allerdings eine Überdosierung darstellen. Weil Vitamin D fettlöslich ist und sich im Körper anreichert, sollte man hoch dosiertes Vitamin D nicht ohne Kontrolle der Blutwerte einnehmen und den Richtwert nicht zu weit überschreiten.

Bereits mehrfach habe ich darauf hingewiesen, dass eine Schilddrüsenerkrankung so ziemlich alles schlimmer machen kann. Zu den vielen Symptomen einer Schilddrüsenunterfunktion etwa gehören auch Muskel- und Gelenkschmerzen. Wie schon in Kapitel 3 erwähnt, sollten Sie das schilddrüsenstimulierende Hormon Thyreotropin (TSH) sowie das freie T4 und T3 untersuchen lassen, um sicherzugehen, dass sie alle im normalen Bereich liegen.

Chronische Schmerzen ganzheitlich lindern

Meditation oder Gebet sind sehr wirksam bei der Linderung chronischen Schmerzes wie auch von Ängsten und Depression. Achtsamkeitsbasierte Techniken und transzendentale Meditation haben sich bei der Schmerzlinderung chronischer Erkrankungen sehr bewährt. Schon 20 Minuten tägliche Meditation können das Schmerzerleben stark beeinflussen. Es ist wirklich erstaunlich, wie sich durch Bewusstsein und seelische Kraft der Körper einschließlich seiner Entzündungsprozesse positiv beeinflussen lässt. Am besten ist der achtsamkeitsbasierte Ansatz bei der Schmerzbekämpfung erforscht worden, aber Studien weisen ähnliche Wirkungen aus für Gebete, achtsames Yoga und Spaziergänge in der Natur. In diesen friedlichen Momenten eröffnen sich wieder Freiräume, in denen Entscheidungen reifen können, unabhängig vom Schmerz und seiner Gebote.

In meiner Praxis arbeite ich oft mit der meditativen Visualisierungsübung »Den Schmerz verschieben« (siehe Seite 142 f.). Wenn Sie Ihre Körperintelligenz einsetzen, um mit Ihrem Schmerz zu kommunizieren, ihn langsam zu lindern, kann viel passieren. Dann bemerken Sie vielleicht eine spannungsreiche Situation oder eine Beziehung, die sich ändern muss. Vielleicht steigt ein Bild in Ihrem Inneren auf, das Ihnen hilft, Ihr Leiden zu lindern. Oder Sie erkennen die körperliche Ursache Ihres Schmerzes. Nutzen Sie die Übung »Den Schmerz verschieben« vor allem dafür, Ihren Schmerz willentlich zu verringern, wenn es nötig ist.

Ich bin mir sicher, dass wir durch die Kraft der Visualisierung Entzündungsbotenstoffe direkt an der Schmerzstelle beeinflussen können. Gehen Sie immer wieder auf Ihren Schmerz zu, um herauszufinden, wodurch es Ihnen besser geht. Achten Sie immer wieder darauf, ob Ihr Schmerz eine Botschaft für Sie enthält. Ich habe schon mit Patienten gearbeitet, die unter starken körperlichen Schmerzen litten und die durch Konzentration auf die Schmerzempfindung und die Visualisierungsübung ihr Schmerzerleben stark vermindern konnten.

Lassen Sie sich durch die Weisheit des Körpers leiten, wenn es um Techniken, Therapeuten, Behandlungsmodi, Nahrungsergänzungen, Sport oder eine Veränderung der Ernährung geht. Finden Sie heraus, was Ihnen guttut. Ich bin ganz sicher, dass auch Sie bei chronischen Schmerzen Linderung erfahren. Manchmal flüstert der Körper so leise, dass wir ihn kaum verstehen, und manchmal schreit er alles geradezu heraus. Hören Sie auf zuverlässige Quellen und vor allem auf sich selbst und gelangen Sie so in ein weniger schmerzhaftes und freieres Leben.

Medizinische Abklärung bei chronischen Schmerzen

Hier die wichtigsten Untersuchungen:

- C-reaktives Protein (CRP): misst vorhandene Entzündungsvorgänge im Körper und weist gegebenenfalls auf eine akute Erkrankung hin.
- Bei Problemen mit den Gelenken oder Muskelschmerzen bieten sich an: die Messung des Rheumafaktors (RF) und allgemein die Messung von Antikörpern gegen körpereigene Zellen mittels ANA-Test (antinukleäres Antigen).
- Auch eine Störung der Schilddrüse kann Schmerzen verstärken. Deshalb werden TSH sowie das freie T3 und T4 gemessen.
- Vitamin-D-Spiegel: 25-Hydroxy-Vitamin D_3 (ein zu niedriger Wert (unter 20 ng/ml) kann zu Muskel- und Knochenschmerzen führen).

Übung 7: Den Schmerz verschieben

1. Lesen Sie sich zunächst die Übung einmal durch. Dann schließen Sie die Augen und machen die Übung Schritt für Schritt. Eine Audiodatei liegt auf Englisch auf der Webseite www.doctorrachel.com im Menüpunkt Bücher unter »BodyWise« vor.
2. Machen Sie es sich nun im Sitzen oder Liegen bequem.
3. Atmen Sie dreimal ein und aus. Dabei atmen Sie durch die Nase in den Bauch ein, der sich vorwölbt – so wie in der Übung »Bauchatmung« im zweiten Kapitel.
4. Lenken Sie Ihre Aufmerksamkeit nun nacheinander auf den ganzen Körper; beginnen Sie bei den Zehen und enden Sie am Kopf, ganz so wie in der Übung zur Körperwahrnehmung in Kapitel 2.

5. Lenken Sie Ihre Aufmerksamkeit nun auf eine schmerzende Stelle.
6. Achten Sie auf die Qualität der Schmerzempfindung so wie in den entsprechenden Übungen 2, 3 und 4 im zweiten Kapitel. Welcher Art ist Ihr Schmerz, wie groß ist er, wie schwer ist er, welche Temperatur und Farbe hat er?
7. Wie schon in der Übung zur Körperwahrnehmung fragen Sie Ihren Schmerz auch diesmal: »Was versuchst du mir zu sagen?« Hören Sie in sich hinein auf der Suche nach einer Antwort. Nach einigen Atemzügen machen Sie mit dem nächsten Punkt weiter.
8. Wählen Sie nun eine Visualisierung, die schmerzlindernd wirkt. Fühlt sich Ihr Schmerz brennend und rot an, stellen Sie sich vor, Sie haben einen großen Topf kühles Wasser, den Sie langsam über der schmerzenden Stelle entleeren. Schütten Sie ordentlich, damit der Schmerz wirklich abkühlt. Ist Ihr Schmerz indessen kühl und fest, versuchen Sie, ihn zu erwärmen oder zu verflüssigen. Fühlt er sich dagegen schwer und hart an, versuchen Sie, ihn aufzulösen oder Luft darüber zu blasen oder ihn wie einen Knoten zu entwirren. Ist der Schmerz eher schlängelnd oder wie flüssiges Quecksilber, fangen Sie ihn mit einem Behältnis ein. Währenddessen atmen Sie tief in die Schmerzregion. Verändert sich der Schmerz in seiner Gestalt, reagieren Sie entsprechend und ändern Sie die Linderungsstrategie.
9. Verkleinern Sie die Größe Ihres Schmerzes, indem Sie sich vorstellen, Sie zögen ihn zusammen und steckten ihn in ein Kästchen oder in eine Box. Dabei erreichen Sie noch die entlegensten Stellen, indem Sie in Gedanken Ihre Hände, ein Werkzeug oder einen Staubsauger zu Hilfe nehmen. Sie können anschließend das Kästchen auch zumachen und abschließen. Spüren Sie, wie sich der Schmerz in Ausmaß und Stärke abschwächt.
10. Nun lenken Sie Ihre Aufmerksamkeit auf einen Körperteil, der nicht schmerzt. Atmen Sie dort bewusst hinein und spüren Sie die Entspannung und den Energiefluss dort.
11. Abschließend atmen Sie einmal tief ein und wieder aus und bedanken Sie sich bei Ihrem Körper für die Zwiesprache.

Kapitel 5

Wo ist nur die Libido geblieben?

Test: Libido

1. Haben Sie mindestens einmal pro Woche Lust auf Sex (allein oder mit dem Partner)?

1	2	3	4	5
(nie)	(selten)	(manchmal)	(meistens)	(fast immer)

2. Wenn Sie sich selbst befriedigen oder mit jemandem Sex haben, wie angenehm ist das?

1	2	3	4	5
(niemals angenehm)	(selten angenehm)	(manchmal angenehm)	(meistens angenehm)	(Der Wahnsinn!)

3. Wie stark ist Ihr sexuelles Interesse im Vergleich zu der Zeit, als Ihr Sexualleben auf dem Höhepunkt war?

1	2	3	4	5
(Sexuelles Interesse?)	(keine Ahnung)	(weniger stark)	(ungefähr gleich stark)	(so stark wie nie zuvor)

4. Wie häufig sind Sie sexuell in Stimmung?

1	2	3	4	5
(nie)	(selten)	(manchmal)	(meistens)	(fast immer)

Addieren Sie Ihr Gesamtergebnis.
Ihre Punktzahl beim Thema Libido beträgt: __________

Ihr Ergebnis:
4–10: schwache Libido
11–15: begrenzte Libido
16–20: starke Libido

Mangelnde sexuelle Lust gehört vielleicht nicht zu den drängendsten medizinischen Problemen in meiner Praxis, aber sie ist nichtsdestotrotz problematisch und vor allem weitverbreitet. Seit vielen Jahren lehre und schreibe ich über eine gesunde Sexualität, und immer ist das sexuelle Problem Nummer eins bei Patientinnen und Studierenden die sexuelle Unlust. Ist der Körper erschöpft, haben wir nicht mehr die Energie für andere Dinge. Erst kommt die Pflicht, dann die Kür – Sex, Fotos ordnen oder die Ablage machen. In diesem Kapitel wird es um Sex gehen.

Eine niedrige Libido definiere ich als einen Mangel an spontaner sexueller Lust (ob nun allein oder in der Partnerschaft), wozu auch sexuelle Gedanken oder Fantasien zählen. Ich vermute mal, dass ein Mangel daran gerade Frauen am meisten umtreibt. Die amerikanische Umfrage National Health and Social Life Survey hat für die USA ergeben, dass ein Drittel aller Frauen über sexuelle Unlust klagen.[19] Bei der weltweit durchgeführte Untersuchung The Global Study of Sexual Attitudes and Behaviors (GSSAB) kam heraus, dass 26 bis 43 Prozent aller Frauen weltweit an sexueller Unlust litten.[20] Als Ärztin und als Frau finde ich das alarmierend, weil ein gutes Sexualleben sehr vorteilhaft ist – es fördert die Gesundheit, regt die Produktion vieler Botenstoffe an und stärkt die Bindung in einer Beziehung. Warum also haben so viele von uns so wenig Lust auf Sex?

Säßen Sie aufgrund mangelnden sexuellen Interesses bei mir in der Praxis, könnten Sie nun sehen, wie ich in einer ausholenden Geste einen Kreis beschreibe und sage: »Das Begehren einer Frau ist sehr komplex, es hat mit vergangenen Erfahrungen zu tun, mit der Gesundheit, mit der Beziehung und mit den Hormonen.« Mit anderen Worten: Frauen trennen ihr Sexualleben nicht vom Rest ihres Lebens ab. Sexuelles Begehren ist immer auch Ausdruck guter Gesundheit und kreativem Feuer, und so ein Leben haben wir verdient.

Folgende Faktoren können sich negativ auf das sexuelle Begehren, also die Libido, auswirken:

1. Gesellschaftliche und kulturelle Einflüsse
   - Religiosität
   - Familie
   - Körperbild
2. Traumatische Erfahrungen und schlechter Sex
3. Schmerzhafter Sex
4. Hormonelle und medizinische Einflüsse
5. Stress und Zeitdruck
6. Beziehungen

Aus der Rubrik »Wiedererlangung der Libido« in meiner Praxis möchte ich von meiner Patientin Casey berichten. Sie ist 60 Jahre alt, eher still, aber entschlossen. Geheiratet hatte sie als Jungfrau im Alter von 34 Jahren. Ihrer Aussage nach war ihr Sexualleben okay, doch im Verlauf des Gesprächs eröffnete sie mir, dass sie niemals aktiv sexuelle Lust verspüre und auch noch nie einen Orgasmus gehabt habe. Als sie mit 36 mit dem ersten Kind schwanger war, hat ihr Mann ihr gesagt, sie sei fett und unattraktiv, woraufhin er sie nie mehr sexuell berührte. Casey vermisste nichts und wollte auch keinen Sex. Ihr Mann hingegen hatte einige mehr oder weniger diskrete Affären. Als die Kinder aus dem Haus waren, verlangte ihr Mann die Scheidung, und sie willigte ein.

Doch erstaunlicherweise kam Casey zu mir in die Praxis, weil sie echten und befriedigenden Sex wollte, das erste Mal in ihrem Leben. Zwar hatte sie Sorge, dass sie nichts mehr spüren würde – schließlich hatte sie 24 Jahre lang niemand mehr berührt –, doch ich versicherte ihr, dass sie ein wunderbares Sexualleben haben könne. Zunächst haben wir mit einem Selbststimulationsprogramm für zu Hause angefangen, unter Verwendung einer leichten Östrogencreme, um Scheidenenge und -trockenheit zu lindern. Am Ende unserer Zusammenarbeit konnte Casey einen Orgasmus bekommen und wollte, was wenig überrascht, nun mehr. Mittlerweile findet sie sich nicht mehr hässlich und fühlt sich wohl in ihrem Körper. Nach einer Sexualtherapie macht sie erste eigene sexuelle Erfahrungen.

Wenn man sich hässlich oder ungeliebt fühlt wie Casey, macht Sex keinen Spaß. Das ist auch der Fall, wenn Sex schmerzhaft ist oder schlicht langweilig, wenn es keine emotionale Verbindung zwischen den Partnern gibt oder wenn man, wie so viele Frauen, einfach nur erschöpft ist. Doch in den allermeisten Fällen gibt es eine Lösung.

Gesellschaftliche und kulturelle Einflüsse

Zu den frühesten Einflüssen auf unsere Sexualität gehören die Werte und Normen des Haushaltes und der Kultur, in der wir aufwachsen. Wenn Sie unter Menschen aufwachsen, die aus religiösen oder kulturellen Gründen meinen, Sexualität sei schlecht und man müsse sich vor ihr in Acht nehmen, unterdrücken Sie vielleicht selbst erste eigene Erkundungen auf diesem Gebiet. Diese frühen Ängste begleiten uns noch als Erwachsene und sind nur schwer aufzulösen. Das ist im Übrigen auch dann der Fall, wenn in ihrer Familie oder Kultur ganz klar definiert war, wie eine sexuell attraktive Frau zu sein beziehungsweise auszusehen hat. Dann fühlen Sie sich vielleicht im Vergleich minderwertig. Sorgen, nicht hübsch genug zu sein, können das erwachende sexuelle Begehren lähmen.

Ich rege mich immer darüber auf, dass die medialen Bilder einer sexuell attraktiven Frau Lichtjahre von dem entfernt sind, wie die meisten Frauen aussehen. Die digitale Bildbearbeitung hat die ganze Sache noch schlimmer gemacht. Doch die meisten potenziellen Liebhaber zeigen sich an Ihnen interessiert, weil Sie sich körperlich zu Ihnen hingezogen fühlen, und nicht, weil Sie der idealen weiblichen Form entsprechen. Fragen Sie Männer (oder Frauen), die auf Frauen stehen. Sie mögen Brüste, und zwar in allen Größen und Formen, und sie mögen Hüften … und schöne Hinterteile. Und das ganz besonders bei einer Frau, die sie mögen und zu der sie sich hingezogen fühlen. Frauen gehen mit ihrem Körper oft sehr hart ins Gericht, doch unsere Liebhaber wollen uns eigentlich nur lieben. Und falls Sie sich darum sorgen, dass Ihr Übergewicht Ihre Sexualität beeinträchtigt, zeigen Untersuchungen, dass übergewichtige und selbst fettleibige Frauen genauso sexuell erregbar und orgasmusfähig sind wie andere Frauen auch.

Wenn Sie indessen all die Stimmen in Ihrem Kopf nicht loswerden (die Ihrer Mutter, des Priesters, des Imams, der fiesen Freundinnen aus Kindertagen, dem Mistkerl von einem Exfreund, den Modestrecken in den Zeitungen), sollten Sie überlegen, ob Sie vielleicht sexualtherapeutische Hilfe in Anspruch nehmen. Sexualtherapeuten helfen Ihnen, die leise Stimme des Begehrens im Lärm der anderen auszumachen, die einer Entfaltung Ihrer Leidenschaft im Wege stehen. Sie helfen dabei, kulturell negative Botschaften, erlebte Traumen oder handfeste sexuelle Probleme zu beseitigen, und leiten Sie an, Ihre eigene Sexualität zu erkunden. Sexualtherapeuten finden Sie im Internet bei den psychologischen Berufsverbänden.

Trauma und schlechter Sex

Sexuelle Traumatisierung – durch Inzest oder Vergewaltigung – im Alter von unter 18 Jahren entspricht in den Vereinigten Staaten etwa dem Weltniveau und liegt damit etwa bei 1 zu 4 bis 1 zu 5. In manchen Ländern liegt die Rate allerdings bei 50 Prozent, was in vielerlei Hinsicht tragisch ist. Hinzu kommt, dass viele Frauen zu früh Sex haben oder unter Drogeneinfluss, Sex, der »ungehörig« ist oder schmerzhaft. Auch unsensible und verletzende Unterleibsuntersuchungen führen dazu, dass eine ganze Menge Frauen schlechte Erfahrungen in Zusammenhang mit Sexualität und Geschlechtlichkeit machen. Schließlich bilden unsere Genitalien den verwundbarsten Teil unseres Körpers, wenn auch andere Körperteile durch traumatisiert sein können. Aber da Frauen häufiger unter sexuellen Traumen leiden, legen sie ihre Empfindungen in ihren Genitalien sowie ihre sexuellen Gefühle sozusagen auf Eis, auch wenn sie vielleicht sexuell sehr aktiv sind. Das gilt vor allem für sexuelle Gewalt, aber auch für Frauen, die nur schlechten Sex erleben oder die wegen ihrer Sexualität Schuldgefühle hegen.

Doch Frauen sind klug und lernen aus Erfahrung. Haben wir etwas Schmerzliches erlebt, »schalten« wir die Empfindlichkeit in dem betroffenen Körperareal in der Hoffnung »ab«, dass wir den Schmerz nicht mehr spüren. Schließlich vermeiden wir potenziell sexuelle Situationen und befriedigen uns nicht einmal mehr selbst. Wir kehren den Schmerz nach innen und werden depressiv oder ängstlich. Oder wir legen an Gewicht zu, um uns »sexuell unsichtbar« zu machen. Doch es gibt auch die gegenteilige Reaktion: eine überstarke sexuelle Aktivität bis an die Grenze der Selbstgefährdung.

All das ist nur zu verständlich, doch gut ist es nicht. Allerdings muss ich sagen, dass ich schon die wundersamsten Dinge erlebt habe, was Frauen und die Wiedererlangung ihrer Sexualität nach einem Trauma betrifft. Das macht Mut. Haben Sie selbst schon einmal ein sexuelles Trauma durchlitten, rate ich Ihnen dringend, sich an einen erfahrenen Therapeuten zu wenden, um die widerstreitenden Gefühle und körperlichen Folgesymptome zu bearbeiten. Eine gute Therapie oder Beratung durch Psychologen oder Sozialarbeiter kann lebensrettend sein.

Weil ein solches Trauma nicht nur emotionaler Natur ist, zeigt es sich auch körperlich, lagert sich sozusagen als Körpererfahrung ab. Damit meine ich, dass die Erfahrungen von Schmerz und Verrat in den Geweben gespeichert werden, etwa in den Genitalien oder an sexuell besetzten Körperstellen, und immer dann reaktiviert werden, wenn es dort zu Berührungen kommt. Deshalb ist es wichtig, im Prozess der Wiederaneignung der eigenen sexuellen Kraft behutsam die Signale des Körpers zu entschlüsseln, zu »hören«, ob Ihr Körper wirklich »Ja« sagt und es auch so meint.

Ein sexuelles Trauma passiert immer gegen unseren Willen. Deshalb gehört zur Heilung auch die Fähigkeit, für die eigene sexuelle Sicherheit zu sorgen. Das fängt bei der Auswahl der richtigen Sexualpartner an und hört bei der Möglichkeit auf, Sex abzulehnen, wenn man ihn nicht möchte. Ich weiß, dass das manchmal wie eine Abfuhr für den Partner aussehen mag, und viele sagen sich, es schnell hinter sich zu bringen, sei ja auch nicht so schlimm – aber ich sage Ihnen: Das ist es *doch*. Wenn Sie Sex haben, es aber eigentlich nicht wollen, dann bringen Sie dem Körper bei, trotz Berührung nichts zu empfinden, und das ist Gift für die Lust. Wir sollten die Intelligenz unseres Körpers würdigen und nur dann Sex haben, wenn unser Körper es auch will! Von einem sexuellen Trauma zu genesen bedeutet immer auch, die eigenen Geschlechtsorgane wieder zu fühlen. Und deshalb sollten Sie keinen Sex haben, wenn Sie nichts empfinden oder ihn nicht wirklich wollen.

Tief in den Bauch zu atmen (vgl. die Übung Seite 54 f.) kann entspannend wirken, sollten Sie bei Ihren sexuellen Erkundungen plötzlich Angst bekommen. Durch das tiefe Atmen wird eine mögliche aufsteigende Panik abgeschwächt, was Sie wieder Herrin der Lage sein lässt. Passiert Ihnen das allein oder mit Ihrem Partner, atmen Sie ein paar Minuten mit einer Hand auf dem Bauch. Danach können Sie weitermachen, ganz wie es sich für Sie richtig anfühlt. Mit einem Partner ist dies im Übrigen eine gute Gelegenheit, sich lange und tief in die Augen zu schauen. Schauen Sie einander an. Dadurch entsteht eine Verbindung und ein sicherer Raum.

Das Hinhören auf die eigenen sexuellen Bedürfnisse lässt sich sehr gut mit der Übung 5 »Körpergefühle« (vgl. Seite 74 f.) kombinieren. Wenn Sie zum Beispiel Schmerzen beim Sex haben, hören Sie darauf, was der Körper Ihnen sagt. Vielleicht brauchen Sie etwas Gleitcreme oder Sie fühlen sich einfach nicht sicher und aufgehoben, um mit dieser Person zu schlafen. Sich die eigene Sexualität wieder anzueignen, Herrin des eigenen körperlichen Territoriums zu sein, ist ein wunderbares, befreiendes Gefühl und erfordert ein sensibles Vorgehen. Wenn Sie einen Partner haben, sollten Sie immer klar und deutlich zum Ausdruck bringen, ob Sie berührt werden wollen und oder nicht. Ich kann den Wert einer offenen Kommunikation gar nicht genug betonen. Für eine Therapie nach einem traumatischen Erlebnis sollte indessen nur ein erfahrener Therapeut oder eine erfahrene Therapeutin infrage kommen. Darüber hinaus empfehle ich die Bücher von Peter A. Levine zum Thema Heilung und Trauma oder einen Therapeuten mit einer Ausbildung in dem von Letzterem entwickelten Ansatz des *Somatic Experiencing* (vgl. die Empfehlungen in Kapitel 1).

Schmerzhafter Sex

Ich weiß, dass das seltsam klingt, denn wer will schon Sex haben, wenn es wehtut? Allerdings gibt es hier eine Reihe von Ursachen, von denen manche so weitverbreitet sind, dass ich sie nicht unerwähnt lassen will.

Eine der wichtigsten Ursachen für Schmerzen beim Verkehr oder bei der Penetration sind die hormonellen Veränderungen während der Wechseljahre. Da es in dieser Zeit zu einem Versiegen der Eierstockfunktion kommt, wird in der Folge weniger Östrogen, Progesteron und Testosteron gebildet. Das passiert natürlicherweise zwischen 47 und 57. Doch manche Frauen kommen früher in die Wechseljahre, etwa weil ihre Eierstöcke und/oder die Gebärmutter entfernt werden mussten. Chemotherapie und Bestrahlung in der Krebsbehandlung können ebenfalls zu einer starken Verringerung der Eierstockfunktion und einer vorzeitigen Menopause führen. Doch auch das Stillen führt zu einem menopauseähnlichen Zustand aufgrund der suppressiven Wirkung des Prolaktins. Das heißt dann, dass Sie nicht nur gerade ein Baby durch Ihren Scheidenkanal gepresst haben, sondern dass die Gewebe nun nicht mehr so dehnfähig sind wie zuvor, was *auch* zu schmerzhaftem Geschlechtsverkehr führen kann. Ob nun durch eine vorzeitige oder natürliche Menopause bedingt, führen niedrigere Östrogen- und Testosteronspiegel dazu, dass das Gewebe von Scheide und Vulva weniger gut durchblutet, trockener, dünner und somit verletzungsanfälliger wird. Durch den Geschlechtsverkehr bei mangelnder Feuchtigkeit kann es zu winzigen Rissen in der Scheide kommen. Das tut einfach weh und brennt womöglich.

Doch es gibt in den allermeisten Fällen Abhilfe, und zwar durch äußerlich anzuwendende östrogenhaltige Cremes für den Vaginalbereich. Dies hat nichts mit einer Hormonersatztherapie zu tun, und nur Frauen, die Brustkrebs, Eierstock- oder Gebärmutterkrebs hatten, müssen hier aufgrund der geringen Mengen des enthaltenen Östrogens Zurückhaltung üben. Es gibt allerdings auch hormonfreie Cremes zur Scheidenbefeuchtung. Bioidentisches Östrogen – Estradiol – ist in Form von Vaginalzäpfchen, als Vaginalcreme oder als Silikonring zum Einführen in die Scheide (Estring) erhältlich. Dieser gibt das enthaltene Estradiol über einen Zeitraum von drei Monaten in die Scheide ab. Dann gibt es in Europa beziehungsweise in Deutschland auch noch die sehr gut handhabbaren äußerlichen Vaginalcremes mit Estradiol (einem Stoffwechselprodukt des Östrogens, das sehr verträglich ist). Es führt zu einem leichten Wiederaufbau der Scheidenschleimhaut, ohne dass es zur Stimulation von Brust- oder Gebärmuttergewebe kommt, was für Krebspatientinnen entscheidend ist! Schon kleinste Mengen (1 bis 2 Milligramm zwei- bis dreimal wöchentlich auf Vulva oder Scheide aufgetragen) lassen die Scheidenschleimhaut widerstandsfähiger werden und führen zu einer verbesserten Befeuchtung.

Omega-3-Fettsäuren oder Fischöl können sich ebenfalls positiv auf die Scheidenschleimhaut auswirken, und dann gibt es noch äußerlich anzuwendende Scheidenfeuchtigkeitscremes ganz ohne Hormone wie Replens Sanol, Vagisan oder Remifemin Feuchtcreme. Gelegentlich können auch Krebspatientinnen der oben genannten Krebsarten Cremes oder Pflaster mit dem Wachstumshormon DHEA (Dehydroepiandrosteron) oder Estriolcreme beziehungsweise -pflaster verwenden. Besprechen Sie eine Anwendung mit Ihrer Frauenärztin/Ihrem Frauenarzt und/oder Ihrer Onkologin/Ihrem Onkologen.

Es sollte nicht unerwähnt bleiben, dass sexuell aktive Frauen in den Wechseljahren unter Umständen überhaupt keine Hormoncremes brauchen. Ein aktives Sexualleben führt nämlich selbst zu einer verstärkten Ausschüttung von Östrogen und Testosteron, was das Feuchtwerden der Scheide begünstigt und beim Sex (ob allein oder mit einem Partner) förderlich ist. Auch das Scheidengewebe bleibt dadurch kräftig und dehnbar. Bei einer Frau in den Wechseljahren, die nicht sexuell aktiv ist, kann sich indessen die Scheidenöffnung verengen, was die Untersuchung beim Frauenarzt schmerzhaft werden lässt. Doch auch diese Veränderungen lassen sich durch eine äußerlich anwendbare Östrogencreme und das vorsichtige Weiten mit den Fingern oder einem speziellen Dilator wieder rückgängig machen.

Hormonelle und medizinische Einflüsse

Der wohl größte physiologische Einzelfaktor auf die Libido ist die Verfügbarkeit von Östrogen und Testosteron. Östrogen trägt dazu bei, dass wir Frauen sexuell empfänglich sind – auf eine Marilyn-Monroe-mäßige Weise, sprich: Wir wollen flirten und verführen. Doch das Testosteron ist der Hauptantriebsfaktor der weiblichen Lust: Es erhöht die Lust auf Sex allgemein und erhöht außerdem die genitale Erregung, Befeuchtung und Empfindung.[21] Wie ich schon an anderer Stelle gesagt habe, ist sexuelles Verlangen Ausdruck der Lebenskraft. Doch wenn das Testosteron zu niedrig ist, sind Frauen müde, weniger motiviert und fühlen sich auch insgesamt schlechter.[22] Es ist also von großer Bedeutung.

Um das Bild der körperlichen Erschöpfung rund zu machen, raten Sie mal, was zu Testosteronmangel führt. Richtig: Nebennierenerschöpfung, Schlafmangel, permanenter Stress und Depression, dazu eine Reihe häufig eingesetzter Medikamente. Ein Blick in die Tabelle im Anhang zeigt Ihnen, ob auch Sie so ein Medikament nehmen. Für die meisten jedoch ist es eher die körperliche Erschöpfung, und für die meisten ist deshalb die Arbeit an ihrer Gesundheit und an ihrem Lebensstil der wichtigste Punkt: essen, schlafen, sich bewegen, lieben und Bedeutung erfahren (mehr dazu in Kapitel 8).

Und dann braucht man manchmal einfach auch noch etwas zusätzliche Unterstützung: Denn weil die Testosteronausschüttung sich mit dem Älterwerden verringert, ist es normal, dass der Hormonspiegel zur Zeit der Menopause schon recht niedrig ist. Das gilt insbesondere für Frauen, deren Eierstockfunktion aufgrund einer Operation oder wegen einer Bestrahlung oder Chemotherapie bei Krebs nur noch einen halb so hohen Wert hat wie eine Frau, die, wenn auch in der Menopause, noch im Besitz der Eierstöcke ist. Deshalb gibt es in Europa ein extra für Frauen zugelassenes Testosteronpflaster für die Behandlung einer verminderten Libido. Hatten Sie allerdings bereits Brust-, Gebärmutter- oder Eierstockkrebs, sollten Sie – wie bei anderen Hormongaben – auch bei Testosteron Vorsicht walten lassen.

Wenn Sie also befürchten, dass Ihre verminderte sexuelle Erregbarkeit mit einem niedrigen Testosteronspiegel zu tun hat, sollten Sie Ihr Gesamttestosteron und das freie Testosteron oder Ihren Gesamttestosteronspiegel sowie das Sexualhormon bindende Globulin (SHBG) bestimmen lassen, um zu prüfen, ob das Testosteron schon im niedrigen oder im zwar leicht erniedrigten, aber noch normalen Bereich liegt.

Neben Östrogen und Testosteron vermindern allerdings alle Formen einer chronischen Erkrankung sowie chronische Schmerzen die Libido. Die üblichen Verdächtigen sind hier (Überraschung!) die Nebennierenschwäche oder eine verminderte Schilddrüsenfunktion sowie Essstörungen. Sie alle haben einen Einfluss auf die Produktion von Sexualhormonen.

2015 kam ein neues Medikament auf den US-Markt, der Wirkstoff Flibanserin, eine Art Viagra für Frauen. Weil es jedoch ernsthafte Nebenwirkungen wie Blutdruckabfall, Schwindel und Ohnmacht hat, ist es nur in bestimmten Fällen zugelassen. Ich kann es nicht empfehlen, weil es zu wenig Nutzen bei zu hohem Risiko birgt. Weiterhin ist ein Öl auf dem Markt, das eine deutliche Steigerung des sexuellen Verlangens und der Erregung bewirkt. Es wird im Bereich der Schamlippen vor dem Sex aufgetragen, und nach drei bis fünf Minuten entfaltet es seine Wirkung, die innerhalb von zehn Minuten ihren Höhepunkt erreicht. 15 Prozent der Frauen, die damit experimentieren, verspüren allerdings ein Brennen, obwohl die Inhaltsstoffe als sicher gelten: Borretschsamenöl, Nachtkerzenöl, Angelikawurzelextrakt und Buntnesselextrakt (Coleus forskohlii). Zestra kann man online direkt beim Hersteller bestellen.

Ein weiteres in Europa erhältliches potenziell wirksames Präparat ist Tibolon. Dieses Steroidhormon wird im Körper zu Östrogen verstoffwechselt, ist also eine Vorstufe. Es funktioniert so ähnlich wie eine Hormonersatztherapie und vermindert ebenfalls Hitzewallungen und Scheidentrockenheit. Interessanterweise reduziert es das SHBG (Sexualhormon bindendes Globulin) und führt damit zu einem Anstieg des freien Testosterons, was auch der mögliche Grund ist, warum es die Libido erhöht. Es ist eine interessante Therapieoption, auch wenn es alle typischen Risiken eines synthetischen Hormons birgt (ein leicht erhöhtes Risiko für Brustkrebs, Gebärmutterkrebs, Herzinfarkt, Schlaganfall und Thromboseneigung). Wenn Sie in Europa leben, in den Wechseljahren sind und eine geringe Libido haben, könnte es ein Mittel der Wahl sein.

Stress und Zeitdruck

Wir sind vielschichtige Wesen, und deswegen können wir unter Umständen noch so viel Testosteron in uns haben, uns wohl in unserer Haut fühlen, einen tollen Liebhaber haben und *dennoch* keine Lust verspüren. Ich beobachte, dass vielen Frauen für Sex einfach die Zeit fehlt.

Das allerdings ist gar nicht gut, denn wenn Sie auf Ihren Körper achten und der sexuellen Lust frönen, werden Sie reich belohnt. Sexuelle Aktivität (einschließlich Selbstbefriedigung) senkt das Sterblichkeits- und Krankheitsrisiko, ist gut für die Hormone und vermindert das Depressionsrisiko. Doch mit dem sexuellen Verlangen ist es wie mit einer Katze, die man abweist und die dann nicht mehr kommt. Es braucht schon etwas Zeit und aufmerksame Zuwendung, damit der Körper irgendwann spontan und lustvoll nach mehr verlangt. Wenn Sie abends nach einem harten Arbeits- und Familientag nur noch ins Bett fallen und glauben, dass Ihr sexuelles Verlangen nur darauf gewartet hat, denken Sie an die Katze. Genau wie diese hat es den Schwanz eingezogen und sich davongemacht.

Hier sind nun die Schlüsselfaktoren zur Steigerung des sexuellen Verlangens: Betätigen Sie sich regelmäßig körperlich, ganz gleich ob beim Gehen, Fahrradfahren, Wandern, Tangotanzen oder Badmintonspielen. Hören Sie auf die Signale des Körpers, darauf, was er zu sagen hat. Wenn Sie Ruhe brauchen, dann ruhen Sie sich aus, wenn Sie Hunger haben, essen Sie. Schlafen Sie ausreichend, denn Erschöpfung ist der Lustkiller Nummer eins bei Frauen. Und nehmen Sie sich – ganz wichtig – Zeit für Genuss. Wenn Sie für sich allein oder mit dem Partner keine Zeit für Sexualität einplanen, dann wird nie etwas daraus. Seien Sie fantasievoll, denken Sie an Sex. Es gibt erotische Geschichten, Filme oder Rollenspiele, Fantasie ist das A und O der sexuellen Lust. Bewerten Sie nicht, was Sie erregt, denn sexuelle Fantasien und Alltagshandeln sind zwei verschiedene Dinge.

Es sollte auch nicht unerwähnt bleiben, dass manche von uns immer noch von der fälschlichen Annahme ausgehen, der Partner müsse wissen, was wir wünschen, und uns zum Orgasmus »verhelfen«. Doch nichts ist weiter von der Realität entfernt. Meine Schwiegermutter hat einmal gesagt: »Jeder ist für seinen Orgasmus selbst verantwortlich.« Das stimmt. Sie müssen selbst ein wenig probieren, um zu wissen, was Sie mögen und wie Sie gestreichelt werden wollen. Und Sie müssen sich äußern, mit Worten, Gesten und Geräuschen. Frauen und Sexualität *sind* kompliziert, und deshalb sollten Sie Ihrem Partner dabei helfen. Wie sollte er sonst wissen, was Sie mögen? Selbstbefriedigung wiederum tut allen gut und ist wichtig für die Steigerung des sexuellen Verlangens. Es führt letztendlich zu *mehr* Sex mit dem Partner. Die Libido vollzieht sich wie so vieles andere in einer positiven Feedbackschleife. Je mehr Zeit Sie sich für Ihr sexuelles Wohlbefinden einräumen und je häufiger Sie sich selbst befriedigen, desto eher wollen Sie wieder Sex. Sex lebt von Sex. Also planen Sie ihn ein.

Beziehungen

Ich sage immer: »Der Sex ist einfach nur der Spiegel einer Beziehung«, und nach Jahrzehnten der Arbeit mit Paaren denke ich, dass das wirklich der Fall ist. Wenn Sie mit Ihrem Partner nicht schlafen wollen, weil Sie sich über ihn geärgert haben, hat das nichts mit der allgemeinen Gesundheit, Ihrem Schlafdefizit oder genügend Testosteron zu tun. Und anders als in Filmen führen Ehestreitigkeiten und Vertrauensverlust nicht zu besserem Sex. Hier ist vor allem das Vertrauen bestimmend. Wenn Sie Ihrem Partner nicht trauen – emotional oder körperlich –, wird es nichts mit heißem Sex. Ein Fundament des Vertrauens ist unabdingbar für die Lust.

Wenn es in Ihrer Partnerschaft zu Kämpfen kommt, sollten Sie sich der Problematik offen und ehrlich stellen. Nur so kommt es mit der Zeit wieder zum erotischen Knistern. Ich weiß, das sagt sich so leicht! Aber ich hatte auch schon einmal die Ehre, bei zwei Büchern mit den beiden Paartherapeuten John M. Gottman und Julie Schwartz Gottman, die gemeinsam das Gottman Institute gegründet haben, zusammenzuarbeiten. Vielleicht schauen Sie einmal in das Buch *Beziehung ist Männersache. Was Frauen wirklich von ihrem Partner wollen* (Südwest Verlag 2016) hinein, das wir zusammen gemacht haben. Auch eine Paartherapie kann sich als segensreich erweisen. Fragen Sie in Ihrem Umfeld nach einer Empfehlung oder bei der Krankenkasse, das hat sich bei der Suche nach einem Therapeuten, der beiden Seiten zusagt, bewährt.

Was Sie bei einer geringen Libido abklären lassen sollten

- Schilddrüsenfunktion: TSH, freies T3 und T4
- Untersuchung der Nebennierenfunktion bei chronischem Stress mittels Speicheltest von Cortisol beim Homöopathen
- Gesamttestosteron und freies Testosteron oder Gesamttestosteron und Sexualhormon bindendes Globulin (SHBG)
- In den Wechseljahren, der Menopause oder bei dauerhaft ausbleibender Blutung: Estradiol, Progesteron und DHEA-S (Dehydroepiandrosteron-Sulfat)
- Haben Sie Schmerzen beim Geschlechtsverkehr, sollten Sie sich bei der Frauenärztin auf Scheideninfektionen verschiedener Ursache untersuchen lassen, weil auch diese zu Hautreizungen führen können.

Zu meiner großen Freude habe ich erlebt, dass Frauen aller Altersstufen, vor und nach der Menopause, erfahrene und unerfahrene, selbst noch nach Jahren des Verlustes der Libido ihr sexuelles Begehren wiedererlangt haben. Das gilt auch für Sie. Auch Sie können dieses Prickeln und lebendige Strömen wieder körperlich spüren. Stehen Sie zu sich, seien Sie geduldig und scheuen Sie sich nicht, noch heute mit der Rückeroberung Ihrer Sexualität zu beginnen.

Kapitel 6

Aufgedreht und doch todmüde: Linderung bei Depressionen und Angstgefühlen

Test: Depressionen und Angstgefühle

1. Haben Sie wenig Freude oder Interesse an Aktivitäten?

1	2	3	4	5
(nie)	(selten)	(manchmal)	(meistens)	(fast immer)

2. Sind Sie niedergeschlagen, depressiv und pessimistisch?

1	2	3	4	5
(nie)	(selten)	(manchmal)	(meistens)	(fast immer)

3. Fällt es Ihnen schwer, sich zu konzentrieren, etwa beim Lesen, am Computer oder beim Fernsehen?

1	2	3	4	5
(nie)	(selten)	(manchmal)	(meistens)	(fast immer)

4. Sind Sie mit Ihrer derzeitigen Situation, sei es privat oder beruflich, unzufrieden oder haben Sie das Gefühl, Sie hätten Ihre Familie oder sich selbst enttäuscht?

1	2	3	4	5
(nie)	(selten)	(manchmal)	(meistens)	(fast immer)

5. Sind Sie nervös, ängstlich, gereizt oder machen Sie sich häufig Sorgen?

1	2	3	4	5
(nie)	(selten)	(manchmal)	(meistens)	(fast immer)

6. Leiden Sie manchmal unter Zuckungen, Zittern, Kurzatmigkeit, Herzrasen, Kribbeln, Taubheitsgefühlen oder Schwindel?

1	2	3	4	5
(nie)	(selten)	(manchmal)	(meistens)	(fast immer)

7. Sind Sie unruhig und fällt es Ihnen schwer abzuschalten?

1	2	3	4	5
(nie)	(selten)	(manchmal)	(meistens)	(fast immer)

8. Haben Sie Angst davor, was die Zukunft bringen könnte?

1	2	3	4	5
(nie)	(selten)	(manchmal)	(meistens)	(fast immer)

Addieren Sie die Punktzahl der Fragen 1 bis 4 (Depression). Der Grad Ihrer Depressionsneigung beträgt: __________

Gesamtpunkte:
4–8: geringes Risiko, an Depressionen zu erkranken
9–14: moderates Risiko, an Depressionen zu erkranken
15–20: signifikantes Risiko, an Depressionen zu erkranken

Zählen Sie das jeweilige Ergebnis der Fragen 5 bis 8 (Angst). Der Grad Ihrer Neigung zu Ängstlichkeit beträgt: __________

Gesamtpunkte:
4–8: geringes Risiko, eine Angststörung zu bekommen
9–14: moderates Risiko, eine Angststörung zu bekommen
15–20: signifikantes Risiko, Risiko, eine Angststörung zu bekommen

Auf den ersten Blick scheinen Angstgefühle und Depressionen zwei unterschiedliche, fast gegensätzliche Probleme zu sein. Ängstlichkeit oder Angst zeichnet sich durch Anspannung und Sorgen aus und ist mit körperlichen Symptomen wie starkem Schwitzen, einer erhöhten Herzfrequenz oder mit einem erhöhten Blutdruck verbunden. Auf der anderen Seite sind Menschen, die unter Depressionen leiden, traurig, verlieren das Interesse oder die Freude an täglichen Aktivitäten, fühlen sich wertlos und schlapp. Obgleich beide Erscheinungen auch einzeln auftreten können, leiden die meisten Frauen, die zu mir in die Praxis kommen, sowohl unter Depressionen als auch unter Angstgefühlen. Sie sind ängstlich und machen sich Sorgen, manchmal schlafen sie nicht oder kommen nicht zur Ruhe und gleichzeitig sind sie betrübt und ihnen fehlt die Energie. Sie sind gleichzeitig »aufgedreht und todmüde«.

Die 54-jährige Tamara scheint sich um nichts Sorgen machen zu müssen: Sie ist fit, hat lange braune Haare und blaue Augen, ist sehr gut angezogen und scheint gerade aus dem Urlaub zu kommen. Doch als sie zum ersten Mal in meine Praxis kam, schien sie in dem großen Sessel im Besprechungszimmer zu versinken, sie wirkte eingeschüchtert und verletzlich. Wiederholt litt sie unter Depressionen und Angst, die im Raum fast greifbar war. Tamara hatte ihren Job aufgegeben, um sich zu Hause um die Kinder zu kümmern. Schon Jahre zuvor hatte sie unter einer schweren Depression gelitten, die sie manchmal daran hinderte, morgens aufzustehen. In den letzten Jahren war es ihr eigentlich ganz gut gegangen, doch nun belastete sie eine Ehekrise – sie und ihr Ehemann hatten sich auseinandergelebt. Trotz der Streitereien überlegten sie immer wieder, doch zusammenzubleiben.

Gleichzeitig hatten ihr mittlerweile erwachsener Sohn sowie ihre Tochter ein Drogenproblem und kämpften mit mangelnder Motivation.

Täglich litt Tamara unter Angst, machte sich Sorgen und lag nachts wach, weil sie alles in ihrem Leben infrage stellte und für die Zukunft schwarzsah. Fast ihr ganzes Leben hatte sie sich der Familie gewidmet, und nun war sie sich nicht sicher, was ihre nächste Lebensphase bringen würde: ihre Ehe, ihre Rolle als Mutter, ihr Sozialleben und die Frage nach ihrer weiteren Karriere überwältigten sie. In ihrer Verzweiflung angesichts ihrer Ehe, ihrer Kinder und ihrer sich verschlimmernden Depression suchte sie einen Therapeuten auf und wandte sich an mich. Sie erzählte mir, dass sie über die Jahre sieben verschiedene Antidepressiva mit einschneidenden Nebenwirkungen genommen habe, sodass sie aufgrund der ausbleibenden Verbesserung ihres Zustands kein Interesse habe, weitere zu nehmen. Mit ihrem neuen Therapeuten wollte sie herausarbeiten, wohin es in ihrem Leben gehen sollte.

Tamara litt unter Appetitlosigkeit und hatte bereits einiges abgenommen. Die Wangen ihres schönen Gesichts waren eingefallen. Ich riet ihr, alle drei Stunden etwas zu essen, das gesunde Fette enthält, etwa Avocados, Nüsse und Olivenöl sowie Proteine. Sowohl Fette als auch Eiweißstoffe unterstützen einen ausgeglichenen Blutzuckerspiegel und reduzieren so die körperlichen Angstreaktionen. Wenn wir länger als etwa vier bis sechs Stunden nichts essen, sinkt unser Blutzuckerspiegel, dann sind wir zittriger, gereizter und leichter anfällig für Angst. Ich glaube, es ist ein Zeichen unseres Körpers, endlich aufzustehen und sich etwas zu essen zu suchen! Tamara musste lernen, besser auf die Signale ihres Körpers zu hören, wenn ihm Nährstoffe fehlten. Ich ermunterte sie dazu, sich regelmäßig zu bewegen, daher fing Tamara mit Wandern und Yoga an. Auch Aerobic hilft sehr effektiv bei Angst und Depression. Die Wirkung ist vergleichbar mit Zoloft (mit dem Wirkstoff Sertralin). Meditative Bewegungsabläufe wie Yoga und Tai-Chi eignen sich hervorragend für die Behandlung von Angststörungen.

Darüber hinaus begannen wir die Behandlung mit einigen Nahrungsergänzungsmitteln, die eine Verbesserung der Stimmung bewirken: 5-Hydroxytryptophan (5-HTP), Johanniskraut, Lavendelöl, Vitamin-B-Komplex und Fischleberöl. Bei Angst unterstützt der Vitamin-B-Komplex die Funktion der Nebennieren und kann auch bei Depressionen helfen. Omega-3-Fettsäuren, etwa in Fischöl, helfen, die Symptome von Depression und Angst zu mildern. Schon lange wird Lavendelöl in der Aromatherapie zur Beruhigung eingesetzt. In Tamaras Fall wählten wir ein spezielles Produkt aus, das in Kapselform gegen Angstzustände eingenommen wird. Es macht nicht abhängig und ist dabei bemerkenswert effektiv. Johanniskraut ist ein sehr gut erforschtes Antidepressivum bei schwacher bis mittelschwerer Depression und gehört zum Beispiel in Deutschland zur Primärbehandlung bei dieser Erkrankung. Das Nahrungsergänzungsmittel 5-Hydroxytryptophan (5-HTP) ist der chemische Vorläuferstoff von Serotonin. Letzteres ist ein wichtiger Neurotransmitter, der bei Angstzuständen und Depression eine Rolle spielt. Daher sorgen Antidepressiva für die verstärkte Ausschüttung von Serotonin. Nimmt man bei Angst und Depressionen 5-HTP ein, wird die Serotoninproduktion im Körper leicht erhöht und die Nebenwirkungen dieses Stoffes sind nur gering.

Auf diese kleinen Veränderungen reagierte Tamara bemerkenswert gut. Sie litt weniger unter Angst, schlief besser und hatte wieder das Gefühl, die Zügel in der Hand zu halten. Zurzeit erarbeitet sie mit ihrem Mann einen Weg, wie es mit ihrer Ehe weitergehen kann, nachdem die Kinder aus dem Haus sind. Sie macht nun eine Ausbildung zur Heilpraktikerin, was ihr – nicht weiter verwunderlich – das Ziel gibt, was sie in den letzten Jahren vermisste und zu mir in die Praxis führte. Wie so vielen fällt es Tamara manchmal schwer, die eigenen Bedürfnisse zu befriedigen, weil sie sich immer mehr um andere kümmert. Wenn sie ihren Sport vernachlässigen oder die Nahrungsergänzungsmittel nicht mehr einnehmen würde, ist ein Rückfall in die Depression wahrscheinlich. Aber sie hat mittlerweile gelernt, was ihr guttut, und verlässt sich auf ihren Körpercode: Tamara geht wieder zum Yoga und nimmt sich das, was sie braucht.

Nachdem sie ihr Leben lang ihre Bedürfnisse vernachlässigt hat, fand sie einen Weg aus der Depression und Angst, indem sie sich damit beschäftigte, was ihr Körper und ihre Seele brauchten. Sie erkannte, dass diese Bedürfnisse miteinander zusammenhängen, und achtet jetzt mehr auf gesunde Ernährung, genügend Schlaf sowie Bewegung. Mittlerweile macht sie eine Psychotherapie und arbeitet daran, in ihrer Ehe ehrlich zu sein und für sich einen neuen Sinn im Leben zu finden. Die Nahrungsergänzungsmittel waren nicht das Geheimrezept, mit dem ihr das gelang. Der Schlüssel zu ihrer Gesundheit lag darin, dem Körper Aufmerksamkeit zu schenken und sich die Zeit zu nehmen, die eigenen Bedürfnisse zu befriedigen.

Tamara ist bei Weitem kein Einzelfall. 10 bis 20 Prozent aller Frauen machen im Lauf ihres Lebens Phasen der Depression durch, bei Männern sind es nur 8 bis 10 Prozent. Woran liegt das? Die meisten Studien führen dies auf die unterschiedlichen Hormonhaushalte und Lebenssituationen beider Geschlechter zurück. Meiner Ansicht nach ist es recht offensichtlich, dass der Grund, warum Frauen verhältnismäßig oft unter Angst und Depressionen leiden, darin liegt, dass aufgrund ihrer Rolle von ihnen erwartet wird, *auf Kosten ihrer eigenen Gesundheit* anderen Menschen zu geben. Verheiratete Männer leben länger als unverheiratete, unabhängig davon, ob die Ehe gut oder schlecht verläuft. Der Grund: Sie werden *von Frauen geliebt, die auf sie achtgeben.* Ein weiteres Phänomen ist interessant: Frauen, die mit Männern verheiratet sind, leben, als Gruppe betrachtet, kürzer als Single-Frauen. Allerdings haben Frauen, die seine *sehr gute* Ehe führen, eine *höhere* Lebenserwartung als alleinstehende Frauen und haben ein *geringeres* Risiko, an Depressionen zu erkranken. Bei Frauen in schwierigen heterosexuellen Ehen liegt das Risiko der Depression siebenmal höher. Das muss nicht sein.

Die Risikofaktoren, die Frauen empfänglicher für sowohl Depression als auch Angstzustände machen, sind ähnlich: die Ehe, insbesondere wenn es eine unglückliche Verbindung ist, kleine Kinder oder mehrere Kinder (was für Alleinerziehende umso mehr gilt), finanzielle Probleme, ein Arbeitsplatz mit geringem Status oder viel Stress, ein geringer Bildungsstand und körperlicher oder sexueller Missbrauch in der Vergangenheit. Unsere Rollen als Ehefrauen und Mütter, unsere Arbeit in stressbesetzten Positionen sowie ein niedriger Beschäftigungsstatus machen uns mental und körperlich anfälliger. Die Rollen der Hausfrau, Mutter und Angestellten sorgen dafür, dass wir unseren Körpercode zugunsten des Wohlergehens anderer ignorieren. Zwar ist wissenschaftlich belegt, dass auch das Kümmern um andere Personen eine Quelle von Wohlbefinden sein kann, aber die Kosten überwiegen den Nutzen, wenn man überlastet ist. Und seien wir mal ehrlich: Wie viele Frauen kennen Sie, die nicht *zu viel* zu tun haben? Die Belastung, mehr zu tun, als wir einigermaßen verkraften können, ist das Übel der modernen Gesellschaft.

Wenn ich mir also meine sechs To-do-Listen anschaue, mit denen ich meine verschiedenen Rollen (Ehefrau, Mutter, Ärztin, Autorin, Vorstandsmitglied, Mitbegründerin einer Organisation und Hausbesitzerin) versuche zu organisieren, muss ich feststellen, dass ich keine Liste habe, in der es um die Bedürfnisse meines *eigenen* Körpers geht, gleichwohl ich mich bemühe, auf mich zu achten. Die Konsequenz: eine mentale Notiz – und eine neue To-do-Liste – machen! Zweifelsfrei führen alle Rollen dazu, dass es mir schwerer fällt, mich auf meinen eigenen Körpercode zu konzentrieren. Wie kann ich meine eigenen Bedürfnisse und Wünsche neben all den Anforderungen anderer Menschen und der Arbeit, so gern ich sie mache, ernst nehmen? Das ist ein ewiger innerer Dialog. Ich ertappe mich dabei, dass, während ich das schreibe, ich mich frage: Bin ich hungrig? Wie geht's meinem Nacken während des Tippens? Brauch ich vielleicht ein Nickerchen? Ich schreibe buchstäblich ein Buch über den Körpercode und muss mich dennoch selbst daran erinnern, dass ich mich regelmäßig bezüglich meiner Bedürfnisse hinterfrage, denn sonst würde ich sie aus den Augen verlieren.

Der Zusammenhang von Depressionen, Angst und Gesundheit

Sowohl Depression als auch Angst fordern einen großen Tribut von uns. Depressionen erhöhen das Risiko, einen Herzinfarkt zu erleiden, fast um das Dreifache – das ist doppelt so hoch wie das erhöhte Risiko durch Rauchen, Bluthochdruck oder Diabetes. Depressionen fügen unserem Herzen wortwörtlich Schmerzen zu. Bei älteren Personen (über 65 Jahren) steigt das Sterberisiko mit der Diagnose Depression um 60 Prozent.

Wie kann Frauen also geholfen werden, die unter Angst oder Depressionen leiden? Mittlerweile nimmt eine von vier Frauen in den USA Psychopharmaka[23]. *Eine von vieren.* Ich habe nichts gegen die überlegte Einnahme von Psychopharmaka, manchmal verschreibe ich sie sogar gern, wenn eine Patientin unter schweren Depressionen leidet, Angstzustände hat oder an Selbstmord denkt. Allerdings müssen wir uns klarmachen, was es bedeutet, wenn all diese Medikamente verschrieben werden. Fast alle Antidepressiva dämpfen die Stimmung, das heißt, dass sie zwar die schlechten Phasen verbessern, aber auch gute Phasen dämpfen. Das Leben ist dann einfach nur ein bisschen fader ohne die normalen Höhen und Tiefen. Normalerweise sorgen Psychopharmaka auch für eine Reduktion der Libido und der Fähigkeit, einen Orgasmus zu erleben. Allein das ist schon deprimierend, insbesondere weil Sex sowohl Angst als auch Depressionen lindern kann.

Aber wie effektiv sind Antidepressiva? Eine Metaanalyse aller Studien zu diesem Thema, die zwischen 1990 und 2009 durchgeführt wurde, zeigt, dass Antidepressiva ausschließlich in der Gruppe mit schwerstdepressiven Patienten, die circa 13 Prozent aller Erkrankten ausmacht, zu einer signifikanten Verbesserung der Depression geführt haben. Die Wirkung von Antidepressiva bei gering oder moderat depressiven Patienten war *nicht signifikant.*[24,25]

Der Zustand der Teilnehmer der Studie hätte sich ebenso zufällig verbessern können wie mit der Einnahme von Antidepressiva. In der größten Studie über schwere Depressionen, die jemals durchgeführt worden ist, lag die Wirksamkeit von Antidepressiva bei der ersten Medikation ursprünglich bei 37 Prozent mit einer Rückfallquote innerhalb des ersten Jahres von 40 Prozent.[26] Patienten, bei denen die Medikation nicht anschlug, wurden zusätzlich weitere und andere Medikamente gegeben. Die Rate derjenigen, die die Behandlung abbrachen, obwohl sie eine qualitativ hochwertige und kostenlose Behandlung bekamen, betrug 42 Prozent, was einiges über die Nebenwirkungen *und* die Ineffektivität der Medikamente aussagt. Nach allen Interventionen lag die Quote der Patienten, die immer noch an der Studie teilnahmen und am Ende des ersten Studienjahres eine Heilung zeigten, bei *15 Prozent*. Diese Zahlen beeindrucken niemanden. Berücksichtigt man die Anzahl der Patienten, die die Studie abbrachen, betrug der Anteil der 4041 Teilnehmer, die durch Medikamente von ihrer Depression geheilt wurden, schließlich 2,7 Prozent. Mal im Ernst: Sich einen Hund anzuschaffen hätte zu einem besseren Ergebnis geführt.[27]

Neue Behandlungsansätze bei Depressionen und Angstzuständen

1. Vertrauen Sie sich jemandem an und holen Sie sich Hilfe.
2. Meditation, Spiritualität oder Biofeedback
3. Jegliche Form der Bewegung
4. eine gesunde, entzündungshemmende Ernährung
5. Omega-3-Fettsäuren
6. ausreichend erholsamer Schlaf
7. Lichttherapie, Vitamin D und 5-HTP bei Winterdepressionen
8. B-Vitamine, um die Stimmung zu verbessern
9. Mitochondrien stärken: SAM-e und Kreatin
10. Heilkräuter gegen Depressionen: Johanniskraut, Lavendel, L-Theanin, Baldrian und Kava-Kava
11. Akupunktur und Hormone: DHEA, schilddrüsenstimulierende Hormone, Östrogen und Progesteron

Was macht man da? Ich verschreibe denjenigen Patienten Antidepressiva, die verzweifelt sind, wenn schwere Depressionen mit Suizidgedanken, Panikattacken oder eine lähmende Angststörung vorliegen. Ich gebe mir besondere Mühe, alle vorhandenen Behandlungsansätze für Depressions- und Angstpatienten zu optimieren – mit dem Ziel, die Anzahl, Stärke sowie die Einnahmedauer der Medikamente zu minimieren. Bei Patienten, die unter niedrigen oder mittelschweren Depressionen oder Angstzuständen leiden, kommen verschiedene andere und im Allgemeinen sicherere Behandlungsmethoden zum Einsatz. Tatsächlich habe ich ein- oder zweimal einem Patienten empfohlen, sich einen Hund anzuschaffen.

Es überrascht wohl wenig, dass medizinische Probleme die Ursache von Depressionen sein beziehungsweise zu ihnen beitragen können, wie es auch umgekehrt der Fall ist: Depressionen können Erkrankungen verursachen, zum Beispiel Herzinfarkt. Man sollte eine Untersuchung auf eine Schilddrüsenerkrankung durchführen, denn sie ist weitverbreitet und kann Symptome einer Depression auslösen. Ebenso kann eine schwere Anämie dafür sorgen, dass wir uns ausgelaugt, müde und deprimiert fühlen. Darüber hinaus ist dieser Test leicht durchzuführen. Liegt eine besonders schwere Erschöpfung vor, sollten Sie Ihre Nebennierenfunktion überprüfen lassen. Es ist auch sinnvoll, die Spiegel der Vitamine B_{12} und D zu testen. Weitere Informationen über angemessene Tests bezüglich Depression und Angst finden Sie in dem Kasten am Ende dieses Kapitels auf seite 191 f., die Sie mit Ihrem praktischen Arzt besprechen können.

So deprimierend, wie die Informationen über Antidepressiva auch sein mögen, es besteht Hoffnung! Viele Studien belegen eine gute Effizienz von ungefährlichen verhaltenstherapeutischen Behandlungsmethoden bei Depression. Immer mehr Daten weisen darauf hin, dass verschiedene Heilkräuter und Nahrungsergänzungsmittel die Genesung fördern. Im Folgenden stelle ich solche innovativen Ansätze der Behandlung vor.

Vertrauen Sie sich jemandem an und holen Sie sich Hilfe

Die ersten Fragen, die ich meinen an Depressionen und Angststörungen erkrankten Patienten stelle, drehen sich um ihr soziales Umfeld und ihre engeren Beziehungen, um verstehen zu können, auf welche Hilfe sie zurückgreifen können. Einsamkeit verstärkt die Symptome einer Depression signifikant. Dies gilt ebenso für zwei weitere Symptome von körperlicher Erschöpfung: Schmerz und Müdigkeit.[28]

Leiden Sie unter Depressionen oder Ängsten, ist einer der ersten Ratschläge, die ich Ihnen geben würde, mehr Zeit mit einer Person zu verbringen, die Ihnen helfen kann und die Ihren Schmerz versteht, sei es ein guter Freund beziehungsweise eine gute Freundin oder ein Therapeut. Sich einem geliebten Menschen anzuvertrauen, dem Partner, dem Bruder oder der Schwester, der Mutter oder dem Vater oder einem Therapeuten, kann im wahrsten Sinne des Wortes Leben retten. Es ist extrem wichtig, sich die Zeit für ein offenes Gespräch mit jemandem, dem man wirklich vertraut, zu nehmen. Evolutionspsychologisch betrachtet sind wir Herdenwesen. Der Kontakt zu und die Berührung von anderen Menschen, solange sie ungefährlich und positiv sind, verbessern die Gesundheit und das Wohlbefinden in jeder Hinsicht.

Wenn Sie darüber hinaus Unterstützung benötigen, kann es lebenswichtig sein, einen fähigen Therapeuten zu finden, der ihnen sympathisch ist. Einige Frauen sind der Meinung, dass eine Therapie gleichbedeutend mit Schwäche sei oder dass ihr das Stigma einer Geisteskrankheit anhaftet. Nichts trifft weniger zu. Ich bin die Person, die ich bin, mit all meinen Fähigkeiten, und das liegt zum Teil an der Arbeit, die ich mithilfe einer Therapie bewältigt habe. Wenn Sie Ihre emotionalen Bedürfnisse ernst nehmen und sich Hilfe holen, ist das ein Geschenk, das Sie sich machen. Auf der Suche nach einem geeigneten Therapeuten ist es überaus wichtig, dass Sie ihm vertrauen und sich in seiner Gegenwart wohlfühlen. Das ist der Moment, Ihren Körpercode einzusetzen, um herauszufinden, ob die »Chemie stimmt«. Der Einfluss, den

Ihre Beziehung zu Ihrem Therapeuten, Arzt oder Naturheilpraktiker auf Ihren Heilungsprozess ausübt, ist nicht zu unterschätzen. Man heiratet ja auch nicht irgendeinen netten Mann beziehungsweise irgendeine nette Frau – es muss die richtige Person für *einen persönlich* sein. In ähnlicher Weise können Sie auf einen extrem kompetenten Therapeuten treffen, der dennoch nicht zu Ihnen passt. Suchen Sie sich dann einen neuen, ist das keine Kritik an seiner Arbeit, es passt dann einfach nicht zusammen. Suchen Sie sich einen Therapeuten, der ihnen sympathisch ist und der Ihnen das Gefühl von Sicherheit gibt. Die Art der Arbeit, die möglich wird, wenn man es mit jemandem zu tun hat, dem man von vornherein vertraut, ist wunderschön und faszinierend.

Meditation, Spiritualität und Biofeedback

Im Jahr 2015 wurden in einer systematischen Metaanalyse alle zur Verfügungen stehenden Studien zum Thema Spiritualität und Gesundheit untersucht. Sie basierten auf Zufallsstichproben und wurden kontrolliert, das heißt, die Studien waren nach wissenschaftlichen Kriterien gut konzipiert und seriös. Die Ergebnisse zeigten deutliche Verbesserungen sowohl bei Depression und Angst, wenn verschiedene spirituelle und meditative Techniken ausgeübt wurden. Kommt eine Patientin wegen dieser Erkrankungen in meine Praxis, frage ich sie immer, ob sie religiös ist oder sich als spirituell bezeichnet. Hierbei ist es entscheidend, dass die Methoden oder Techniken für Sie bedeutsam und spirituell sind. Das kann auch heißen, dass Sie sich wieder der Religion zuwenden, die in Ihrer Kindheit eine Rolle gespielt hat – oder eben auch nicht. Genauso gut können Sie sich einer anderen Tradition zuwenden, sei es Yoga mit Meditation, seien es heidnische Rituale oder Sufismus. Sie können außerdem Ihre ganz eigene Form der Spiritualität erfinden. Nutzen Sie Ihren Körpercode, um eine Religion, Tradition oder Praxis zu finden, die sich *für Sie* richtig anfühlt. Es geht darum, dass sie Ihnen Ruhe und Freude schenkt. Auch wenn Sie eine vehemente Atheistin sind, können Sie immer noch von einer Achtsamkeitspraktik oder Meditation profitieren, die ursprünglich säkular ausgerichtet ist.

Aus gesundheitlicher Sicht ist es unwichtig, wie die Meditation oder spirituelle Praxis genau aussieht, solange sie auf den folgenden Werten basiert: Mitgefühl, Demut, Integrität und Achtung des Lebens, wie es bei allen Weltreligionen der Fall ist. Die wichtigsten Vorteile von Meditation und spiritueller Einkehr liegen darin, Zeit für sich zu finden und den Fokus nach innen zu richten, tief zu atmen (siehe die Übung zur Bauchatmung auf Seite 54 f.), sich auf sich selbst zu konzentrieren und etwas, das Ihnen guttut, zu üben. Zen-Buddhisten versuchen, den Geist zu leeren und sich in der Leere zu ergehen. Im tibetanischen Buddhismus geht es darum, Mitgefühl für sich selbst und andere zu finden. Das Atmen ins Herz und damit seine Ausdehnung sowie auch das Atmen in andere stärkende Organe ist das Ziel der Meditation des Taoismus. Christen beten für ihr eigenes Wohl, das ihrer Familien, Freunde und Bekannten sowie für die Welt im Großen und Ganzen und hoffen dabei auf Hilfe von Jesus und Gott. Hindus rezitieren Mantras, kurze Wendungen wie »Om«, mit deren Hilfe sie den Geist zu Ruhe bringen wollen. Hingegen sprechen Juden etwa ein tägliches Gebet zu Ehren des einen Gottes, während Moslems fünfmal täglich zu Allah beten.

Bei der Achtsamkeitsmeditation geht es darum, sich auf den Atem zu konzentrieren und den eigenen Gedanken zu erlauben zu kommen und zu gehen, ohne auf sie zu reagieren. Der präsente Augenblick wird ohne Bewertung wahrgenommen. Ich versuche zurzeit, dreimal wöchentlich für 15 Minuten zu meditieren. Meiner Meinung nach ist das das Minimum, will man einen Effekt erzielen. Viele Meditationslehrer befürworten das tägliche Gebet oder die tägliche Meditation nur für eine kurze Dauer (etwa fünf bis zehn Minuten) anstatt längerer Sitzungen, die man seltener durchführt. Hier ist es wie meistens: Je mehr man übt, desto größer ist der Effekt. Für welche Richtung Sie sich auch immer entscheiden, es geht allein darum, sowohl körperliche als auch mentale Entspannung zu finden und sein Herz zu öffnen. Meditation oder Praktizieren eines Glaubens führt zur Verminderung von Stress, senkt den Cortisolspiegel und hilft, Depressionen und Angst zu mildern.

Wollen Sie Meditation als Weg, sich zu entspannen, kennenlernen, gibt es die unterschiedlichsten Möglichkeiten, von Anleitungen in Büchern, Smartphone-Apps bis zu Kursen, die sicherlich auch in Ihrer Stadt angeboten werden. Die meisten gläubigen Gemeinden treffen sich zum Gebet oder zum Bibelstudium. Sollten Sie zu den Menschen gehören, denen Meditation oder Beten eher wie Folter vorkommt, weil sie nicht still sitzen können, sind Sie nicht allein. Ich habe einige Patienten in meiner Praxis, denen es so geht. Sie sind häufig kreative Personen, denen es schwerfällt, sowohl geistig als auch körperlich in Ruhe zu verharren. Ihnen gelingt es wortwörtlich nicht, still an einem Platz zu sitzen. Die Gedanken dieser aktiven Menschen kommen besser zur Ruhe, wenn sie sich bewegen. Das kann beim Yoga, Qigong oder Tai-Chi passieren, also Meditationsformen, die auf Bewegung basieren. Ein einfaches Beispiel für eine Bewegungsmeditation ist die Gehmeditation, bei der man beim Spaziergang in der Natur bewusst auf die Atmung achtet oder bei jedem Schritt eine inspirierende Formel für sich wiederholt.

Eine Alternative für diejenigen, denen es schwerfällt, sich auf sich selbst zu besinnen, ist die geleitete Meditation. Während meines Medizinstudiums vor 25 Jahren habe ich eine Form davon kennengelernt, die auf einen der Gründungsväter der geleiteten Meditation, Dr. Martin Rossman, zurückging. Während meiner Ausbildung half mir diese Art der Meditation viele Jahre lang, meine beruflichen Herausforderungen zu meistern. Das Schöne an dieser Meditation ist, dass Sie eine andere Stimme zu verschiedenen Visualisierungen anleitet, die erwiesenermaßen Angst und Depression lindern. Auf der englischsprachigen Website von Dr. Rossman finden Sie eine große Auswahl an Meditationen, darunter spezielle Medikamente für diese Erkrankungsgruppe: https://thehealingmind.org. Zum Ausprobieren bieten sich geleitete Meditationen auf Smartphone-Apps an.

Für visuelle oder an wissenschaftlichem Input interessierte Menschen ist vielleicht eher Biofeedback vom HeartMath Institute geeignet. Beim Biofeedback werden Körperwerte, beispielsweise die Herzschlagfrequenz oder die Körpertemperatur, erhoben und rufen eine visuelle oder auditive Rückmeldung hervor. Die HeartMath-Methode ist mittlerweile in jahrelangen Untersuchungen bestätigt worden und wird in unterschiedlichen Situationen eingesetzt, um Stress zu lindern, den Cortisolspiegel zu senken, Ängsten entgegenzuwirken und die Symptome von Depressionen zu reduzieren.[29, 30] Eine Studie umfasste 5 500 Teilnehmer, bei denen schon nach sechs bis neun Wochen eine Besserung ihres geistigen und seelischen Zustands zu verzeichnen war: Bei ihnen ging die Müdigkeit um 50 Prozent zurück, Angstgefühle um 46 Prozent und depressive Symptome um 60 Prozent. Nutzer der HeartMath-Methode klemmen sich einen kleinen Sensor ans Ohr oder an den Finger, der die Herzfrequenz überwacht. Der Algorithmus erhebt nicht nur den gegenwärtigen Wert, sondern auch dessen Entwicklung über einen bestimmten Zeitraum. In einem ruhigen oder glücklichen Zustand schwankt die Herzfrequenz in der üblichen (wellenartigen) Sinuskurve. Bei Angst oder Wut stellt sich die Frequenz als verräterische Zackenlinie dar, die an Berge und Täler erinnert. Durch gleichmäßige Atmung und wohlwollende Aufmerksamkeit sowie die Erinnerung an einen schönen Moment (kommt Ihnen das jetzt nicht schon bekannt vor?) lernt der Betroffene, die Sinuskurve mit der gleichmäßigen Herzschlagfrequenz wiederherzustellen. HeartMath bietet visuelle Programme an, die auf einem Smartphone, einem Computer oder auf einem speziellen kleinen Gerät, ähnlich einem iPod, funktionieren. Diese Biofeedback-Methode am Morgen und in der Mittagspause oder am Abend einzusetzen unterstützt Sie dabei, den idealen ruhigen, aber aufmerksamen Zustand aufrechtzuerhalten, den eine gleichmäßige Herzrate mit entsprechendem visuellen Muster widerspiegelt. Weitere Informationen über Biofeedback finden Sie im Internet unter www.heartmath.com.

Bewegung, ausgewogene Ernährung, Omega-3-Fettsäuren und Schlaf

Es gibt wirklich *keine einzige* Patientin mit Symptomen von Angst oder Depressionen, die ich ohne einen konkreten Bewegungsplan aus meiner Praxis entlasse. Bewegung hilft bei beiden Erkrankungen *sehr* effektiv – ebenso zielführend wie Antidepressiva, nur mit positiven Nebenwirkungen. Bei einer Studie mit Patienten, die unter schweren Depressionen litten, wurde das Antidepressivum Sertralin Sport gegenübergestellt. Beide Patientengruppen erholten sich nach vier Monaten, doch nach zehn Monaten erlitten weit mehr Patienten, die Medikamente genommen hatten, Rückfälle als diejenigen, die Sport gemacht hatten.[31] In anderen Worten heißt das, dass Sport auf längere Sicht besser funktioniert als antidepressiv wirkende Serotoninwiederaufnahmehemmer wie Sertralin, und das gilt sogar für schwere Depressionen. Die ideale Bewegung gegen Angst und Depression beinhaltet die intensive Sauerstoffaufnahme, etwa Laufen, schnelles Gehen, Radfahren, Schwimmen, Tanzen, auf einem Laufband laufen oder einen Stepper nutzen sowie die meisten Ballspiele. Im Idealfall machen Sie fünfmal in der Woche für 30 Minuten Sport, aber weniger ist auch okay. Wie Sie die geeignete Sportart für sich herausfinden, zeige ich Ihnen in Kapitel 10. Bewegung könnte das beste Mittel für Ihr allgemeines Wohlbefinden sein, es gibt kaum etwas Effektiveres!

Es wird Sie nicht überraschen, dass Ernährung eine wichtige Rolle für das Wohlbefinden spielt. Die meisten von uns nutzen Essen, um sich zu trösten, um etwas zu feiern, Liebe zu zeigen oder einfach aus Freude am Leben. Es ist nur menschlich, dass Essen mit Emotionen verbunden ist. Allerdings ist es interessant, dass bestimmte Nahrungsmittel Müdigkeit, Traurigkeit oder Angst *auslösen* können. Während viele Menschen individuell unterschiedlich stark auf Nahrungsmittel reagieren – etwa mit Nervosität auf Koffein oder mit überschwänglicher Freude auf Zucker –, gibt es allgemeine Wirkungen von Nahrungsmitteln auf die Stimmung. Eine Studie, die junge Erwachsene in Teheran untersuchte, ergab, dass, je mehr die Teilnehmer verarbeitete Lebensmittel zu sich nahmen, sie desto wahrscheinlicher ängstlich reagierten.[32] Das Risiko, an einer Depression zu erkranken, lässt sich mit bewusster Ernährung senken, dazu gehören entzündungshemmende Lebensmittel wie dunkle Obst- und Gemüsesorten, Vollkornprodukte, Hülsenfrüchte und gesunde Fette, etwa Olivenöl und Avocados. Nahrungsmittel, die Entzündungen fördern können, sollten nur in Maßen aufgenommen werden – dazu zählen verarbeitete Lebensmittel, insbesondere die mit gehärteten Fetten, außerdem Frittiertes und Zucker. Die Einnahme von entzündungshemmenden Nährstoffen wie Kurkuma sowie Omega-3-Fettsäuren (meist in Form von Fischöl) lindert bei vielen Patienten Depressionen.

Depressiven oder ängstlichen Patienten verschreibe ich normalerweise 1 000 Milligramm Omega-3-EPA, am besten in einer Kombination mit mindestens 500 Milligramm DHA. Natürlich kann man auch mehrmals in der Woche fetten Fisch essen, dabei sollte man aber darauf achten, Sorten mit geringer Quecksilber- und Giftstoffbelastung auszuwählen. Tatsächlich hängt die Menge der Aufnahme von Fisch mit dem Risiko, an Depressionen zu erkranken, zusammen.[33]

Auch wird es Sie nicht überraschen, dass erholsamer Schlaf in diesem Zusammenhang entscheidend ist. Es ist wissenschaftlich eindeutig belegt, dass Schlafmangel sowohl Depression als auch Ängstlichkeit verstärkt, ganz zu schweigen von allen Symptomen chronischer Ermüdung, daher widmen wir diesem Thema ein eigenes Kapitel später im Buch.

Merkmale einer saisonal affektiven Störung (Winterdepression)

- Depression, die im Herbst oder Winter beginnt
- Heißhunger auf Kohlenhydrate
- körperliches Tief am Nachmittag, die Energie und Konzentration lassen nach

- weniger Interesse an der Arbeit oder an anderen Aktivitäten
- größerer Appetit und Gewichtszunahme
- größeres Schlafbedürfnis und extreme Müdigkeit tagsüber
- Energiemangel
- langsame, ungelenke und lethargische Bewegungen
- Zurückgezogenheit

Lichttherapie, Vitamin D und 5-HTP bei Winterdepression

Einige Menschen leider eher unter Depressionen während der Wintermonate. Das liegt vorwiegend am Lichtmangel aufgrund der kürzeren Tage und der Zeit, die wir vermehrt drinnen verbringen. Handelt es sich um signifikante depressive Symptome, spricht man von einer SAD, einer saisonabhängigen Depression, die im Kasten auf Seite 177 f. näher erläutert wird.

Das klingt nicht doll, oder? Als bräuchte man noch mehr Appetit auf Kohlenhydrate während der Feiertage!

Doch glücklicherweise kann man sehr präzise gegen SAD angehen. Die beste Vorbeugung und Behandlung ist, sich Licht auszusetzen, am besten natürlichem Tageslicht. Wenn das Wetter einigermaßen ist (und selbst wenn nicht), versuchen Sie, ein wenig nach draußen zu gehen. Durch die Retina hinten im Auge stimuliert Sonnenlicht unmittelbar Ihr Gehirn, beeinflusst so die Produktion von Melatonin und der Neurotransmitter, die sich auf Schlafbedürfnis und Stimmung auswirken. Es kann auch sinnvoll sein, sich tagsüber einer Lampe mit Vollspektrumlicht auszusetzen. Entsprechende Glühlampen sind in allen Größen und Formen im Fachgeschäft oder online erhältlich. Bei schweren Symptomen kann eine Tageslichtlampe sehr effektiv sein (siehe Kasten).

Eine ausreichende Versorgung mit Vitamin D ist ebenso sinnvoll, um eine Winterdepression zu verhindern oder zu behandeln. Patienten, die unter SAD leiden, verzeichnen geringere Serotoninaktivität im Körper, wie Studien herausgefunden haben. Wir können auf natürliche Weise den körpereigenen Serotoninspiegel heben, indem wir ihn mit dem Vorläuferhormon Tryptophan oder 5-Hydroxytryptophan (5-HTP) versorgen. Dabei sollten Sie Rücksprache mit Ihrem Arzt halten, denn diese Vorläufer können gemeinsam mit Antidepressiva wiederum besondere Nebenwirkungen hervorrufen.

Normalerweise verordne ich 100 Milligramm 5-HTP vor dem Schlafengehen. Diese Dosis wird wöchentlich um weitere 100 Milligramm gesteigert, bis 200 oder 400 Milligramm eingenommen werden. Das 5-HTP wird vor dem Schlafengehen oder in zwei Dosen eingenommen. Es hilft auch bei schwachen Symptomen einer Depression, selbst wenn keine Winterdepression vorliegt.[34] Bei den meisten Patienten treten so gut wie keine Nebenwirkungen auf. Doch besteht eine bekannte Nebenwirkung darin, dass man sich eher wach als entspannt fühlt. Wenn das der Fall ist, sollten Sie es nur am Morgen einnehmen oder das Medikament wechseln. Da außerdem 5-HTP die Serotoninsynthese anregt, sollte es nur unter ärztlicher Aufsicht zusammen mit Serotonin-Medikamenten (mit Serotonin-Wiederaufnahmehemmern sowie SNRI-Antidepressiva und dem Angstlöser Buspiron) eingenommen werden. Wie die meisten Medikamente, die den Serotoninspiegel ansteigen lassen, kann 5-HTP manchmal den Magen belasten.

Lightbox gegen Winterdepressionen

Für Patienten, die unter SAD leiden, kann es sinnvoll sein, sich eine speziell entwickelte Lightbox anzuschaffen, die mindestens 2 500 bis 10 000 Lux produziert. Eine Bestrahlung mit 2 500 Lux täglich zwei Stunden lang oder eine von 10 000 Lux für 30 Minuten täglich scheint effektiv zu helfen. Die Tageslichtlampe sollte auf einen Tisch platziert werden, sodass das Licht ungehindert auf das Auge treffen kann, ohne direkt in die Lichtquelle hineinschauen zu müssen.

Nach ein bis zwei Wochen stellt sich normalerweise eine Besserung bei denjenigen Patienten ein, die auf die Therapie ansprechen. Jüngere Studien belegen, dass sogar Patienten mit Depressionen, die nicht unter SAD leiden, eine Besserung durch Lichttherapie erfahren. In einer dreiarmigen Studie hatte Fluoxetin keinen signifikanten Einfluss auf die Depression, während Lichttherapie allein die Erkrankung besserte und die beiden Behandlungsmethoden kombiniert die besten Ergebnisse erzielten.[35]

B-Vitamine zur Stimmungsaufhellung

In Kapitel 3 wird eingehend dargestellt, wie wichtig die Vitamine der B-Familie für den Energiehaushalt und die Vermeidung von Erschöpfung sind. Es erübrigt sich hinzuzufügen, dass eine ausreichende Versorgung mit Vitamin B für die seelische Ausgeglichenheit absolut notwendig ist. Insbesondere ist dabei Folsäure wichtig. Manche Psychiater setzen den Stoff sogar unterstützend bei der Therapie von Depressionen ein. Dabei handelt es sich um Methylfolsäure, Methyltetrahydrofolsäure, kurz MTHF. Eine ungewöhnlich hohe Anzahl herkömmlicher Medikamente – neben fast allen Antidepressiva – entziehen dem Körper Folsäure. Daher ist es extrem wichtig, ihm diese wichtigen Stoffe mit der Nahrung oder mit Nahrungsergänzungsmitteln wiederzugeben, wenn Sie mit diesen Medikamenten behandelt werden.

Allerdings kommt es bei Depressionen auf die Art der Nahrungsergänzung mit Folsäure an, denn einige Patienten leiden unter einem besonders geringen Folsäurespiegel, der auf genetische Veränderungen zurückzuführen ist. Manchmal sind es diese genetischen Anomalien, die dann eine Rolle spielen, wenn Patienten schon ihr Leben lang unter den Symptomen einer Depression leiden oder bei denen es in der Familie eine lange Geschichte dieser Erkrankung gibt.

Diese genetischen Fehlschaltungen sorgen dafür, dass der Folat-Metabolismus verlangsamt ist, das heißt, bei einigen Menschen dauert es länger, die nötigen Neurotransmitter zu bilden, was sie anfällig für Depressionen und Angst macht. Die Genforschung steht diesbezüglich erst ganz am Anfang, und am besten sind noch die MTHFR-Gene [MTHFR steht für Methylentetrahydrofolat-Reduktase, Anm. d. Red.] erforscht, die im Zusammenhang mit dem Risiko stehen, an Herz-Kreislauf-Erkrankungen, Krebs und Depressionen zu leiden. Fragen Sie Ihren Arzt, ob es sinnvoll ist, sich auf diese Gene hin untersuchen zu lassen, was durch einen Bluttest oder einen Abstrich der Schleimhaut in der Wange durchgeführt wird. Sollte eine Anomalie vorliegen, steigt das Risiko, an Depressionen zu erkranken. Damit aber steigt auch die Möglichkeit, einige dieser Symptome mithilfe von Methylfolsäure zu lindern.[36, 37]

Medikamente, die Folsäure reduzieren

- Lamotrigin
- Carbamazepin
- Phenobarbital
- Valproat
- Methotrexat
- Sulfasalazin
- orale Empfängnisverhütungsmittel
- Metformin
- Niacin
- Fenofibrat
- Serotonin-Wiederaufnahmehemmer (Fluoxetin, Escitalopram etc.)
- Säureblocker (Omeprazol, Ranitidin etc.)
- Warfarin

Sollten sich Ihre MTHFR-Gene als verändert herausstellen oder existieren schon lange in Ihrer Familie viele Fälle von Depressionen, könnte es sinnvoll sein, es mit einer Nahrungsergänzung mit Methylfolsäure zu versuchen. Normalerweise empfehle ich, mit einer Dosis von 1 Milligramm anzufangen, während Psychiater sogar bis zu 15 Milligramm verschreiben. Jedoch ist es immer ratsam, die Dosis langsam zu erhöhen. Ich habe erlebt, wie depressive Patienten mit einer bipolaren Störung, die eine methylierte Folsäure nur schlecht verstoffwechseln konnten, durch viel zu viel in zu kurzen Abständen wirklich manisch wurden. Am sichersten ist es, erst mit einer geringen Dosis zu beginnen, das gilt vor allem dann, wenn Sie sehr empfindlich reagieren. Danach sollte man die einzunehmende Menge erst einmal drei bis vier Tage beibehalten, bevor man sie steigert. Methylfolsäuren gibt es in verschiedenen Darreichungsmengen und Konzentrationen, man bekommt sie sowohl rezeptfrei als auch auf Rezept. Möchten Sie ein Nahrungsergänzungsmittel ausprobieren, um die Methylisationsfähigkeiten zu verbessern, empfehle ich, außerdem andere Vitamine zu nehmen, die diesen Prozess unterstützen. Dazu gehören die Vitamine B_{12} und B_6, Magnesium, Trimethylglycin und/oder SAM-e (dazu später mehr). Darüber hinaus empfehle ich immer auch die Einnahme eines Vitamin-B-Ergänzungsmittels, das alle Vitamine in hoher Konzentration enthält, um sicherzustellen, dass dem Körper die nötigen Vitamine zur Verfügung stehen.

Ein neuer Behandlungsstoff gegen Depressionen und Angstzustände ist Inosit, genauer Cyclohexanhexol, das auch zur Vitamin-B-Gruppe gehört. Der Stoff wird vom Körper für die Synthese von Serotonin benötigt. In wissenschaftlichen Experimenten wurde seine Effektivität bei Depressionen, Panikstörungen, Zwangsstörungen sowie Bulimie nachgewiesen. Bei der Behandlung von Panikstörungen stellte sich Inosit in einer Dosierung von 15 Gramm nach vier Wochen in der Tat sogar als effektiver als der Serotonin-Wiederaufnahmehemmer Fluvoxamin heraus, und als ebenso effektiv nach neun Wochen, wobei Inosit geringere Nebenwirkungen hat. Es ist ein süßlich schmeckendes Pulver, von dem man zwei- oder dreimal täglich 2 bis 6 Gramm einnimmt. Seine Nebenwirkungen sind gering.[38]

Alle diese Maßnahmen haben sich bei Depressionen als positiv erwiesen, Sie sollten sie also mit dem behandelnden Arzt besprechen.

Mitochondrien und Depression

Um einen normalen Energiehaushalt zu erhalten, ist es nötig, die Mitochondrien, unsere Energiekraftwerke innerhalb der Zellen, zu unterstützen. Dabei ist es nicht überraschend, dass auch sie eine Rolle bei Depression spielen. SAM-e oder S-Adenosylmethionin ist ein zelluläres Energiemolekül, das für die Behandlung von Depressionen eingehend erforscht worden ist, ebenso für Osteoarthritis. Bei beiden Erkrankungen wird es mit Erfolg eingesetzt. Im Gegensatz zu den meisten Antidepressiva setzt die Wirkung von SAM-e recht schnell ein, schon nach zwei Wochen kann eine Besserung der Beschwerden festgestellt werden. Daher verschreibe ich meinen depressiven Patienten häufig eine Form von SAM-e, um die Wartezeit bis zum vollständigen Einsetzen der Wirkung von anderen, synergetischen Antidepressiva (Johanniskraut oder Serotonin-Wiederaufnahmehemmer) zu überbrücken. Ich empfehle dringend, die Einnahme von SAM-e sowie allen anderen Medikamenten zur Behandlung von Stimmungsschwankungen nur unter der Aufsicht eines erfahrenen Arztes zu unternehmen. SAM-e wirkt stimulierend, kann also auch Angst steigern, wenn Sie ängstlich sind. Daher ist es ratsam, mit einer geringen Dosis zu beginnen und sie nur langsam zu steigern. Bei Menschen mit einer bipolaren Störung besteht die Gefahr, dass SAM-e eine Manie auslösen kann.

Kreatin-Monohydrat ist ein weiterer Stoff, der die Mitochondrien mit Energie versorgt. Bodybuilder setzen ihn ein, um ihre Muskelmasse zu vergrößern. Kreatin spielt bei der Energieproduktion eine wichtige Rolle, und bei Depressionen unterliegt der Kreatinspiegel starken Schwankungen. Eine jüngere Studie wies nach, dass Frauen, die unter schweren Depressionen litten, mit 5 Gramm Kreatin-Monohydrat täglich eine signifikante Effizienzsteigerung von Escitalopram (einem Serotonin-Wiederaufnahmehemmer) verzeichnen konnten und damit viel schneller auf die Therapie ansprachen.[39] Leiden Sie unter Depressionen, können Sie Kreatin oder die anderen vorgeschlagenen Maßnahmen ausprobieren.

Heilkräuter bei Depression und Angst

Wahrscheinlich ist das bekannteste Heilkraut gegen Depression und Angstzustände Johanniskraut. In Deutschland gehört das Mittel zur Primärtherapie bei leichter und mittlerer Depression und ist als effektives Antidepressivum gut eingeführt. Seine Wirkung entspricht der verschreibungspflichtiger Antidepressiva, allerdings hat Johanniskraut weniger Nebeneffekte.[40] Ebenso wie Serotonin-Wiederaufnahmehemmer wirkt es auch bei Angstgefühlen, daher bietet es sich bei Patienten an, die sowohl unter Depressionen als auch unter Beklommenheit leiden. Johanniskraut ist meine erste Wahl, wenn es um schwere Depressionen geht. Häufig kombiniere ich es mit SAM-e, um schneller eine Besserung der Beschwerden zu erreichen. Es sollte zweimal täglich in einer Dosis von 450 Milligramm eingenommen werden. Normalerweise empfehle ich, morgens 450 Milligramm einzunehmen und am Nachmittag noch einmal, wenn es gut vertragen wird. Um seine ganze Wirkung zu entfalten, muss das Mittel mindestens vier Wochen lang eingenommen werden. Mit anderen Medikamenten und Nahrungsergänzungsmitteln kombiniert besteht jedoch die Gefahr, dass es zu Reaktionen kommt. Daher ist die Einnahme von Johanniskraut für diejenigen Patienten möglicherweise schwierig, die noch weitere Medikamente nehmen. Folglich sollte in diesem Fall die Behandlung von einem Arzt überwacht werden, um toxische Nebenwirkungen auszuschließen. Es muss betont werden, dass Johanniskraut die Wirkung der Pille verringert, die damit keinen zuverlässigen Schutz vor Schwangerschaft mehr bietet. Darüber hinaus kann es die Wirkung von Hormontherapien verringern.

Seit Jahrhunderten wird Lavendelöl inhaliert, es gibt es in Säckchen, Sprays, Ölen und Lotionen. Der Duft beruhigt und sorgt für schnelles Einschlafen. Mittlerweile ist Lavendelöl auch in Tablettenform erhältlich. Die Kapseln enthalten mikroskopisch kleine Kügelchen, die über den Verdauungstrakt aufgenommen werden. Die Wirkung ist beruhigend und reduziert Angstgefühle. Die Tabletten machen weder abhängig noch sind sie gefährlich. Die häufigste Nebenwirkung ist Aufstoßen, aber aufgrund des blumigen Aromas stört es die meisten Menschen nicht. Ich behandele Angst gern damit, weil es den Patienten nicht müde macht. Außerdem wird es dann eingenommen, wenn es nötig ist, also wenn Angstgefühle aufkeimen, oder auf regelmäßiger Basis. Ich empfehle es sehr häufig Patienten, die sich zu viele Gedanken machen, ängstlich sind und zu viel grübeln.

Milde Angstgefühle behandelte ich gern mit L-Theanin, das aus grünem Tee gewonnen wird. Es verstärkt GABA und Dopamin und entspannt, ohne schläfrig zu machen.[41] Ich muss immer an die Zen-Mönche in Japan denken, die in wohlwollender ruhiger Aufmerksamkeit ihren grünen Tee trinken. L-Theanin fördert außerdem die Aufmerksamkeit, die Konzentration, die Erinnerungsfähigkeit und das Lernen, was ganz schön cool ist. Ich verschreibe dieses Mittel gern, weil es diese positiven Effekte und keine Nebenwirkungen hat. Man nimmt es zweimal täglich regelmäßig ein oder einfach nach Bedarf in einer Dosis von 100 bis 400 Milligramm.

Der Forschung zufolge ist Baldrian ein effektives Schlafmittel, daher schätze ich dieses Kraut sehr. Es hilft auch gut gegen Angstgefühle, allerdings macht es im Gegensatz zu L-Theanin und Lavendel wirklich müde. Baldrian bietet sich für schwerere Angstzustände an sowie die Einnahme am Abend zum Einschlafen. Man sollte danach nicht mehr Auto fahren oder arbeiten. Aber auch tagsüber kann man Baldrian einnehmen, allerdings nur in geringen Dosen von 20 Milligramm oder weniger. Die meisten »Einschlaftees«, die es überall zu kaufen gibt, enthalten ebenfalls 20 Milligramm Baldrian. Bei schwereren Angstanfällen am Abend verschreibe ich Dosen von bis zu 600 Milligramm.

Baldrian darf nicht zusammen mit anderen Antidepressiva oder Alkohol eingenommen werden.

Auf den polynesischen Inseln findet Kava-Kava als therapeutischer Tee in Zeremonien Verwendung. Es macht nicht abhängig und ist nachweislich effektiv bei generalisierten Angststörungen. Kava-Kava hat eine ähnliche Wirkung wie Alkohol, es entspannt und reduziert Angst, ohne abhängig zu machen. Einige mehr als zehn Jahre alte Studien zeigten, dass Kava-Kava Lebertoxizität verursachen kann. Allerdings wurden für diese Untersuchungen die falschen Teile der Kava-Pflanze verwendet und die Ergänzungsmittel enthielten kontaminierte Wirkstoffe. Dennoch wäre ich vorsichtig und würde Patienten mit vorliegenden Leberschäden von der Einnahme von Kava-Kava abraten. Doch bei den meisten Patienten erzielt es gute Ergebnisse, wenn es am Abend eingenommen wird. Normalerweise nimmt man es auch nicht über längere Zeit, bei kurzen Angstepisoden ist es aber sehr effektiv. Die Dosis beträgt bis zu 120 Milligramm Kavalaktone zweimal täglich. Kava-Kava gibt es auch in viel niedrigeren Dosen in Tees.

Akupunktur und Hormone

Eine Metaanalyse belegt, dass Akupunktur als Methode extrem sicher ist und so effektiv wie Antidepressiva wirkt – wobei Metaanalysen nicht viel aussagen.[42] Auch wenn die Studien nicht perfekt sind, würde ich hingegen argumentieren, dass Akupunktur und chinesische Heilkräuter eine sicherere Herangehensweise an Depressionen sind und wesentlich weniger Nebenwirkungen als Antidepressiva haben. Auch bei Angst kann Akupunktur helfen.[43] Da es bei dieser Methode um den ganzen Körper geht, ist sie eine ideale Maßnahme für Frauen, die unter chronischer Erschöpfung leiden. Akupunktur und Heilkräuter werden von Ärzten und Heilpraktikern mit der Spezialausbildung in traditioneller chinesischer Medizin angeboten.

Wie ich bereits in Kapitel 3 erwähnt habe, ist eine Behandlung von Nebennierenschwäche mit DHEA dann sinnvoll, wenn es um die Wiederherstellung von Energie und den emotionalen Ausgleich geht.

In ähnlicher Weise helfen bioidentische Hormone Frauen, die sich in den Wechseljahren befinden, bei Depressionen und Angst. Im Idealfall nehmen die Hormone die emotionalen Spitzen in dieser Zeit und fördern den Ausgleich bei Schlaf, Angst und Depression. Sicherlich braucht nicht jede Frau Hormone, wenn sie jedoch unter Hormonschwankungen und demzufolge unter Schlafproblemen und Hitzewallungen leidet, können diese Stoffe die Ursache bekämpfen. Sobald die Patientin das Klimakterium überwunden hat, werden die Hormone ausgeschlichen und idealerweise abgesetzt. Die langfristige Einnahme von Hormonen erhöht das Risiko für Brustkrebs sowie Herz- und Gefäßerkrankungen. Doch anscheinend können Patientinnen bioidentische Hormone gefahrlos fünf Jahre lang in den Wechseljahren nehmen, insbesondere dann, wenn das Östrogen über Pflaster oder Cremes verabreicht wird. Dabei bleibt zu bedenken, dass es bei vielen Frauen auch schon ausreicht, Heilkräuter einzunehmen, um die emotionalen und körperlichen Umstellungen gut zu verarbeiten. Dazu gehören zum Beispiel Traubensilberkerze oder Vitex. Sollten Sie unter Stimmungsschwankungen während der Wechseljahre oder vor der Menstruation leiden, fragen Sie Ihren Arzt oder Heilpraktiker, wie Sie diese hormonellen Veränderungen bewältigen können. Dr. Sara Gottfried erklärt in ihrem Buch die *Hormonkur: So bringen Sie Ihren Hormonhaushalt natürlich ins Gleichgewicht* (VAK Verlag 2014), wie sich Hormonschwankungen individuell auswirken und wie man einen Ausgleich schaffen kann. Im Anhang finden Sie eine eingehende Darstellung der Vor- und Nachteile einer Hormonersatztherapie.

Auf die Funktion der Schilddrüse sind wir schon häufiger zu sprechen gekommen. Sie ist ein wesentlicher Faktor für alle Symptome des Erschöpfungssyndroms. Eine Schilddrüsenunterfunktion verursacht Depressionen und eine -überfunktion kann Angstzustände fördern. Wenn Sie von diesen beiden Erkrankungen betroffen sind, sollten Sie unbedingt Ihre Schilddrüse untersuchen lassen. Bei Patienten, die sowohl unter Schilddrüsenunterfunktion (Hypothyreose) als auch unter Depressionen leiden, erhöhe ich die Dosis an Schilddrüsenmedikamenten, weil sie wie Antidepressiva wirken können. Ich versuche, den TSH-Wert normal zu halten, aber dabei die Dosis der Schilddrüsenmedikation maximal zu erhöhen. Wie bereits beschrieben, besteht eine Schilddrüsentherapie sowohl aus Levothyroxin (T4) als auch Liothyronin (T3). Die meisten Ärzte setzen nur T4 bei geringer Schilddrüsenfunktion ein, weil es sich im Körper zu T3 verwandelt. Allerdings geschieht dies nicht in dem erwünschten Maße bei allen Patienten, daher kann die Gabe von T3 die Stimmung verbessern und die Energie erhöhen. Besprechen Sie mit Ihrem Arzt, ob eine zusätzliche Medikation mit T3 (Liothyronin) sinnvoll ist.

Medikamentöse Behandlung bei Depressionen und Angst

Ich gehöre zu den Ärzten, die einen pragmatischen Ansatz verfolgen. Und in manchen Situationen wirken Medikamente einfach am besten. Wie immer hilft bei solchen Erwägungen Ihre körpereigene Intuition, um zu entscheiden, ob Medikamente für Sie sinnvoll sind oder nicht. Einige Patienten von mir leiden unter schweren Depressionen und sprechen auf keinerlei medikamentöse Behandlung an. In ihren Fällen nutzen wir alle anderen Strategien. Und es gibt wiederum auch Patienten, die auf alternative Behandlungsmethoden nicht reagieren, die aber sehr schnell auf Medikamente ansprechen, wenn sie akut unter Depressionen leiden.

Die am häufigsten verschriebenen Medikamente für Depressionen und Angststörungen (dazu gehören auch Panikstörungen oder Zwangsstörungen) sind die selektiven Serontonin-Wiederaufnahmehemmer (SSRI). Dazu gehören Fluoxetin, Citalopram, Escitalopram, Paroxetin, Sertralin und Fluvoxamin. Diese Medikamente werden von Ärzten sehr gern verschrieben. Wie bereits beschrieben, können sie insbesondere bei schwerwiegenden Depressionen, generalisierter Angststörung und Panikstörung effektiv helfen. Welches dieser Medikamente Sie nehmen, liegt in

Ihrer Hand und in der Ihres Arztes. Jeder reagiert unterschiedlich auf diese Stoffe. Fluoxetin wirkt stimulierend und hilft denjenigen gut, die so deprimiert sind, dass sie morgens nicht aufstehen können. Im Gegensatz dazu wirkt Paroxetin sehr beruhigend und sedierend und ist bei Menschen, die unter Angst leiden, angezeigt, dieselbe Wirkung hat Sertralin. Die anderen SSRI liegen dazwischen. Wenn Sie SSRI einnehmen, können Sie sie mit Kreatinen und einem Vitamin-B-Komplex kombinieren, um die Effektivität dieses Medikaments zu steigern. Gemeinhin dauert es einen Monat, bevor man sagen kann, ob die Medikation anschlägt oder nicht. Außerdem treten die meisten Nebenwirkungen bereits in den ersten Wochen der Einnahme auf. Wenn diese nicht allzu schwer ausfallen, lohnt es sich, dabeizubleiben. Auch um zu sehen, ob die Nebenwirkungen abklingen, sobald sich auch die Depression oder Angstgefühle verringern. Bedenken Sie, dass alle selektiven Serotonin-Wiederaufnahmehemmer möglicherweise als Nebenwirkung – im positiven wie im negativen Sinn – stimmungsdämpfend wirken und die Libido und Orgasmusfähigkeit dämpfen. Man sollte SSRI niemals abrupt absetzen. Sie müssen unter ärztlicher Aufsicht langsam ausgeschlichen werden.

Bei Bupropion handelt es sich um ein besonderes Antidepressivum, das nicht auf das Serotonin-, sondern das Dopaminsystem wirkt. Es wirkt aktivierend und ist daher nicht für Angstpatienten geeignet. Für Menschen, denen es schwerfällt, sich zu motivieren, ist es allerdings angezeigt. Nicht nur hat es sehr wenige Nebenwirkungen, sondern wirkt bei einigen Frauen auch positiv auf die Libido. Ebenso wird es bei der Raucherentwöhnung eingesetzt. Wenn bei Ihnen keine anderen Maßnahmen helfen, kann Bupropion angezeigt sein. Auch bei Patienten mit schweren Depressionen kann es als Ergänzung zu SSRI oder SNRI (Serotonin-Noradrenalin-Wiederaufnahmehemmer) genommen werden. Häufig empfehle ich zuerst Wellbutrin, wenn ein Patient deprimiert, müde und unmotiviert ist und nicht unter Ängsten leidet.

Behandlungsbeispiel für leichte Angstzustände

1. Vertrauen Sie sich jemandem an und lassen Sie sich helfen.
2. Bauchatmung gegen die Angstsymptome
3. Meditation oder eine andere kontemplative Richtung beziehungsweise spirituelle Praxis
4. ausreichend Schlaf
5. Sport, egal welcher, mindestens viermal die Woche für 30 Minuten
6. gesunde, entzündungshemmende Ernährung
7. Fischöl mit Omega-3-Fettsäuren: davon EPA mindestens 1 000 mg sowie DHA mindestens 500 mg
8. L-Theanine: 100 bis 200 mg bis zu dreimal täglich
9. Lavendelöl: 1 Kapsel täglich oder bei Bedarf
10. Bei Panik- oder Zwangsstörungen kann Inositol in einer Dosis von 2 bis 6 Gramm zweimal täglich helfen.
11. Um schlafen zu können, bietet sich Baldrianwurzel an, bis zu 600 mg 45 Minuten vor dem Schlafengehen
12. Gegebenenfalls dazu 200 mg 5-HTP vor dem Schlafengehen, jedoch nur nach Rücksprache mit Ihrm Arzt

Behandlungsbeispiel für leichte Depressionen

1. Vertrauen Sie sich jemandem an und lassen Sie sich helfen.
2. Meditation oder jede andere spirituelle Praxis
3. ausreichend Schlaf
4. Sport, egal welcher, mindestens viermal die Woche für 30 Minuten
5. gesunde, entzündungshemmende Ernährung
6. Fischöl mit Omega-3-Säuren: EPA mindestens 1 000 mg sowie DHA mindestens 500 mg
7. Vitamin D_3: 2 000 I. E. (Internationale Einheiten), gegebenenfalls auch eine höhere Dosis, wenn Ihr Vitamin-D-Spiegel extrem niedrig ist

8. Methylierte Folsäure: 1 bis 2 mg mit einem Vitamin-B-Komplex (bis zu 15 mg)
9. Vitamin C: 500 mg zweimal täglich
10. Gegebenenfalls SAM-e, 200 bis 600 mg morgens, oder 200 mg 5-HTP vor dem Schlafengehen
11. In Rücksprache mit Ihrem Arzt Johanniskraut, etwa 450 mg zweimal täglich

SNRI gehören zu einer weiteren Medikamentenklasse, die sowohl bei Depressionen als auch bei Angst (dazu gehören auch Panik- und Zwangsstörungen) eingesetzt werden. Sie umfassen Venlafaxin, Duloxetin, Desvenlafaxin und Milnacipran. Diese Arzneimittel werden normalerweise bei hartnäckigen Depressionen und Angstzuständen verschrieben, die bisher nicht mit einer anderen Medikation oder alternativen Maßnahmen behoben werden konnten. SNRI werden auch bei chronischen Schmerzen gegeben. Im Allgemeinen haben sie einige Nebenwirkungen wie Übelkeit, Schwindel und Schwitzen, weswegen sie zunächst in einer niedrigen Dosis, die dann gesteigert wird, verabreicht werden. Wie SSRIs mildern sie Stimmungen (dämpfen positive Stimmungslagen), verringern die Libido und lösen Orgasmusunfähigkeit aus. Das Ausschleichen von SNRI kann lange dauern und ist unangenehm. Daher empfehle ich, die Medikamente in kleinen Schritten langsam zu reduzieren und die jeweilige Dosis über zwei Wochen zu nehmen, bevor man sie wiederum verringert. Aufgrund der zahlreichen Nebenwirkungen und des schwierigen Prozesses, das Medikament abzusetzen, verschreibe ich es nur ungern und auch nur dann, wenn es absolut keine Alternative dazu gibt.

Phasenprophylaktika werden normalerweise Patienten mit einer bipolaren Störung verschrieben. Auch hier gibt es verschiedene Medikamente, von Lithium über Antipsychotika bis hin zu krampfverhindernden Arzneimitteln. Für Patienten, die unter einer instabilen bipolaren Störung leiden, können sie überlebenswichtig sein, doch alle haben wesentliche Nebenwirkungen, die zum Teil gefährlich sind. Lamotrigin ist eines der neueren Medikamente, sowohl Phasenprophylaktikum als auch Antidepressivum, das beim Auffangen von Depressionen bei bipolaren Störungen bessere Ergebnisse als andere Arzneimittel erzielt. Bitte besprechen Sie mit Ihrem Arzt eingehend die Vor- und Nachteile von Phasenprophylaktika, bevor Sie sie sich verschreiben lassen.

Fast jeder von uns kennt Phasen im Leben, die von Depression und Ängsten geprägt sind. Dabei werden einige Menschen von negativen Gefühlen viel zu häufig heimgesucht. Es gibt eine Vielzahl verschiedener Maßnahmen, die sich positiv auf die Stimmung auswirken können. Und die wichtigsten lassen sich nicht in Tablettenform herunterschlucken. Wirksame Methoden sind, sich jemandem anzuvertrauen, der Ihnen nahesteht, Bewegung, ein Sonnenbad zu nehmen, für ausreichend Schlaf zu sorgen und eine entzündungshemmende Ernährung.

Vor Kurzem kam eine langjährige Patientin von mir in die Praxis, eine vitale und unternehmungslustige 65-jährige Dame, die normalerweise keine Zeit hat, zwischen ihren Weltreisen zum Arzt zu gehen. Als sie mich jetzt aber aufsuchte, habe ich sie kaum erkannt. Sie war lange nicht beim Friseur gewesen, ihre Wangen waren eingefallen und der Blick war gesenkt. Es schien, als sei sie chronisch krank. Der Grund dafür war, dass sie in den vergangenen vier Monaten sehr schwere Zeiten durchgemacht hatte. Ihr geliebter Hund war verstorben und sie trauerte so sehr, dass sie nichts mehr aß. Zwar hatte sie einen neuen Welpen, der aber nervig und anstrengend war. Sie kam nur in die Sprechstunde, weil sie neue Blutdruckmedikamente brauchte. Ich verschrieb ihr für den Beginn 200 Milligramm SAM-e, das sie am Morgen nehmen sollte. Drei Tage später sollte sie mit Johanniskraut anfangen, zweimal 450 Milligramm täglich, und wiederum drei Tage danach sollte sie mit Methylfolsäure, 3 Milligramm,

Vitamin B_6, methyliertem Vitamin B_{12} und Magnesium beginnen. Ich bestand darauf, dass sie täglich einen Extra-Spaziergang machte. Nach zwei Wochen kam sie wieder in die Praxis und ihre Symptome hatten sich dramatisch verbessert. Zwar war sie immer noch traurig, doch musste sie weniger weinen. Jetzt war sie endlich in der Lage, sich in ausreichendem Maße um den neuen Hund zu kümmern. Wenn sie das nächste Mal in die Sprechstunde kommt, wird sie wahrscheinlich wieder ganz die Alte sein.

Ich hoffe, dass einige dieser Ideen, Ihre Stimmungslage zu verbessern, Ihnen ebenso helfen wie Ihr Körpercode. Folgen Sie Ihrer Intuition, um herauszufinden, was Ihnen fehlt. Holen Sie sich, was Sie dafür brauchen, um aus dem Vollen schöpfen zu können – Sie haben es verdient! Je besser wir unseren Körpercode kennen, desto leichter fällt es uns, auf unseren Körper und seine Bedürfnisse zu hören – und natürlich auch auf die Seele. Nur dann treffen wir die Entscheidungen, die dafür sorgen, dass wir ganz und gar mit uns im Reinen sind, auch wenn wir uns um andere kümmern müssen oder wollen.

Die gesunde Aufbauphase bei Depressionen und Angstzuständen

- Optimale Schilddrüsenfunktion: TSH, freies T3, freies T4
- Vor, während oder nach den Wechseljahren können Hormontests hilfreich sein: Estradiol, Progesteron, Testosteron (freies und Gesamttestosteronspiegel) sowie DHEA
- Bei Müdigkeit oder chronischen Ängsten: Nebennieren testen
- Vitamin-B_{12}-Spiegel: Folsäure und Homocystein (ein Indikator für den Folsäurestoffwechsel)
- In manchen Fällen, besonders wenn es in der Familie Fälle von Depressionen gibt, ist ein Gentest angesagt, der untersucht, ob Methylisierungsdefekte vorliegen, bei denen Nahrungsergänzungsmittel helfen können

Kapitel 7

Greift Ihr Körper sich selbst an? Allergien und Autoimmunerkrankungen

Test: Allergien und Autoimmunerkrankungen

1. Haben oder hatten Sie schon einmal ein Ekzem oder Schuppenflechte (Psoriasis)?

1	2	3	4	5
(nie)	(selten)	(manchmal)	(meistens)	(fast immer)

2. Reagiert Ihre Haut empfindlich auf Parfüm, Lotionen oder Sonnencreme?

1	2	3	4	5
(nie)	(selten)	(manchmal)	(meistens)	(fast immer)

3. Haben Sie eine Tierhaar- oder Pollenallergie, eine gegen Hausstaub, Schimmel oder Aerosole, und reagieren Sie auf diese Allergene mit Niesen, einer verstopften oder laufenden Nase, mit Atemnot oder juckenden Augen?

1	2	3	4	5
(nie)	(selten)	(manchmal)	(meistens)	(fast immer)

4. Reagieren Sie auf bestimmte Nahrungsmittel oder Medikamente mit Hautausschlag, einer Schwellung der Rachenschleimhaut, Bauchweh, Übelkeit, Aufgeblähtsein, Durchfall oder Verstopfung, Asthma oder Konzentrationsverlust?

1	2	3	4	5
(nie)	(selten)	(manchmal)	(meistens)	(fast immer)

5. Haben Sie Asthma oder nutzen Sie ein Inhalationsgerät bei Husten oder Atemnot?

1	2	3	4	5
(nie)	(selten)	(manchmal)	(meistens)	(fast immer)

6. Haben oder hatten Sie je Symptome oder Laborwerte, die auf eine Autoimmunerkrankung hindeuteten, wie Hashimoto-Hypothyreoiditis, Morbus Basedow, Psoriasis, rheumatoide Arthritis, Lupus erythematodes, Morbus Crohn, Colitis ulcerosa, Diabetes Typ I, Vitiligo oder perniziöse Anämie?

1	2	3	4	5
(nie)	(ja, früher einmal)	(mehr als zweimal in der Vergangenheit)	(selten im Moment und öfter als dreimal in der Vergangenheit)	(öfter im Moment und mehr als viermal in der Vergangenheit)

Zählen Sie die Werte der einzelnen Antworten zusammen.
Ihr Ergebnis im Bereich Allergien und
Autoimmunerkrankungen beträgt: ___________

Ihre erreichte Punktzahl:
6–9: Sie haben nur minimale Symptome im Bereich Allergie/Autoimmunerkrankungen
10–15: Sie haben moderate Symptome im Bereich Allergie/Autoimmunerkrankungen
16–30: Sie haben starke Symptome im Bereich Allergie/Autoimmunerkrankungen

Unser Immunsystem ist wie ein hauseigenes Amazonenheer – allzeit bereit, uns vor bösen Eindringlingen – Viren, Bakterien, Parasiten – zu verteidigen. Als sich unser Immunsystem vor vielen

Tausend Jahren zu unserem Schutz zu entwickeln begann, waren Eindringlinge überaus häufig und hatten tödliche Folgen. Nun leben wir im Westen mit unserem evolutionär hochgerüsteten Immunsystem aber in quasi desinfizierten Umgebungen, kein fruchtbarer Dschungel, keine heiße Savanne. Im Allgemeinen ist das gut für uns. Hygiene ist das medizinische Wunder par excellence, dem wir unsere zunehmende Lebenserwartung verdanken. Der Nachteil ist, dass wir nun eine Armee von Amazonen in Alarmbereitschaft unterhalten, die nicht mehr genug Arbeit hat. Und das birgt neue gesundheitliche Risiken.

Unsere »Mr Saubermann«-Umwelt ist einer der Gründe für die weltweite Zunahme von Allergien und Autoimmunerkrankungen in den letzten 50 Jahren. Anstatt dass unser Immunsystem Parasiten und Bakterien abwehrt, richtet es seine Aggressivität nun auf die *falschen* Ziele. Es richtet sich als Allergie gegen unschädliche Proteine (aus Nahrungsmitteln, Pflanzen, Tieren, Insekten, Schimmel, Chemikalien oder Medikamenten). Richtet es sich indessen gegen körpereigene Zellen, sprechen wir von einer Autoimmunerkrankung.

Der Anteil der Frauen – von allen Menschen mit Autoimmunerkrankungen in den USA – macht etwa 75 Prozent aus, wahrscheinlich weil unser Immunsystem etwas aggressiver ist als das von Männern (ich habe ja schon erwähnt, wir sind Amazonen). Allerdings muss man auch sagen, dass sowohl Allergien als auch Autoimmunerkrankungen eher auftauchen, wenn wir erschöpft und ausgelaugt sind. Deshalb sehe ich beides vor allem bei Frauen mit chronischer Erschöpfung. Die Probleme tauchen also gern dann auf, wenn das Immunsystem überreagiert und angreift. Dann gibt es tatsächlich Kollateralschäden: von einer laufenden Nase und Niesattacken bis zu schlimmen Durchfällen und Darmblutungen, in selten Fällen kann es sogar zu einem anaphylaktischen Schock kommen, der lebensgefährlich sein kann.

Megan, eine tatkräftige Krankenschwester von 33 Jahren, kam aufgrund ständiger Hautausschläge zu mir in die Praxis. Bei ihrem ersten Besuch war es so schlimm, dass sie nicht aufhören konnte, sich zu kratzen. Unter ihrer weiten Hose verbargen sich auf den Schienbeinen nässende, ja blutig gekratzte tiefrote Stellen, desgleichen an den Armen. Wie alle meine Patientinnen fragte ich auch Megan: »Wie hat das angefangen? Was ist zuvor passiert?« Eineinhalb Jahre bevor sie zu mir kam, war Megan in der Leidenschaft einer neuen Liebe ungewollt schwanger geworden. Obwohl beide vor der Elternschaft und einer Beziehung zurückschreckten, haben sie beschlossen, zusammenzuziehen. Als sie einmal miteinander schliefen und Megan gerade bereit war, sich mehr zu öffnen, fand sie plötzlich ein gebrauchtes Kondom unter dem Kissen, was nach dem Sex mit einer anderen Frau am Vortag dort hingeraten war. Ein paar Tage später hat ihr Liebhaber dann seine Sachen gepackt und sie – schwanger und ohne Bleibe – verlassen. In der Folge erlitt sie eine einsame und schmerzliche Fehlgeburt in der Wohnung einer Freundin, in der sie vorübergehend untergekommen war.

Megan zog nach Kalifornien, um ein neues Leben anzufangen, und fand ein kleines Haus in den Bergen, umgeben von Mammutbäumen. Bald nach ihrem Umzug riet ihr eine spirituelle Ratgeberin, ihrem Ex zu vergeben und sich noch einmal mit ihm zusammenzutun, um »Altlasten aus einem vergangenen Leben, die beide noch verbänden«, zu bereinigen. Weil sie dieser Seelenberaterin mehr vertraute als ihrer inneren Stimme, bat sie den Exfreund, wieder bei ihr einzuziehen. Durch Nachtdienste sorgte sie auch finanziell für ihn. Doch schon ein paar Wochen nach seinem Einzug bekam sie heftige allergische Beschwerden, zunächst war die Nase immer zu und sie musste niesen, doch schon bald zeigten sich Asthmasymptome. Ihre Augen juckten so stark, dass durch das Reiben die Netzhaut beschädigt wurde und sie tagelang eine Augenklappe tragen musste. Die Ärzte verschrieben ihr kortisonhaltige antiallergische Augentropfen, dazu Antihistaminika und Nasonex, ein kortisonhaltiges Nasenspray. Für das beginnende Asthma verwendete sie schließlich ein Inhalationsgerät.

Ein Jahr später bekam sie dann Unterleibsschmerzen, die sich als Unterleibsentzündung, ausgelöst durch eine Geschlechtskrankheit ihres untreuen Partners, herausstellten. Auch ihre Niere wurde davon in Mitleidenschaft gezogen, und sie musste am Ende beide Infekte mit starken mehrmaligen Antibiotikagaben behandeln. Ihren Freund hat sie schließlich hinausgeworfen.

Ich bin immer wieder fasziniert davon, dass sich das, was meine Patienten in ihrem äußeren Leben erleben, auch im Körperinnern abspielt. Bei Megan waren es die Sexualorgane, die so laut und deutlich Nein zu der Beziehung zu ihrem Freund sagten. Auch hatte sie nicht nur eine, sondern gleich zwei Infektionen in ihrem Unterleib. Und als sie den Freund dann ein weiteres Mal in ihr Leben ließ, sind die Amazonen in ihrem Immunsystem durchgedreht – Allergien in Augen, Nase und Lunge. Ihr Körpercode zeigte das an, was sie nicht sehen wollte (ihre Augen) und dass sie in dieser Beziehung nicht wirklich atmen konnte (Nase und Lungen). Megans emotionale Abgrenzung in der Beziehung war schlecht, und ihr Immunsystem war es auch – es griff harmlose Feinde aus der Umgebung an. Am Ende machte Megan einen Allergietest, der ergab, dass sie auf Hausstaubmilben allergisch reagierte. In einer neuen Wohnung achtete sie nun darauf, eine Exposition zu vermeiden. Ihr Asthma und die Allergie wurden daraufhin besser – kein Freund mehr, der sie betrog, und auch keine Hausstaubmilben mehr. Was allerdings blieb, war der juckende Ausschlag.

Bevor Megan zu mir in die Praxis kam, hatte sie schwere Hautentzündungen mit hohem Fieber gehabt, die jeweils mit Antibiotika und Kortisontabletten und -spritzen behandelt worden waren. Kortison dämpft die Immunantwort, damit es zu keinen körperlichen Schäden kommt – in diesem Fall die allergische Rhinitis, das Asthma und die Nesselsucht. Kortison vermindert die Entzündungsreaktion, ändert aber nichts an den Ursachen eines überaktiven Immunsystems.

Weil unser Immunsystem jedoch auf das Innigste mit unseren Darmbakterien in Verbindung steht, können Darmbakterien und Hefen über Gebühr wachsen, sobald wir mit Antibiotika und Kortison Teile der Darmflora verdrängen oder ganz abtöten. Das ist dann auch der Grund, warum wir Nahrungsmittelunverträglichkeiten und Allergien bekommen. Gesunde Darmbakterien sind jedoch für unsere Gesundheit essenziell: In unserem Körper leben zehnmal so viele Darmbakterien wie menschliche Zellen! Im Grunde bilden wir mit unseren Darmfreunden ein fressendes und atmendes Ökosystem. Im Falle Megans hatten die Antibiotika und das Kortison ihre Darmbakterien aus dem Gleichgewicht gebracht und das Amazonenheer zum Aufstand getrieben. Über kurz oder lang hätte sie wohl zusätzlich zu Asthma und Heuschnupfen auch noch eine Nahrungsmittelunverträglichkeit oder -allergie bekommen. Denn ihre Darmbakterien hatten schon über ein halbes Jahr ordentlich einstecken müssen.

Bei unserem ersten Termin sind wir ganzheitlich vorgegangen und haben zunächst gefragt, was ihr Körper ihr wohl sagen wolle. Megan war sich vollkommen im Klaren darüber, dass die Beziehung zu ihrem Exfreund ihr geschadet habe, körperlich und emotional. Ich fragte sie, ob sie vergleichbare Probleme auch mit anderen Leuten gehabt habe, und daraufhin wurde ihr klar, dass sie immer Schwierigkeiten gehabt hatte, sich abzugrenzen – auf jeden Fall mit dem Exfreund, aber im Grunde auch oft mit Freunden und Kollegen. Auch dass sie der spirituellen Ratgeberin so gefolgt war, statt auf die eigene innere Stimme zu hören, war ein Fehler gewesen.

Um zu einer Genesung zu kommen, musste Megan einsehen, dass sie in einer angemessenen Weise Grenzen setzen musste. Auch musste sie erkennen, auf was ihr Körper momentan reagierte und wie sie dem entgehen konnte. Zunächst einmal haben wir alle ihre Medikamente abgesetzt, dazu die Lotionen, auf die sie anscheinend auch allergisch reagierte. Stattdessen sollte sie nur Kokosöl, Olivenöl und Bienenwachs benutzen. Auch haben wir diverse Tests auf Nahrungsmittelallergien durchgeführt. Bei ihrem zweiten Termin ging es Megan schon besser, aber immer noch hatte sie leichte Nesselsucht an Armen und Beinen. Die

Allergietests ergaben keine schwerwiegende Nahrungsmittelallergie, jedoch eine leichte Unverträglichkeit von Zitrusfrüchten und Eiern, die sie daraufhin mied. Stattdessen haben wir uns auf eine antientzündliche Ernährung plus einige Nahrungsergänzungen konzentriert: Leinöl und Nachtkerzenöl, dazu dunkelfarbige Früchte und dunkelfarbiges Gemüse (in den Farbstoffen stecken die Antioxidantien, die entzündungshemmend wirken). Dann haben wir noch ein Profil ihrer Darmbakterien erstellt, bei dem herauskam, dass aufgrund ihrer häufigen Antibiotikagaben die Darmbakterien abgenommen hatten und auch eine Entzündung vorlag. Ich verschrieb ihr ein hoch dosiertes Probiotikum (mit mindestens 100 Milliarden KBE [koloniebildende Einheiten]), dazu Glutamin (eine Aminosäure, die Entzündungen im Darm reduziert) und Präbiotika in Form löslicher Ballaststoffe zur Unterstützung einer gesunden Darmflora. Und weil man diese schließlich nicht nur mit Nahrungsergänzungen zu sich nehmen kann, empfahl ich ihr den Verzehr von milchsauer Vergorenem: Sauerkraut, Tempeh, Kefir, Kombucha und Kimchi, um nur einige zu nennen.

Durch all diese Behandlungen zusammen erlebte Megan eine deutliche Besserung, was die Nesselsucht anging. Bei unserem letzten Termin war lediglich eine kleine Stelle an einem der Arme verblieben, die ich äußerlich behandeln konnte. Ich gehe davon aus, dass sie beim nächsten Mal geheilt ist.

Auf die Signale des Körpers zu hören, das war für Megan der Schlüssel zur Heilung. Mittlerweile geht sie wieder aus, doch will sie bei dem nächsten möglichen Partner genauer darauf hören, was ihr Körper ihr vermeldet – damit die Amazonen nicht wieder auf den Kriegspfad gehen.

Insgesamt sollten wir an dieser Stelle noch einmal darauf verweisen, dass unser Immunsystem sehr spezifisch reagiert – vielleicht nur auf Ambrosia, nicht aber auf Eichenpollen. Darüber hinaus hat es eine Art Lautstärkeregler: Eine Asthmatikerin erlebt womöglich eine Verschlimmerung ihrer Symptome, wenn sie etwas isst, auf das sie allergisch ist, oder wenn sie in einer schimmelpilzbelasteten Umgebung lebt. Der kumulative Effekt einer Vielzahl von Allergenen verstärkt die allergische Reaktion – und den Schaden durch entzündliche Prozesse. Deshalb können Antibiotikagaben in Serie die Darmflora zerstören und damit eine Nahrungsmittelsensitivität einleiten mit der Folge einer immer stärkeren allergischen Reaktion.

Dazu ein Beispiel. Einer meiner jungen Patienten ist Trevor, ein reizender, lebhafter Junge von acht Jahren. Schon als Baby und Kleinkind zeigte er leichte asthmatische Reaktionen, wenn er erkältet war. Im Alter von drei und vier Jahren hatte er bedauerlicherweise häufig Mittelohrentzündungen, die insgesamt sechsmal mit Antibiotika behandelt wurden. Als er zu mir in die Praxis kam, hatte er bereits ein Ekzem und einen allergischen Ausschlag und sein Asthma war mittlerweile so schlimm, dass es täglich behandelt werden musste. Daraufhin habe ich Trevor zu einem Allergologen überwiesen, der bei ihm eine Allergie gegen Hausstaubmilben, Schimmel und Kuhmilch feststellte. In der Folge haben seine Mutter und ich dafür gesorgt, dass die Milben und Schimmelsporen verschwanden, und haben Milchprodukte abgesetzt. Nachdem nun all diese Allergene aus seiner Umwelt verschwunden waren, konnte sich sein Immunsystem beruhigen und sein Ekzem wurde besser. Mittlerweile muss er nicht mehr jeden Tag sein Asthmamittel nehmen, sondern nur noch den Inhalator im Bedarfsfall. Im nächsten Schritt haben wir seine Darmflora wiederaufgebaut, um seine allergischen Schübe zu lindern, wobei auch Glutamin, Prä- und Probiotika sowie milchsauer Vergorenes wie schon zuvor bei Megan zum Einsatz kamen.

Autoimmunerkrankungen verstehen

In den USA bekommt eine von zwölf Frauen innerhalb ihres Lebens eine Autoimmunerkrankung. Am häufigsten wird hier die Hashimoto-Thyreoiditis, eine Unterfunktion der Schilddrüse, diagnostiziert, an der überwiegend Frauen erkranken. Weil Autoimmunerkrankungen und Allergien beide mit einem überaktiven Immunsystem beziehungsweise einer übersteigerten Immunantwort zu tun haben, ist ihre Prävention und ganzheitliche Behandlung sehr ähnlich.

Wie Sie der Liste weiter unten entnehmen können, sind die Symptome von Autoimmunerkrankungen sehr vielfältig. Sie reichen von Gelenkschmerzen über Bauchschmerzen und blutigem Durchfall bis hin zu Hautausschlägen, trockenen Augen und Mund, um nur die wichtigsten zu nennen. Die meisten Autoimmunerkrankungen sind außerdem mit Abgeschlagenheit und Gliederschmerzen wie bei einer Grippe verbunden.

Leila war genauso müde und traurig, als sie zu mir in die Praxis kam. Aber sie war auch motiviert, weil sie an einem Patiententag zu Autoimmunerkrankungen teilgenommen hatte. Wie bei vielen Patientinnen mit Autoimmunerkrankungen hatte es auch bei Leila mit starkem Stress angefangen. Laut eigener Aussage war sie eine Typ-A-Persönlichkeit und eine erfolgreiche Geschäftsfrau dazu. Sie war immer gesund gewesen, bis sie vor 25 Jahren eine schwere Gehirnhautentzündung bekam. Zwar erholte sie sich wieder davon, doch begann daraufhin ein beschwerlicher Weg mit systemischem Lupus. Als sie die Diagnose erhielt, waren die Kinder klein und ihr Mann, ein Alkoholiker, emotional belastend. Das machte, wie man sich vorstellen kann, ihre Symptome nicht besser.

Obwohl Leila in einer der besten medizinischen Einrichtungen der Welt vielfach behandelt worden war, musste sie doch fast immer das Bett hüten, so schwer waren der Lupus, die chronische Müdigkeit, die ständigen Migräne-Kopfschmerzen, die Aufgedunsenheit und Verstopfung. Auch ihre Mutter und ihre Tochter hatten Lupus, die Tochter noch weitere Autoimmunstörungen. Leila selbst war gegen Hausstaubmilben, Baum- und Gräserpollen allergisch. Sie ist der klassische Fall von jemand, dessen Immunsystem in Brand geraten ist.

In den Monaten zuvor hatte Leila aufgehört, Gluten und Milchprodukte zu essen. Sie aß nach Möglichkeit bio und gentechnikfrei. An Vitaminen nahm sie Vitamin D_3, Magnesium, einen Vitamin-B-Komplex, Zink, Fischöl, Vitamin B_{12} und Glutathion.

Als Sie das erste Mal zu mir in die Praxis kam, legte ich besonders viel Wert auf eine gute Ernährung, denn Leila nahm 29 Medikamente, darunter ein Mittel, das in höherer Dosierung in der Chemotherapie Verwendung findet, aber auch bei Autoimmunerkrankungen wirkt, sowie zahlreiche Medikamente, von denen man weiß, dass sie B-Vitamine und Magnesiumwerte absenken. Dann ließ ich eine umfassende Stuhlprobe machen, um ihre Darmflora zu untersuchen, dazu Tests auf Nahrungsmittelallergien und -unverträglichkeiten.

Doch Leila litt auch unter Schlaflosigkeit. Schon vor Jahren hatte man festgestellt, dass sie eine Schlafapnoe hat. Doch die verordnete CPAP-Maske nahm sie nicht, weil es ihren Mund trocken werden ließ. Ich riet ihr, nach einer besseren Maske Ausschau zu halten, weil erholsamer Schlaf für sie mit ihren Erkrankungen essenziell war.

Bei weiteren Konsultationen erzählte sie mir, dass sie Gleichgewichtsprobleme habe und ihr Kurzzeitgedächtnis miserabel sei. Nahrungsmittelallergien hatte sie – das hatten die Tests ergeben – keine, nur eine leichte Bananenunverträglichkeit. Weil sie jedoch ständig müde war, machten wir einen Gentest auf MTHFR (vgl. Kapitel 6), wobei sich tatsächlich eine Abnormität bei zwei von vier Genen zeigte. Deshalb fingen wir mit einer besonders gut bioverfügbaren methylierten Folsäure, Vitamin B_{12}, Vitamin B_6 und Magnesium an, um ihr Energieniveau anzuheben. Untersuchungen zum Nährstoffspiegel ergaben, dass sie einen funktionellen Mangel aller B-Vitamine und aller fettlöslichen Vitamine hatte. Weiterhin gab es Belege für starke Oxidationsprozesse und für einen Mangel an Antioxidantien (die Vitamine A, E, K und C), um dieses auszugleichen. Ihre Stuhlprobe ergab, dass sie Fett schlecht verdauen konnte, was auch die Aufnahme der fettlöslichen Vitamine beeinträchtigt hatte. Leila konnte schlecht entgiften und ihr Glutathionwert (ein starkes Antioxidans und

Entgiftungsmittel) war erniedrigt. Kein Wunder also, dass sie sich so krank fühlte.

Nun hatte Leila Glutathion bereits eingenommen, weshalb wir die Dosis verdreifachten. Weil es oral schlecht resorbiert wird, empfehlen manche Fachleute, stattdessen seine Vorstufen zu nehmen: N-Acetylcystein, Glutamin und Glycin. Auch gibt es erste Hinweise, dass Mikro-Glutathion besser über die Darmwand ins Blut gelangt. Neben einer Antioxidantienmischung habe ich noch ein hochwertiges Fischöl verordnet, das auch die Omega-6-Fettsäure Gamma-Linolensäure enthält. Mir ist aufgefallen, dass diese zusammen mit den herkömmlichen Omega-3-Fetten bei Patientinnen mit Ekzemen und Rosazea gute Wirkung zeigt. Eine gute Quelle für Gamma-Linolensäure sind Nachtkerzen-, Borretsch- oder Schwarzkümmelöl.

Die Stuhlproben hatten im Übrigen ergeben, dass es zu viele ungute Darmbakterien gab, die guten mussten also gestärkt werden, was erst mit einem pflanzlichen Antibiotikum in die Wege geleitet und später mit einem gut wirksamen Probiotikum fortgesetzt wurde. Weiterhin habe ich Leila Verdauungsenzyme, die sie vor den Mahlzeiten einnehmen sollte, verordnet, um ihre Fettverdauung zu verbessern. Weil sie leicht auf Bananen reagierte, hat sie diese in der ersten Phase des Wiederaufbaus weggelassen.

Bei ihrem nächsten Termin – Leila hatte die CPAP-Maske wieder benutzt – war sie deutlich weniger erschöpft. Auch hatte sie die meisten Nahrungsergänzungsmittel eingenommen und bemerkte eine leichte Verbesserung des Lupus. Auch hatte sie durch die pflanzlichen Antibiotika weniger Blähungen und war nicht mehr so aufgedunsen. Insgesamt fühlte sie sich etwas energievoller, und die Kopfschmerzen waren weniger geworden.

Zunächst machten wir erst einmal weiter, doch als ich Leila nach weiteren vier Monaten wiedersah, habe ich sie kaum erkannt. Ihre Lupus-Symptome und ihre Müdigkeit waren deutlich besser geworden. Sie konnte einen ganzen Tag durchstehen und sogar eine weitere Fahrt mit den Kindern zu einem Ferienort aufnehmen – das erste Mal. Auch ihr Gleichgewichtssinn war jetzt besser und Migräne hatte sie nur noch gelegentlich. Unter ärztlicher Aufsicht ist sie nun dabei, Medikamente abzusetzen.

Leilas Therapie war sicherlich komplex, aber das war nun einmal ihren Krankheiten geschuldet. Im Grunde aber sind die einzelnen Schritte, die ich mit ihr unternahm, keine anderen als bei anderen Patienten mit Allergien und Autoimmunerkrankungen auch.

Hier noch einmal die Schritte im Einzelnen:

1. Vermeiden Sie Stress und stärken Sie Ihre Nebennieren.
2. Vermindern Sie Entzündungsprozesse durch eine antientzündliche Ernährung und durch Nahrungsergänzungen.
3. Finden Sie heraus, auf was Sie allergisch sind.
4. Vermeiden Sie Allergieauslöser (einschließlich bestimmter Leute).
5. Lassen Sie Ihre Darmfunktion untersuchen.
6. Nehmen Sie Medikamente, wenn es nötig ist.

Verschiedene Autoimmunerkrankungen

Chronisch entzündliche Darmerkrankung (CED): eine Gruppe von entzündlichen Veränderungen des Dick- und Dünndarms, zu der auch Morbus Crohn und die Colitis ulcerosa gehören

Diabetes Typ 1: Zerstörung der insulinproduzierenden Zellen der Bauchspeicheldrüse

Hashimoto-Thyreoiditis: eine chronische Entzündung der Schilddrüse, bei der das Schilddrüsengewebe zerstört wird, auf Dauer kommt es zu einer Schilddrüsenunterfunktion, phasenweise lässt sich aber auch eine Überfunktion feststellen

Morbus Basedow: Überaktivität der Schilddrüse

Nebenniereninsuffizienz: die Nebennieren bilden zu wenig Hormone

Perniziöse Anämie: verminderte Anzahl der roten Blutkörperchen aufgrund einer verminderten Vitamin-B_{12}-Aufnahme

Psoriasis (Schuppenflechte): Rötungen, Reizungen und flechten-

artige silbrig-weiße Stellen der Haut
Reaktive Arthritis: Entzündung von Gelenken, Blase und Augen; Reizungen der Haut und der Schleimhäute können hinzukommen
Rheumatoide Arthritis: Entzündung von Gelenken und umgebenden Geweben
Sjögren-Syndrom: Zerstörung der Tränen- und Speicheldrüsen, was zu trockenen Augen und trockenem Mund führt; Beteiligung von Nieren und Lunge möglich
Sklerodermie: Verhärtungen des Bindegewebes, Kälteempfindlichkeit an den Händen, bindegewebiger Umbau von Blutgefäßen, Muskeln und Organen
Systemischer Lupus erythematodes: hier sind Haut, Gelenke, Nieren, Gehirn und weitere Organe betroffen
Vitiligo: Weiße Hautflecken, die durch eine Pigmentstörung entstehen
Zöliakie: eine Allergie auf Gluten (in Weizen, Roggen und Gerste), die zu einer Zerstörung der Dünndarmwand führt

Vermeiden Sie Stress und stärken Sie Ihre Nebennieren

Wie Megan oder Leila haben mir auch andere Patientinnen mit Autoimmunerkrankungen von Krankheiten, massiven Stressbelastungen oder Verlusten erzählt, die sich im Vorfeld ihrer Erkrankung zugetragen haben. Mittlerweile ist sehr gut erforscht, dass chronischer Stress die Immunfunktion verändert und Allergien oder Autoimmunstörungen auslösen kann. Starker Stress kann auch eine Autoimmunstörung auslösen, die bis dahin unter Kontrolle war. In einer faszinierenden Studie wurden Asthmatiker und Rheumapatienten gebeten, ein Stress-Tagebuch zu führen. Innerhalb eines Zeitraums von vier Monaten ergaben sich dadurch deutliche Verbesserungen der Symptome in beiden Gruppen.[44] Indem man über Stress schreibt, lässt man ihn sozusagen raus. Dadurch kann er im Immunsystem keinen Schaden anrichten.

Wenn also Stress Allergien und Autoimmunstörungen begünstigen kann, gilt umgekehrt, dass Stressreduktion die Symptome lindert. Wie wir im letzten Kapitel gesehen haben, lässt jede Form der Meditation oder des Gebets Stressmarker absinken. Das gilt auch für sanfte Gymnastik, etwa Yoga, Tai-Chi oder Qigong. Auch die mit Autoimmunerkrankungen oft einhergehenden chronischen Schmerzen werden durch Entspannung gelindert. In diesen Zusammenhang gehört auch die Stärkung der Nebennieren (wie in Kapitel 3 behandelt), die Koffeinreduktion und die Einnahme von B-Vitaminen. Die beste entzündungshemmende Einzelmaßnahme allerdings ist ausreichender und erholsamer Schlaf.

Vermindern Sie Entzündungsprozesse im Körper

Bei Allergien und Autoimmunerkrankungen kommt es durch ein überaktives Immunsystem zu entzündlichen Vorgängen. Diesen können wir durch eine antientzündliche Ernährung begegnen, die sich zusammensetzt aus bunten Obst- und Gemüsesorten, Nüssen und Kaltwasserfisch. Dazu gibt es noch eine Reihe antientzündliche beziehungsweise antioxidative Nahrungsergänzungsmittel wie Curcumin, grünen Tee, Ingwer, Bromelain, Weihrauch und Vitamin D. Sie gibt es entweder frisch oder als Präparat und haben sich bei Arthroseschmerzen oder entzündlichen Darmerkrankungen bewährt. Bei Allergien und Autoimmunaktivitäten sind sie aber ebenfalls nützlich. Dann empfehle ich ein gutes Fischöl, das mindestens 1 000 Milligramm EPA und 500 Milligramm DHA enthält. Ergänzend dazu habe ich gute Erfahrungen mit Omega-6-haltiger Gamma-Linolensäure (600 Milligramm ein- bis zweimal täglich) gemacht. Gamma-Linolensäure aktiviert bestimmte Enzyme und wird zu DGLA (Dihomo-Gamma-Linolensäure) weiter verstoffwechselt, das gute antientzündliche Eigenschaften hat. Wer auf Inhalationsallergene mit einer laufenden Nase und Niesattacken reagiert, sollte einmal Isoquercitrin probieren, das eine bessere Bioverfügbarkeit hat als Quercetin. Dabei handelt es sich um ein Flavonoid, das in den Farbpigmenten von roten Früchten wie Äpfeln oder Beeren vorkommt. Es ist antientzündlich, hat aber auch histaminsenkende Eigenschaften. Als Präparat kann es zweimal täglich eingenommen werden, um wie ein Antihistaminikum juckende Augen und eine laufende Nase zu lindern. Im Gegensatz zu Ersterem hat es weniger Nebenwirkungen (keine Mundtrockenheit, vermindertes kardiovaskuläres Risiko und eine verbesserte Immunfunktion).

Finden Sie heraus, auf was Sie allergisch sind

Kennt man die Stoffe, auf die man allergisch reagiert, lässt sich der Kontakt vermeiden, und eine Vermeidung ist immer viel einfacher für den Körper als eine Behandlung mit Immunsuppressiva wie etwa Kortison. Was Umweltallergene betrifft, gibt es sowohl einen Bluttest (Suche nach IgE) als auch einen Hauttest, den sogenannten Prick-Test. Dieser ist gerade was die Inhalationsallergene angeht (Pollen, Tierhaare, Hausstaubmilben, Schimmel) genauer als der Bluttest. Auch Nahrungsmittelallergien lassen sich mit dem Prick-Test bestimmen, und auch hier ist das Ergebnis genauer als bei dem Test auf Immunglobulin E. Das gilt umso mehr für die schwächer ausgeprägten Nahrungsmittelunverträglichkeiten, die insgesamt schwer zu testen sind. Oft werden falsch-positive Unverträglichkeiten auch auf solche Nahrungsmittel ausgewiesen, die gar nicht allergen sind und überhaupt keine klinische Relevanz haben. Die beste Therapie bei einer Nahrungsmittelunverträglichkeit und selbst einer Nahrungsmittelallergie ist die Eliminations- und Provokationsdiät. In ihrer klassischen Form lassen Sie zunächst die großen Allergengruppen zwei Wochen lang weg: Das sind Kuhmilchprodukte, Soja, Eier, Erdnüsse und Gluten. Danach nehmen Sie jede einzelne Gruppe jeweils für drei Tage wieder zu sich und setzen sie dann wieder ab, wobei Sie genau beobachten, welche Veränderungen eintreten. Das erfordert viel Disziplin, ist aber durchaus lohnend. Sind Sie allerdings gegen etwas anderes allergisch, etwa wie Megan aus dem Beispiel gegen Zitrusfrüchte, werden Sie nichts finden. Das ist auch der Grund, warum ich immer Allergietests veranlasse, auch bei bloßen Unverträglichkeiten, denn dann kann ich sehen, wie ein bestimmter Körper auf Allergene reagiert. Im 28-Tage-Plan zum Körpercode am Ende des Buches gibt es eine genaue Anleitung zur Eliminations- und Provokationsdiät.

Doch kann es sein, dass jemand in allen Allergietests negativ getestet wird und dennoch auf Essbares reagiert? Die Antwort lautet: Ja! Hier ist nun wirklich körperkompetentes Lauschen auf die Botschaften des eigenen Körpers gefragt. Oft liegen meine Patienten ziemlich richtig mit dem, von dem sie *meinen,* es löse ihre Unverträglichkeit oder Allergie aus. Manchmal gefällt uns die Antwort nicht, besonders wenn es sich um etwas handelt, was man sehr gerne zu sich nimmt. Doch wenn Sie wirklich darauf achten, wie Ihr Körper auf Speisen und Getränke reagiert, werden Sie erstaunt sein, wie schnell Sie die Allergieauslöser ausfindig gemacht haben. Wenn Sie also merken, dass Sie keine Auberginen vertragen, lassen Sie die Finger davon! Ihr Körper ist genauer als jeder Allergietest.

Wenn Sie unter starken Autoimmunerkrankungen leiden, die nicht besser werden, sollten Sie einmal eine Diät ins Auge fassen, die alle wichtigen Entzündungsauslöser im Immunsystem erfasst. Damit fallen weg: Gluten, Soja in jeder Form, Eier, Erdnüsse, Hülsenfrüchte, Baumnüsse und alle Getreidesorten. Sicherlich werden Sie jetzt fragen: »Was kann ich dann überhaupt noch essen, verdammt?« Und ich kann Ihnen sagen: Fleisch, Fisch, Gemüse und Obst, dazu Quinoa, Wildreis und Amaranth (die keine echten Getreide sind). Das ist sozusagen die Autoimmun-Diät. Wenn es Ihnen damit besser geht, können Sie dann nach und nach die ausgelassenen Nahrungsmittel wieder einführen, da wir parallel den Darm mitbehandeln und so das Immunsystem entlasten.

Wegen des aktuellen Glutenfrei-Hypes möchte ich mich hier noch einmal mit dieser Gruppe von Nahrungsmitteln im Einzelnen befassen. Gluten ist ein Eiweiß, das in verschiedenen Getreidesorten vorkommt: in Weizen, (einschließlich Dinkel [Spelz]), Farro, Semolina-Weizen, Kamuth, Emmer und andere Weizenarten), Roggen, Gerste und Triticale. Bei der Zöliakie handelt es sich um eine schwere Autoimmunreaktion auf Gluten und keine Allergie im eigentlichen Sinne. Sie ist durch verschiedene Antikörpertests und Ausschlussverfahren eindeutig nachweisbar.

Auch kann die Darmschleimhaut untersucht werden, da hier der meiste Schaden durch die entzündlichen Reaktionen entsteht. Wer unter Zöliakie leidet, muss unter allen Umständen Gluten vermeiden.

Darüber hinaus gibt es auch Menschen, die auf Gluten empfindlich reagieren, so wie eine Patientin von mir, die ihre chronischen Kopfschmerzen erst dann loswurde, als sie kein Gluten mehr aß. Glutensensitivität macht sich in allergieähnlichen Symptomen bemerkbar, durch Bauchweh, Durchfall, Verstopfung oder durch Müdigkeit nach dem unmittelbaren Verzehr. Ob man eine Unverträglichkeit hat, findet man am besten heraus, indem man alles Glutenhaltige für zwei bis vier Wochen vermeidet und es dann wieder aufnimmt. Wie fühlen Sie sich jetzt? Wie mit vielen Nahrungsmitteln ist es auch beim Gluten so, dass eine gewisse Menge in Ordnung ist. Aber ein ganzes französisches Baguette mit Pasta Alfredo und Seitanbällchen (Weizengluten) kann das Fass zum Überlaufen bringen. Bei einer Erkrankung allerdings empfehle ich allen Betroffenen, einmal auf Gluten zu verzichten, und zwar bei der Hashimoto-Hypothyreoiditis, die beim Antikörperprofil eine deutliche Überschneidung mit Glutenunverträglichkeit hat. Auch muss ich immer die Medikamentierung meiner Hashimoto-Patientinnen anpassen, wenn diese ihre glutenfreien Phase haben. Dann werden die Autoimmunsymptome weniger und die Schilddrüse »erwacht« zu neuem Leben.

Insgesamt glaube ich allerdings nicht, dass Gluten »böse« ist und sein Auslassen der Schlüssel zur Heilung aller möglichen Erkrankungen darstellt. Die meisten von uns sind von der Evolution her auf eine Vielzahl von Nahrungsmitteln eingestellt. Vielleicht haben wir es in den USA ein wenig zu doll mit unserem Weizen getrieben, denn ich höre von meinen glutensensitiven Patientinnen, dass sie europäisches Brot vertrügen. Vielleicht sind einige Weizensorten allergener als andere. Wenn Sie also nachgewiesenermaßen Zöliakie haben, müssen Sie Gluten um jeden Preis vermeiden. Sind Sie nur glutensensibel, hören Sie auf Ihren

Körper und essen Sie weniger Gluten, wenn sich die Symptome verschlimmern. Sollten Sie sich nach Ihrer Auslass- und Wiedereinführungsdiät so fühlen wie immer, ist der Verzehr von Gluten vollkommen in Ordnung. Denn Gluten ist – anders als sein typischer Ersatz, der Reis – als Protein hochwertiger. Gluten durch Reis zu ersetzen führt darüber hinaus dazu, dass Sie mehr Kohlenhydrate, weniger Eiweiß und weniger Vitamine essen, denn Reis ist nicht sehr gehaltvoll. Da sieht es bei anderem Ersatz wie Quinoa, Amaranth oder Hirse schon besser aus.

Im ersten Schritt der Behandlung von Allergien und Autoimmunerkrankungen steht, wie wir gesehen haben, also die Ursachenforschung, die Suche nach den Allergenen.

Allergene vermeiden

Den Auslöser einer Autoimmunantwort oder einer allergischen Reaktion anzugehen, ist immer eine Herausforderung, aber ich kann Ihnen versichern, dass ich schon die tollsten Symptomverbesserungen bei Patienten gesehen habe, denen es gelang, Allergieauslöser zu meiden. Es ist körperlich sehr entlastend, wenn das Immunsystem nicht ständig über Gebühr beschäftigt ist, man keine grippeartigen Symptome mehr hat und man endlich wieder man selbst ist. Bei der Vermeidung bestimmter verdächtiger Nahrungsmittel ist indessen Willenskraft gefragt. Meiner Beobachtung nach gewöhnen sich die meisten Patienten nach einem Monat an das neue Einkaufs- und Kochverhalten. Bedenken Sie auch, dass Sie im Falle einer bloßen Unverträglichkeit das betreffende Nahrungsmittel nach einer Darmsanierung (siehe nächste Seite) wieder zu sich nehmen können.

Bei Inhalationsallergenen ist die Vorgehensweise anders. Haben Sie eine Allergie gegen Hausstaubmilben, brauchen Sie spezielle Überzüge für das Bettzeug und die Matratze. Diese bekommen Sie im Internet und in guten Bettenhäusern. Ihr Staubsauger sollte, was mittlerweile Standard ist, mit einem HEPA-Filter (High-efficiency Particulate Air) ausgestattet sein. So lassen sich Inhalationsallergene wie Pollen und Tierhaare reduzieren. Leiden Sie bereits unter heftigen Allergiesymptomen oder Asthma und vermuten einen häuslichen Schimmelbefall, könnte sich die Geldausgabe für einen professionellen Raumlufttester lohnen, der ins Haus kommt. Auch gibt es einfache Schnelltests in der Apotheke. Hinweise, wie man Hausstaubmilben und andere Allergene in der Wohnung vermeidet, finden Sie im Anhang. Schwieriger in der Praxis erweisen sich Allergien auf die sehr geschätzten Haustiere. Ich rate auf jeden Fall, Fido oder Fiffi aus dem Schlafzimmer oder Wohnzimmer herauszuhalten und im Schlafzimmer einen HEPA-Luftfilter einzusetzen.

Lassen Sie den Darm untersuchen

Eine Darmsanierung kann ein entscheidender Schritt auf dem Weg sein, Allergien und Autoimmunerkrankungen zu heilen. Dafür allerdings müssen Sie zu einem Homöopathen oder einem funktionell beziehungsweise ganzheitlich arbeitenden Mediziner gehen. Dieser beziehungsweise diese veranlasst dann eine Untersuchung der Besiedelung des Darms. Dabei werden Fehlbesiedelungen und Infekte erkannt, etwa durch Parasiten, Hefen und/oder Bakterien. Ein ganzheitlich orientierter Mediziner oder eine Homöopathin unterstützt Sie bei einer Eliminations- beziehungsweise Provokationsdiät und beim Wiederaufbau einer gesunden Darmflora durch Präbiotika, Probiotika und fermentierte Lebensmittel. Durch Wirkstoffe aus Fischöl, Kurkuma, DGL beziehungsweise deglycyrrhiziniertem Lakritz, Glutamin oder Aloe lassen sich Entzündungen lindern. Wenn Sie keine Möglichkeit haben, Ihren Stuhl analysieren zu lassen, sorgen Sie über den Verzehr von reichlich Obst und Gemüse für eine gesunde Darmflora. (Gesunde Ballaststoffe füttern im Übrigen die guten Darmbakterien und wirken antientzündlich.)

Wichtige Untersuchungen bei Allergien und Autoimmunerkrankungen

- Im Falle von Inhalationsallergenen, die zu Niesattacken, einer verstopften Nase, juckenden Augen oder Asthma führen, sollte man einen Allergietest auf Pollen, Tierhaare, Hausstaubmilben, Schimmel etc. beim Facharzt machen. Ein IgE-Antikörpertest ist nur zweite Wahl, da er weniger genaue Ergebnisse bringt.
- Bei Nahrungsmittelallergien sind sowohl der Prick-Test auf die wichtigsten Nahrungsmittelallergene und ein Bluttest gleichwertig (und gleich ungenau). Dennoch weisen beide schon einmal die Richtung aus, in der man dann selbst suchen kann.
- Nahrungsmittelunverträglichkeitstests können dann sinnvoll sein, wenn Allergietests negativ ausfallen. Hier ist die Verlässlichkeit nicht so toll, aber die Ergebnisse lassen sich zur Konzeption einer Eliminationsdiät verwenden. Wie man diese macht, erfahren Sie am Schluss des Buches (vgl. Seite 336 ff.).
- C-reaktives Protein (CRP): zeigt chronische Entzündungen jeder Art an, darunter auch aktive Autoimmunerkrankungen.
- Bei entzündeten Gelenken oder Muskelschmerzen bieten sich an: die Messung des Rheumafaktors (RF) und dann die von Antikörpern gegen körpereigene Zellen mittels ANA-Test (antinukleäres Antigen). Gegebenenfalls überweist der Hausarzt dann zur Rheumatologin/zum Rheumatologen.
- Auch eine Störung der Schilddrüse kann die Immunfunktion beeinträchtigen. Deshalb werden TSH sowie das freie T3 und T4 sowie Anti-TPO-Antikörper (ein Antikörpertest für Hashimoto-Thyreoiditis) gemessen.
- Vitamin-D-Spiegel: 25-Hydroxy-Vitamin D_3: ein zu niedriger Wert (unter 20 ng/ml) kann Autoimmunerkrankungen begünstigen. Wer eine Autoimmunerkrankung hat, bei der/dem sollte der Wert mindestens 40 ng/ml betragen.
- Wer unter ständiger Müdigkeit leidet, sollte einen Speicheltest zur Nebennierenfunktion machen lassen. Normalerweise bietet das nur ein homöopathisch orientierter Allgemeinmediziner oder ein Onlinelabor an.

- Ein gründlicher Stuhltest: wird nur von einem ganzheitlichen Mediziner oder Homöopathen durchgeführt. Hier geht es um das Verhältnis von bestimmten Darmbakterien zueinander.

Essen Sie milchsauer Vergorenes (Joghurt, Kefir, Sauerkraut, Kimchi, Kombucha, Tempeh, Miso) und nehmen Sie ein Probiotikum mit einer hohen Anzahl koloniebildender Einheiten (vgl. im Anhang).

Nehmen Sie Medikamente, wenn es nötig ist

All die hier gemachten Empfehlungen zu Allergien und Autoimmunerkrankungen haben das Ziel, Ihren Medikamentengebrauch und dessen Nebenwirkungen zu reduzieren. Das heißt aber nicht, dass Medikamente bei diesen Erkrankungen nicht eine wichtige Rolle spielen würden. Patientinnen mit Niesattacken und laufender Nase rate ich zu einem kortisonhaltigen Nasenspray. Auch wenn es in sehr seltenen Fällen zu Nasenbluten führen kann, ist es relativ harmlos und vor allem sehr, sehr hilfreich. Antihistamine wie Loratadin, Fexofenadin oder Cetirizin sind ebenfalls sehr wirksam, genauso wie antiallergische Augentropfen. Sind die Allergiesymptome bei Inhalationsallergenen heftig, ist eine Desensibilisierung anzeigt, bei der ein paar Jahre hintereinander ein Allergen immer wieder gespritzt wird, um so dauerhaft eine Verminderung der allergischen Reaktion zu erzielen.

Asthmamedikamente sind ein Fall für sich, da sie wirklich lebensrettend sind. Auch wenn ich meinen Asthmapatienten zu den oben genannten Ernährungsumstellungen oder Wohnraumverbesserungen rate, bin ich doch die Erste, die bei Asthmaanfällen zu einem Kortison-Inhalator rät. Bei manchen Patientinnen wie etwa Megan haben Lebensstil- und Ernährungsveränderungen dazu geführt, dass sie die Inhalation absetzen kann. Doch bei anderen Patienten ist der Inhalator zwingend geboten, um eine Verschlimmerung der Symptome zu verhindern. Die natürlichen Behandlungsmethoden können Sie beibehalten, aber ein Absetzen oder eine Einnahmeveränderung Ihrer Asthmamedikamente sollten Sie auf jeden Fall mit Ihrem behandelnden Arzt oder Ihrer Ärztin besprechen.

Bei Autoimmunerkrankungen ist die medikamentöse Behandlung kompliziert, was zum Teil daran liegt, dass die gängigen Immunmodulatoren und -suppressiva ein breites Nebenwirkungsspektrum aufweisen. In vielen Fällen sind diese Nebenwirkungen nicht so gravierend im Verhältnis zu den Folgen einer heftigen chronischen Darmentzündung, einer rheumatoiden Arthritis oder eines Lupus. Sollten Sie Veränderungswünsche bezüglich Ihrer Rheumamedikamente oder Immunsuppressiva haben, besprechen Sie das unbedingt mit Ihrem behandelnden Facharzt oder der Hausärztin. Heilpraktiker und Schulmediziner verfolgen hier das gleiche Ziel: Zum einen die Kontrolle der jeweiligen Erkrankung sowie die Vermeidung von Gelenks- oder Organschäden. Das kann dann auch heißen, aus gesundheitlichen Gründen mit der Einnahme eines Medikaments dauerhaft fortzufahren, zumindest so lange, wie die entsprechenden Laborwerte keine Besserung anzeigen.

Körperkompetenz bedeutet hier, allergische oder autoimmunbedingte Symptome zu lindern. Durch eine Modulation der Immunantwort ist oftmals ein Zuwachs an Lebensqualität gewonnen, und gegebenenfalls können nebenwirkungsreiche Medikamente in ihrer Dosierung gesenkt werden oder sie müssen erst gar nicht genommen werden. Also: Körperkompetenz ist angesagt!

Teil 3

Besser leben mit dem Körpercode

Lebensgewohnheiten sind für ganze 88 Prozent aller Krankheiten verantwortlich, die uns in die Arztpraxen führen. Wie und was wir essen, wie wir uns bewegen und schlafen, wen und ob wir lieben und ob wir einen Lebenssinn erkennen, all das hat Einfluss auf unsere Gesundheit. Die gute Nachricht lautet hier, dass das meiste dessen, was uns plagt, sich durch mehr Körperkompetenz und ein Verhalten, das in Einklang mit unseren körperlichen Bedürfnissen steht, vermeiden beziehungsweise wieder einrenken lässt. Und obwohl wir alle körperlich sehr verschieden sind, gibt es doch zweifellos gewisse Dinge, die wir alle brauchen. Ganz gleich, welches Geschlecht wir haben oder welcher Rasse und Klasse wir angehören, aus welchem Land wir kommen: Wir alle brauchen nahrhaftes Essen, erholsamen Schlaf, körperliche Aktivität, um stark und fit zu bleiben, wir brauchen Liebe und ein Gefühl der Zugehörigkeit und einen Sinn im Leben. All diese Faktoren sind nötig, um uns vor einer Erschöpfung zu schützen. Im dritten Teil des Buches geht es deshalb darum, wie Sie all das an Ihre persönlichen Bedürfnisse anpassen. Ihr Körper wird es Ihnen danken.

Kapitel 8

Essen: Zunehmen, abnehmen, gedeihen

Lakshmi, eine Patientin von 55 Jahren, wiegt 95 Kilogramm bei einer Größe von 1,62 Metern. Dreimal die Woche fährt sie zwischen 30 und 60 Kilometer mit dem Fahrrad, sie macht Yoga und ernährt sich gesund.

Katie dagegen ist 30 und wiegt bei einer Körpergröße von 1,75 Meter 57 Kilo. Jeden Tag macht sie Sport, entweder Ausdauertraining oder einen 10-Kilometer-Lauf. Sie ernährt sich vegan und glutenfrei.

Lakshmis Blutdruck und Cholesterinwerte sind in Ordnung. Sie ist glücklich verheiratet, hat Kinder, ein tolles Sexualleben und einen beinahe perfekten Ernährungsstatus. Obwohl sie große Anstrengungen unternimmt, gelingt es ihr genauso wenig wie schon ihrer Mutter, nach der Menopause abzunehmen. Doch im Großen und Ganzen fühlt sie sich wohl in ihrem Körper.

Katie dagegen hat einen sehr niedrigen Blutdruck und leidet an Unterzuckerung. Auch ihr Cholesterinspiegel ist niedrig, doch verschiedene Untersuchungen zeigen, dass sie nicht ausreichend mit Nährstoffen versorgt ist. Sie klagt über eine verminderte Libido, Erschöpfung und Gelenkschmerzen. Auch bewegt Sie sich an der Grenze zur Anorexie und steht auf Kriegsfuß mit ihrem Körper.

Beide Patientinnen möchten, dass ich ihnen helfe, doch Lakshmi, die nach medizinischen Maßstäben stark übergewichtig ist, ist in gewisser Weise gesund – körperlich, geistig und seelisch. Sie ist eigentlich sehr körperkompetent, nur fällt ihr das Abnehmen schwer. Hier braucht sie Anleitung und einen Plan. Katie dagegen ist dünn, aber das ganze Gegenteil von körperkompetent. Sie ignoriert die Hungersignale, ja kann sie nicht einmal spüren. Sie hat Ängste und Depressionen und ihr strammes Sportprogramm macht die ausgeprägte Nebennierenschwäche nur noch schlimmer. Immer ist sie müde, aber sie gibt der Müdigkeit nicht nach, was Verletzungen und Beschwerden mit sich bringt. Ihre Körperwahrnehmung – ihr Körperbild – ist so verändert, dass sie sich im Spiegel als fett sieht, obwohl sie eher wie ein Hungerhaken aussieht. Katie beherrscht ihren Körper mit strenger Zucht und ignoriert sein Flehen: »Gib mir Ruhe, Schlaf und Nahrung!«

Lakshmi und Katie führen beide einen Kampf darum, sich in ihrem Körper wohlzufühlen, und das in einer Kultur, die vom Aussehen einer Frau geradezu besessen ist und nicht davon, wie sie sich (damit) fühlt. Jeden Tag mehrfach zu entscheiden, was man isst, kann heutzutage ganz schön schwierig sein. Frauen sind unterschiedlich und haben in verschiedenen Lebensphasen unterschiedliche Bedürfnisse. Schwangere Frauen haben oft ganz bestimmte Gelüste, und dahinter steckt der Körper, der sich meldet und ihnen sagt, was er braucht. Mehr als 30 Jahre lang war ich Vegetarierin, Veganerin und Ovo-Lakto-Pescetarier (habe also auch Fisch gegessen), doch als ich mit meinem Sohn schwanger war – damals war ich Ende 20 –, kann ich mich noch gut daran erinnern, dass ich an Ruth's Chris Steak House riesiger Werbetafel vorbeifuhr, auf der ein ebensolches dampfend-saftiges Steak zu sehen war. Ich dachte nur: »Ui, das sieht aber *wirklich* gut aus.« Wobei mir mein Körper klar sagte, was er brauchte: mehr Protein und Eisen, ungeachtet meiner Ernährungsform. Das macht er immer noch und ich gebe mir alle Mühe, ihm zuzuhören.

In der Kakofonie all der Ernährungstipps und der starken Bewerbung von ungesunden Nahrungsmitteln ist es gar nicht so leicht, die Stimme der eigenen Intuition wahrzunehmen. Kommt dann noch der Suchtcharakter von bestimmten Nahrungsmitteln hinzu – besonders Zucker und Hochverarbeitetes –, ist die Stimme kaum noch auszumachen. Deshalb besteht der erste Schritt auf dem Weg zur Körperkompetenz im Hören auf die Signale des Körpers darin, der eigenen Intuition wieder zu trauen. Im Hinblick darauf, was Sie essen und was nicht, zählt nicht, was andere – auch ich – zu sagen haben, sondern vor allem Ihre eigene innere Stimme.

Dabei stehen Ihnen einige Mittel zu Gebote, um herauszufinden, was Ihr Körper wirklich braucht und was Gewohnheitssache ist, Frust oder Sucht. Für manche Frauen etwa ist schon das bloße Erkennen eines Hungergefühls eine Herausforderung.

Und so können Sie sich mit Körperkompetenz aus der Patsche helfen: Machen Sie beim nächsten Anfall von Esslust drei tiefe Atemzüge in den Bauch. Schließen Sie die Augen und tauchen Sie mit Ihrer Aufmerksamkeit ab in den Körper. Um herauszubekommen, welcher Art Ihr Hunger ist und wie er sich anfühlt, können Sie sich noch einmal die Übung 5 »Körpergefühle« von Seite 74 f. anschauen. Schauen Sie wohlwollend auf den Hunger: Wo sitzt er und wie fühlt er sich an? Kommen irgendwelche Gefühle in Ihnen hoch? Etwa in der Art »Ich fühle mich schon ganz schwach, und wenn ich nicht sofort etwas zu mir nehme, falle ich tot um«. Hier wird es wohl Zeit für einen Happen. Wenn sich das Gefühl aber eher anfühlt wie »Mir ist so …/Ich bin so …« (beispielsweise: langweilig, genervt, traurig, aufgeregt oder besorgt), dann sollten Sie vielleicht genau überlegen, was Sie essen. Denn stressbedingtes Essen oder Essen in einem aufgewühlten Zustand kennt keinen Aufschub. Was da ist, muss rein. Wenn Sie nun einen Moment innehalten, um zu spüren, was Ihr Körper Ihnen sagen will, erspart Ihnen das womöglich den Verzehr einer Großpackung Häagen-Dazs.

Das Gleiche gilt jedoch auch für das Sättigungsgefühl. Wenn Sie wirklich einmal innehalten und die körperlichen Signale vernehmen, dann werden Sie womöglich feststellen, dass Sie gar keinen Hunger haben. Für die meisten von uns, mich eingeschlossen, ist nämlich Essen manchmal Belohnung. Auch essen wir, wenn wir schlecht gelaunt sind, aufgebracht oder gelangweilt. Mit dem Essen zu warten, bis man wirklich hungrig ist, ist wirklich schon ein Kunststück und zeigt wahre Körperkompetenz. Zu erkennen, warum man wann Esslust verspürt, ist der erste Schritt Richtung Genuss. Allerdings möchte ich hier anmerken, dass, wenn Sie erschöpft sind und vor allem wenn Sie unter einer Nebennierenschwäche leiden, der Verzehr häufiger kleinerer und gesunder Mahlzeiten der beste Weg ist, Energielöcher zu vermeiden. Haben Sie Mühe, echten Hunger zu erkennen, sollten Sie, schon allein um Ihren Blutzucker stabil zu halten, alle zwei bis drei Stunden eine gesunde Zwischenmahlzeit einnehmen.

Eine ganze Kekspackung zu verdrücken ist das eine, aber ab und an ist eine Belohnung in Ordnung. Das ist nur allzu menschlich. Wenn ich mit Patientinnen arbeite, die mit dem Rauchen, Trinken oder Zu-viel-Essen aufhören wollen, suchen wir gemeinsam nach neuen »kleinen Belohnungen«, die weniger schädlich sind. Das kann ein heißes Bad sein, ein schöner Spaziergang, joggen zu gehen, laute Musik aufzulegen und dazu zu tanzen, die beste Freundin anzurufen, ein Buch zu lesen, schönen Sex zu haben. Gesunde Optionen gibt es reichlich. Und sollten Sie nach dem Tanzen, Gehen, Reden, Baden oder Lieben hungrig sein, ist es Zeit zum Essen.

Daneben gibt es die Esslust, die rein körperliche Ursachen hat. Zum Beispiel habe ich, sobald ich zu wenig geschlafen habe (und als Ärztin und Mutter von Zwillingen kam das häufiger einmal vor), Hunger auf Süßes. Wenn ich aber weiß, dass es nur mein Körper ist, der mir sagen will: »Ich brauche Energie, sonst fall ich um …«, kann ich daraus schließen, dass ich eigentlich ein Mittagsschläfchen brauche. Und manchmal habe ich tatsächlich, besonders nach langen Tagen, Hunger auf Grünkohl, etwas

Richtiges. Ich weiß, ich bin komisch. Doch wenn ich genau hinhöre, will mein Körper Killervitamine und Mineralstoffe. Das sage ich mir auch, wenn ich Kaffeedurst verspüre – Antioxidantien ohne Ende …

Doch manchmal brauchen wir auch einfach Alternativen. Wenn Sie den Kartoffelchips wirklich *Ade!* sagen wollen, brauchen Sie einen Ersatz. Zunächst einmal dürfen Sie Ihre »Drogen« nicht vorrätig zu Hause haben. Damit meine ich nicht, dass Sie überhaupt nicht naschen dürfen, doch ich rate im Falle von Fressattacken zu gesunden Alternativen, die sich kalorien- und nährstoffmäßig nicht so verheerend auswirken. Wenn Sie es knusprig und salzig mögen, versuchen Sie es doch mal mit gebackenen Nori-Algen, Sesamöl und Salz (darauf fahre ich total ab), Grünkohlchips oder Popcorn – nur nicht gerade in der XL-Packung. Wenn Sie es süß brauchen, probieren Sie mal einen vollfetten griechischen Joghurt mit einem gesunden Süßstoff und Früchten (vgl. dazu gesunde Süßungsmittel auf Seite 239). Sie können auch den gleichen Joghurt mit Süßstoff und ungezuckertem dunklen Kakao mischen – schmeckt wie Pudding. Und dann – und jetzt denken Sie bitte nicht, dass ich spinne – schmeckt auch pürierte Avocado mit Kakao und Süßstoff wie Pudding. Ich schwör's! Schokolade ist nicht Ihr Ding? Wie wäre es mit geschlagener Sahne, Vanillemark und Süßstoff? Das ist zwar nicht kalorienarm, aber wenn die Sahne bio ist, Ihre Cholesterinwerte einigermaßen in Ordnung sind und Sie Süßstoff verwenden, ist das Ganze überraschenderweise gar nicht so schlecht. Klar, Schokolade würde auch noch dazu passen. Im Anhang finden Sie ein Rezept für Rohkakao-Bällchen (Seite 363), nicht gerade kalorienarm, aber *richtig* gesund.

Nun muss man allerdings sehen, dass Esssucht schon ein Problem sein kann, gerade dann, wenn es sich um Hochverarbeitetes handelt wie Fertiggerichte oder Snacks, Fast Food und Zucker im Allgemeinen. All diese Nahrungsmittel bewirken eine Dopaminausschüttung im Gehirn, die zu echten unangenehmen *Entzugserscheinungen* führt – zu Reizbarkeit, Ängsten und starker Gier –, sobald Sie aufhören. Wenn Ihnen das bekannt vorkommt, haben Sie womöglich eine echte Nahrungsmittelsucht. Und diese lässt sich, wie alle Süchte, nur schwer wieder loswerden. Wenn Sie immer wieder auf ein bestimmtes Nahrungsmittel Heißhunger haben (Zucker, Limo und Chips sind meiner Erfahrung nach die häufigsten), müssen Sie wahrscheinlich den kalten Entzug wagen. Das wird in den ersten zwei Wochen schwierig sein, solange der Heißhunger und die Gier anhalten, doch dann passt sich das Gehirn an, zumindest so lange, wie Sie nichts mehr davon essen. Genau wie beim Mit-dem-Rauchen-Aufhören sollten Sie auch bei Ihrem Lieblingssuchtessen einen günstigen Zeitpunkt auswählen: eine Zeit, in der Sie stark beschäftigt und abgelenkt sind, die Kinder im Ferienlager sind, was auch immer auf Sie zutrifft. Setzen Sie sich ein Ziel. Entsorgen Sie das ganze Zeug und erzählen Sie allen von Ihrem Vorhaben, damit man Sie unterstützt. Und dann hören Sie mit dem Essen auf. Sie schaffen das. Und sollten Sie doch Unterstützung brauchen: Es gibt viele Angebote für Menschen mit Esssüchten, etwa in Anlehnung an das US-amerikanische Original die Foodaddicts https://www.foodaddicts.org.

Am wichtigsten ist, dass Sie gnädig mit sich selbst sind. Wenn Sie sich etwa vorgenommen haben, keine Kartoffelchips mehr zu essen, und dann, weil Sie die stinkenden Grünkohlchips haben anbrennen lassen, entnervt zum Supermarkt fahren und sich Kartoffelchips kaufen, nehmen Sie es nicht so schwer. Wir sind alle nur Menschen und damit fehlbar. Oft sogar. Doch wir können uns wieder aufrichten und weitermachen. Weniger Chips ist auch schon ein Schritt.

In meiner Praxis höre ich von so vielen Auslassdiäten, dass mir schon ganz schummrig wird. »Dr. Rachel, ich esse nur noch roh, glutenfrei und vegan.« Oder: »Dr. Rachel, ich mache die Sears-Diät mit ein bisschen Paläo«, oder: »Ich esse niedrig-glykämisch, vegan und manchmal Wild.« Da frage ich mich dann, was die Leute eigentlich überhaupt noch *essen,* so wie eine Patientin, die sich *ausschließlich* von Zucchini und Putenfleisch ernährt, aber das ist eine andere Geschichte. Die Wahrheit ist, dass jeder ein bisschen was anderes braucht, es gibt kein Patentrezept für alle. Behalten Sie das im Hinterkopf, doch ich kann sagen, dass sich Ernährungsexperten im Wesentlichen einig sind, was uns guttut. Die moderne Ernährungswissenschaft und die Evolutionsmedizin empfehlen vor allem Folgendes:

Körperkompetent essen

- Nahrungsmittel, die ohne Pestizide, Hormone oder Antibiotika hergestellt wurden
- Viel Obst und Gemüse
- Bohnen, Hülsenfrüchte, Nüsse und Samen als Proteinquelle
- Gesunde Fette wie Oliven und Olivenöl, Nüsse, Samen, Avocados und Kokosnuss
- Kaltwasserfisch (aus nachhaltiger Zucht und mit geringem Quecksilbergehalt), mageres Fleisch (Bioqualität aus Weidehaltung)
- Vollkorngetreide, wenn es vertragen wird
- Biomolkereiprodukte, wenn sie vertragen werden
- Wenig Süßes und Süßstoffe

Bei einer solchen Ernährung verringern wir deutlich das Risiko, an einer Herzerkrankung, einem Schlaganfall, an Krebs, Diabetes, Autoimmunerkrankungen, Depressionen und Fettleibigkeit zu erkranken – und das sind nun einmal die häufigsten Gesundheitsprobleme.

Bei aller Bedeutung, die wir dem Essen zuschreiben – Liebe geht durch den Magen, gemütlich essen, leckeres Essen, Essen als Belohnung und Feier –, ist Nahrung doch auch eine Medizin, und zwar wortwörtlich. Alles, was wir uns in den Mund stecken, löst im Körper biochemische Signale aus. Mit dem, was wir essen, können wir uns deshalb auch heilen. Und zu entschlüsseln, was der Körper braucht, kann lebensrettend sein.

Um in der verwirrenden Vielfalt der Ernährung durchzublicken, sollten wir uns klarmachen, dass sich unser Körper in den letzten 10 000 Jahren der Evolution angepasst hat. Zunächst war es schwierig, an Essen heranzukommen, alles musste erst erjagt und gesammelt werden. Wir mussten mit deutlich weniger auskommen und sehr viel mehr Aufwand betreiben, es zu bekommen – darunter auch physiologisch so wertvolle Nahrung wie Zucker, Salz und Fett, auf die wir dank unserer schlauen Genetik bis heute ständig Appetit haben. Darüber hinaus war Fleisch kulturübergreifend ein seltenes und geschätztes Lebensmittel. Doch unsere Vorfahren waren überwiegend schlank und mussten mit weit weniger Vorlieb nehmen, als wir in den Industrieländern heutzutage essen.

Im Gegensatz dazu wird unsere gesamte Ernährung heutzutage von wenigen multinationalen Konzernen kontrolliert. Zu den meistverzehrten Nahrungsmitteln gehören in den USA Weizenmehl, Milchprodukte und Kartoffeln, wobei Letztere besonders häufig in Form von Pommes frites vertilgt werden. Ein Viertel der US-Bevölkerung geht täglich einmal in ein Fast-Food-Restaurant.[45] Und weil die Nahrungsmenge, die wir konsumieren, sich in den letzten 50 Jahren vervielfacht hat, haben wir mittlerweile die höchste Zahl an Fettleibigen in der Geschichte. Mehr als ein Drittel aller Erwachsenen in den USA ist fettleibig.[46] Ein Drittel der im Jahr 2000 Geborenen wird Diabetes bekommen, vor allem aufgrund des Übergewichts. Die jetzige Generation wird die erste in der Geschichte sein, die eine kürzere Lebenserwartung hat als ihre Eltern. Das sagt viel über unsere Werte aus.

Auch haben wir sehr viel an Nahrungsmittelvielfalt verloren. Der größte Teil des amerikanischen Essens basiert auf Fertignahrung, das vor allem aus einer sorgfältig abgewogenen Mischung aus Salz, Zucker und Fett besteht, die die Geschmacksknospen reizt und süchtig macht. 70 Prozent der Fertignahrung ist überdies gentechnisch modifiziert. Auch wenn es eine wachsende Biobewegung gibt, wird der Großteil der Nahrungsmittel doch unter Zuhilfenahme von Pestiziden beim Getreideanbau, mit Hormongaben in der industriellen Tierzucht und Antibiotikagaben im Tierfutter erzielt; Letzteres dient der Mastbeschleunigung und der Zartheit des Fleisches. Doch die Auswirkungen des massiven Antibiotikaeinsatzes sind beängstigend. Multiresistente Keime sind überall auf dem Vormarsch. Und wie schon gesagt zerstören Antibiotikarückstände in unserer Nahrung wichtige Darmbakterien, die uns vor Allergien und Krankheiten schützen.

Kürzlich wurde in den USA eine Stichprobe von Schadstoffen im Nabelschnurblut genommen. Mehr als 200 Industriechemikalien hat man dabei im Schnitt gefunden. Von den 287 entdeckten Chemikalien sind 180 krebserregend, 217 hirntoxisch und nervenschädigend, 208 führen im Tierversuch Geburtsfehler und Missbildungen hervor.[47] Und wir wundern uns noch über die beständige Zunahme des Aufmerksamkeitsdefizit-Syndroms und der Lernstörungen bei Kindern. Wir sind mittendrin im größten Experiment durch Fertignahrung und Giftexposition in der Menschheitsgeschichte.

Was können wir also tun? Die gute Nachricht ist hier wiederum, dass schon eine Woche Biokost – im Vergleich zur konventionellen Ernährung – den Pestizidgehalt um 89 Prozent senkt.[48] Die höchste Exposition an Pestiziden bekommen wir wahrscheinlich durch den Verzehr von Fleisch und Milchprodukten von Tieren, die mit pestizidbelastetem Getreide aufgezogen wurden. Weil Pestizide fettlöslich sind, reichern sie sich bis zur Schlachtung im Fettgewebe und im Fleisch der Tiere an oder gehen in ihre Milch über. Hier also auf Biomilch und -fleisch zu setzen, kann schon einen großen Unterschied ausmachen. Und obwohl Biomilch und Biofleisch mittlerweile recht gut verfügbar sind, sind sie doch immer noch vergleichsweise teuer. Sollten Sie also noch überlegen, wo Sie am besten Ihr Haushaltsgeld investieren, sollten Sie es in Bioäpfeln, Biofleisch und Biomilch anlegen und dafür lieber konventionell erzeugte Avocados oder Kartoffeln kaufen (die nicht so stark pestizidbelastet sind). Die Mehrausgaben einsparen können Sie über weniger Fleischkonsum und die gesunden und preiswerten Proteinquellen von Bohnen, Getreide und Nüssen. Das hält Sie nicht nur gesünder, sondern verringert auch Ihre Pestizidbelastung. Die folgende Übersicht der Environmental Working Group hat mir und meinen Patienten schon gute Dienste geleistet.[49]

Obst und Gemüse mit dem höchsten Anteil an Pestiziden (Werte absteigend)	Obst und Gemüse mit dem niedrigsten Anteil an Pestiziden (Werte aufsteigend)
Äpfel	Avocados
Pfirsiche	Mais
Nektarinen	Ananas
Erdbeeren	Kohl
Weintrauben	Erbsen (TK)
Sellerie	Zwiebeln
Spinat	Spargel
Paprikaschoten	Mango
Salatgurken	Papaya
Cherrytomaten	Kiwis
Zuckerschoten	Aubergine
Kartoffeln	Grapefruit
Chili	Cantaloupe-Melone
Grünkohl, Blattgemüse	Blumenkohl
	Süßkartoffeln

Der Einkaufsratgeber der US-amerikanischen Umweltgruppe EWG zeigt, dass die Stichproben der USDA (United States Department of Agriculture, das Landwirtschaftsministerium der USA) allein 165 verschiedene Pestizide in Tausenden Obst- und Gemüseproben ausgewiesen haben. (Stand 2013)

Nach Jahren in den Schützengräben der Schlacht um die Vor- und Nachteile diverser Diäten hat der Food-Journalist Michael Pollan die Parole ausgegeben, die mir am allerbesten gefällt: »Essen Sie richtiges Essen, davon nicht zu viel und am besten pflanzlich.« Pollan legt den Finger in die Wunde, dass unser westliches Essen – so weit reicht der Konsens unter Experten – gesundheitsschädlich ist.[50] Wenn Pollan sagt: »Essen Sie richtiges Essen«, dann meint er lebendige Nahrung. Sein Büchlein *Essen Sie nichts, was Ihre Großmutter nicht als Essen erkannt hätte: Goldene Regeln für gute Ernährung* handelt genau davon.

Mir gefällt auch der praktische Ratschlag für den Supermarkteinkauf: »Meiden Sie die Mitte und halten Sie sich an den Rändern auf«, womit er sagen möchte, dass man Obst, Gemüse, Fleisch und Fisch, Eier und Milchprodukte, Rohwaren und Brot kaufen soll und nicht den ganzen abgepackten, künstlichen Fertigmist in den mittig aufgestellten Regalen. Wirklich schlau! Und weil unsere Nahrung historisch gesehen wenig Zucker enthielt, weil dieser teuer und schwer zu bekommen war, lautet die Empfehlung: »Vermeiden Sie Nahrungsmittel, bei denen Zucker oder Süßstoffe unter den ersten drei Positionen der Zutatenliste auftauchen.« Man kann dies alles auf eine Formel herunterbrechen und sagen: Vermeiden Sie verarbeitete Nahrungsmittel, stark gesüßte und solche mit Lebensmittelzusätzen. Damit ist Fast Food im Grunde raus. Ebenso die Snack-Ecke umschifft. Fehlen noch Limonaden und Süßkram. Wenn Sie all diese Dinge die meiste Zeit über vermeiden: Glückwunsch! Sie haben eine entzündungsfördernde Ernährung fast vollständig zugunsten einer antientzündlichen aufgegeben.

Was Sie essen sollten

So, nun aber genug davon, was Sie *nicht* essen sollten. Viel sinnvoller ist es, sich einzuprägen, was Sie essen sollten, denn nichts ist so gesundheitsförderlich wie eine antientzündliche und nährstoffreiche Diät.

Kunterbunt essen

Alle Farben sind erlaubt: ob Rot, Lila, Blau, Grün, Orange oder Dunkelbraun (denken Sie an Beeren, Trauben und Wein, Rotkohl, Grünkohl, Orangen, Süßkartoffeln, Kurkuma, Schokolade, Kaffee oder Tee), diese werden Ihnen guttun. Dafür verantwortlich sind die in den Farbstoffen enthaltenen Flavonoide, die stark antioxidativ wirken und darüber hinaus für die antientzündlichen, antiallergischen, antiviralen und antikanzerogenen Eigenschaften von pflanzlicher Nahrung stehen.

Bohnen und Linsen

Mir macht es besonders viel Freude, wenn ich erreiche, dass Leute auf Bohnen und Linsen abfahren, denn beide sind nicht nur sehr günstig, sondern auch sehr nährstoffreich. Darüber hinaus sind sie antientzündlich, haben einen hohen Proteingehalt, viele Ballaststoffe (die cholesterin- und blutzuckersenkend wirken) und enthalten viel Folsäure, Vitamin B_6 und Magnesium. Gentechnisch verändertes Soja hat mittlerweile einen schlechten Ruf, weil es überall vorkommt und allem möglichen »Plastikessen« beigemengt ist, um dessen Proteinanteil zu erhöhen. Die Forschung ist sich hinsichtlich der Wirkung von traditionell verarbeitetem Soja – etwa Tofu, Tempeh, Miso, Edamame – weitgehend einig, was dessen cholesterinsenkende und krebshemmende Eigenschaften anbelangt. Darüber hinaus ist es eine sehr günstige Proteinquelle. Ich bin immer sehr dafür, dass wir unseren Proteinbedarf aus gesunden pflanzlichen Quellen wie Bohnen oder Nüssen beziehen, aber es ist auch in Ordnung, ihn über einen moderaten Fleisch-, Eier- und Milchproduktkonsum zu decken. Aus meiner ärztlichen Erfahrung kann ich sagen, dass sich manche Menschen mit einer vorwiegend pflanzlichen Ernährung besser fühlen, andere dagegen brauchen regelmäßig Fleisch. Achten Sie darauf, wann *Ihnen* das Wasser im Munde zusammenläuft.

Ein leckeres und gesundes Herztrio

Immer schon verwendet man in der französischen Küche Zwiebeln, Knoblauch und Champignons. Kein Wunder, dass die die Franzosen so lang leben. Zwiebeln und Knoblauch enthalten beide Quercetin, ein natürliches Antioxidans, das leicht blutverdünnend wirkt und dadurch Herzerkrankungen vorbeugt. Quercetin ist ebenfalls gut beim Entgiften und wirkt krebshemmend. Champignons enthalten reichlich Beta-Glucane, die cholesterin- und blutzuckersenkend wirken. Außerdem stimulieren sie die zelluläre Immunantwort und sind als krebshemmend und sogar als alternatives Krebstherapeutikum bekannt. Davon einmal abgesehen, sind sie einfach lecker.

Korbblütler

Was um Himmels willen sind nun wieder Korbblütler?, mögen Sie fragen. Zu den Korbblütlern gehören vor allem Kohlgemüse und Rettich, also Brokkoli, Kohl, Blumenkohl, Rosenkohl, grünes Blattgemüse, Rübchen, Rettich und Rucola. Sie alle entfalten beim Kochen einen leichten Schwefelgeruch (eben den typischen Kohlgeruch), was zu ihrem Charme als prima Detox-Gemüse beiträgt. Ihre sonstigen Inhaltsstoffe senken das Risiko für Darm-, Prostata-, Lungen- und Brustkrebs.

Milchsauer Vergorenes

Milchsauer vergorene Nahrungsmittel versorgen Sie mit all den günstigen Darmbakterien, die wir im letzten Kapitel kennengelernt haben. Versuchen Sie es einmal mit Naturjoghurt, Kefir, Sauerkraut, Kimchi (das ist eingelegter Kohl aus Korea), Miso, Tempeh (auf traditionelle Art fermentiertes Soja), Sauerteigbrot, Essig, Kombucha (fermentierter Tee) und Hefe. Letztere ist ein wahres Nährstoffwunder. Im Geschmack etwas käsig, lässt sie sich gelbflockig über Eier, Gemüse oder Salat krümeln. Bierhefe ist ein hochwertiges pflanzliches Protein und enthält von allen

Nahrungsmitteln am meisten Vitamin B, dazu Mineralien, Selen und Chrom. Bierhefe senkt Triglyceride und erhöht HDL, das »gute« Cholesterin, reguliert den Blutzucker und hilft bei Akne. Der Geschmack ist gewöhnungsbedürftig, doch wenn Sie ihn mögen, sollten Sie öfter zur Hefe greifen.

Gesunde Fette

Die Low-Fat-Mode des ausgehenden 20. Jahrhunderts hat uns gesundheitlich einen Bärendienst erwiesen, weil Fette für die Gesundheit wichtig sind. Darüber hinaus verlangsamen sie die Verdauung und machen länger satt. Sie haben eine hohe energetische Dichte, aber die meisten Leute meinen, sie äßen weniger, wenn sie mehr gesunde Fette zu sich nähmen. Leere Kohlenhydrate (Weißmehl, Zucker) gegen gesunde Fette einzutauschen ist in den meisten Fällen eine gute Entscheidung.

Zu den gesunden Fetten zählen Olivenöl, Avocados, Nüsse und Samen sowie fetter Seefisch (Sardinen oder Lachs). Sie enthalten reichlich Omega-3-Fettsäuren, die auf natürliche Weise entzündungshemmend wirken. Für die allermeisten sind Omega-3-Fette eine prima Sache, gegebenenfalls auch als Nahrungsergänzung. Die am besten erforschte natürliche Quelle von Omega-3-Fett ist Fischöl, weil dieses die langkettigen Omega-3-Fettsäuren EPA und DHA enthält. Diese wirken stark antientzündlich (was für die Gefäße gut ist und vor Herzerkrankungen und Arthritis schützt). Darüber hinaus sind sie gut für glänzendes Haar und kräftige Nägel. Lein-, Hanf- und Chiasamen sind ebenfalls eine gute Quelle für Omega-3-Fettsäuren, aber sie sind nicht ganz so wirksam wie die aus Fischöl. Dennoch sind sie nährstoffreich und sollten in keiner Diät fehlen. Wenn Ihnen besonders an den Omega-3-Fetten gelegen ist, sollte Sie wissen, dass es sich – da mehrfach ungesättigt – um »flüchtige« Fette handelt, die zwar nicht verpuffen, aber stark licht-, sauerstoff- und hitzeempfindlich sind und schnell ranzig werden. Nehmen Sie sie daher nie zum Kochen und verwenden Sie aufgrund der besseren Resorbierbarkeit Lein- und Hanföl nur sehr frisch. Ich empfehle meinen Patientinnen, sich ihren Leinsamen oder Hanfsamen in einer Kaffeemühle frisch zu mahlen und das Schrot dann bis zu einer Woche verschlossen im Kühlschrank aufzubewahren. Sie machen sich genau wie ganze Chiasamen gut auf Salat, Joghurt, Gemüse oder in einem Smoothie. Lein- und Hanföl bitte immer im Kühlschrank in einer dunklen Flasche aufbewahren.

Olivenöl, Avocados, Nüsse, Samen und fetter Seefisch *reduzieren* Cholesterin und wirken antientzündlich und herzschützend, was sie zu idealen Begleitern der täglichen Küche macht. Dann sollte man noch Kokosöl erwähnen, ein gesättigtes Fett, das bei Zimmertemperatur fest wird. Kokosöl ist sehr wohlschmeckend und hat keinen besonderen Einfluss auf die Cholesterinwerte. Seine mittelkettigen Triglyceride (MCTs) lagern sich nur schwer als Körperfett an und werden schneller verbrannt als langkettige Triglyceride. MCTs werden zu Monolaurin verstoffwechselt, das wichtige antivirale und antimykotische Eigenschaften hat. Es hat den Anschein, dass Kokosöl die Insulinsensitivität bei Diabetes verbessert und die Kontrolle des Blutzuckers erleichtert. Auch wirken seine Phenol-Bestandteile entzündungshemmend. Und schließlich erforscht man gerade, ob die mittelkettigen Fettsäuren eine Wirkung gegen Alzheimer entfalten.[51, 52] Kokosöl empfehle ich als Koch- und Bratöl, und auch mit Kokosmilch (die Kokosöl enthält), lässt sich wunderbar kochen.

Aus gesundheitlichen Gründen sollten Sie immer auf ungesunde Fette verzichten, vor allem auf gehärtete Fette, die ich überhaupt nicht mag. Palmin ist dafür ein Beispiel. Gehärtete Fette sind in vielen Keksmischungen, süßen Teilchen, Tütensuppen, Crackern und Fertiggerichten jeder Art. Aufgrund ihres Transfettgehalts sind sie stark entzündungsfördernd und tun dem Körper überhaupt nicht gut. Auch Mais- und Sojaöl sind nicht so gut, wie man meint, weil sie einen höheren Anteil von entzündungswirksamen Omega-6-Fettsäuren enthalten. Doch an dieser Stelle sei auch gesagt, dass, wer normale Cholesterinwerte hat, Fleisch, Eier, Butter und Milchfett in Maßen zu sich nehmen kann. Lassen Sie ab einem Alter von 40 Ihr Cholesterin messen, damit Sie wissen, ob es eventuell ernährungs- oder genetisch bedingt zu hoch ist. Manche Leute nehmen aus genetischen Gründen sehr viel Cholesterin auf. Hier könnte ein Zuviel leicht das »schlechte« Cholesterin (LDL) erhöhen. Wenn das auf Sie zutrifft, sollten Sie bei rotem Fleisch und Milchfett aufpassen.

Vollkorn

Raffinierte Getreide, etwa in Brot oder Nudeln, die aus Weißmehl gemacht sind, sowie weißer Reis enthalten nicht so viele Nährstoffe und werden viel schneller zu Zucker verstoffwechselt. Weißmehlprodukte sind die Problemkinder unter den Kohlenhydraten. Doch in ihrer Vollkornvariante – als Vollkornweizen, -roggen, -spelt – sowie als Hirse, Mais, Hafer und Vollkornreis haben sie ernährungstechnisch *eine Menge* zu bieten: Ballaststoffe, B-Vitamine und jede Menge Mineralien. Dennoch sollten Sie wachsam sein, denn viel, was als »Vollkornbrot« verkauft wird, enthält überwiegend Weißmehl, das mit Zuckercouleur gefärbt ist, und nur wenig wirkliches Vollkornmehl. Hier lohnt sich immer ein Blick auf die Backzutaten. Bei Sauerteigbrot ist ein Teil des natürlichen Zuckers durch Mikroorganismen bereits abgebaut worden, was bedeutet, dass es etwas weniger Kohlenhydrate enthält als normales Brot.

Obwohl ich gerne Reis esse, muss ich doch anmerken, dass er von allen Getreiden die wenigsten Nährstoffe und die meisten Kohlenhydrate hat.

Statt …	**probieren Sie doch mal …!**
Weißmehlbrot mit Zuckercouleur	Vollkornweizen- oder Vollkornroggenbrot; Vollkornbrot mit Hafer, Hirse oder Dinkel
Normale (Hartweizen-)Nudeln	Vollkornweizennudeln, Quinoa- oder Hirsenudeln
Weizentortillas	Vollkornweizen oder Maistortillas

Statt …	probieren Sie doch mal …!
Couscous	Bulgur, Quinoa oder Hirse
Weißer Reis	Vollkornreis oder besser noch Farro, Quinoa oder Hirse

Weißer Reis ist sicherlich am schlimmsten, aber selbst brauner Reis erhöht den Blutzuckerspiegel über Gebühr.

Zu den Pseudogetreiden gehören ebenso Wildreis, Quinoa, Buchweizen und Amaranth. Weil es sich in Wirklichkeit um Samen handelt, enthalten sie typischerweise viel Eiweiß sowie reichlich Nähr- und Ballaststoffe

Fisch (mit Bedacht essen!)

Zweimal in der Woche Fisch ist eine gute Sache: Es ist eine gute Vorbeugung gegen Herzerkrankungen und gleichzeitig eine reiche Quelle an Omega-3-Fetten, besonders wenn es sich um Lachs, Sardinen, Anchovis und Makrele handelt. Doch es gibt hier auch ein paar Probleme: Zum einen leeren sich unsere weltweiten Fischbestände dramatisch, und das wollen wir natürlich nicht noch weiter anheizen. Organisationen wie Seafood Watch (www.seafoodwatch.org) oder Greenpeace geben deshalb regelmäßig Richtlinien heraus, welche Fische gerade zum Verzehr empfohlen werden und welche vor der Überfischung stehen.

Darüber hinaus reichern große Fische hohe Quecksilbergehalte und andere Umweltgifte an, weil sie am Ende der Nahrungskette stehen, also kleinere Fische gefressen haben, die sich ihrerseits von Plankton ernähren. Als Richtwert kann man festhalten, dass ein Fisch in der Größe eines Esstellers nicht sehr viel Quecksilber angereichert haben sollte. Am meisten belastet sind heutzutage Thunfisch und Schwertfisch, wobei es beim Thunfisch *auch* auf die Fanggebiete ankommt. Eine gute englischsprachige Übersicht über die Quecksilberbelastung bietet www.fishwise.org/

science/purchasing-tools/ oder auf Deutsch das Bundesumweltministerium unter http://www.bmub.bund.de/themen/gesundheit-chemikalien/gesundheit-und-umwelt/lebensmittelsicherheit/verbrauchertipps/.

Dann gibt es natürlich noch Fisch aus Aquakultur. Dieser hat aufgrund des Fischfutters nicht die gleichen Nährwerteigenschaften, die Fisch normalerweise so gesund machen. Außerdem werden in Aquakultur Antibiotika verabreicht, die, wie bereits besprochen, eine negative Wirkung auf uns und die Umwelt haben. Über atlantische Lachszuchten gelangen überdies Krankheiten in die Wildlachspopulationen. Auch seine rosa Farbe entstammt dem Tierfutter, was ihn in meinen Augen nicht gerade zu einem idealen gesunden Essen macht.

Doch nicht alle Fische aus Aquakultur sind problematisch. WWF, Greenpeace und andere geben hier Auskunft. Was um Himmels willen können wir also *überhaupt noch* essen? Die Zusammenstellung enthält Fische, deren Bestand zum einen nicht gefährdet ist und die keinen überhohen Gehalt an Quecksilber aufweisen.

Gering belasteter Fisch aus nachhaltiger Bewirtschaftung*

Austern – aus Aquakultur und wild
Alaska-Seelachs – NW-Pazifik
Forelle – aus EU-Bioaquakultur
Hering – Ost-/Nordsee, NO-Atlantik
Karpfen – Aquakultur
Krebse (wild)
Lachs – aus Aquakultur und aus Wildbestand
Miesmuscheln – aus Aquakultur (hängend)
Schellfisch (Dorsch) – Atlantik
Seelachs/Köhler – aus arktischem Wildbestand
Tintenfisch – aus Wildbestand
Venusmuscheln – aus Aquakultur und aus Wildbestand

* für die deutsche Ausgabe ergänzt durch Angaben vom WWF 2016

Trinken Sie Tee, Kaffee und Wein zu Ihrer Schokolade

Es macht mir immer besonderen Spaß, etwas Gutes mitzuteilen. Wie bereits oben erwähnt, sind farbenfrohe Gemüse besonders flavonoidreich und wirken damit antientzündlich beziehungsweise antioxidativ. Grüner Tee etwa hilft beim Abnehmen und wirkt bei vielen Krebsarten hemmend auf das Zellwachstum. Auch enthält er L-Theanin, das, wie schon in Kapitel 6 dargestellt, Ängste mindert, zu verbessertem Schlaf und geistiger Klarheit verhilft. Auch schwarzer Tee hat seine Vorzüge, doch nicht in dem Umfang wie der weniger stark oxidierte grüne Tee. Sowohl schwarzer als auch grüner Tee wirken dem geistigen Abbau entgegen und senken das C-reaktive Protein, ein allgemeiner Indikator körperlicher Entzündungsvorgänge.

Kaffee bildet die Hauptquelle von Antioxidantien in der US-amerikanischen Ernährung – was viel über die US-Ernährung aussagt –, aber wahr ist auch, dass Kaffee nun einmal viele Antioxidantien enthält. Dies ist auch mit der Grund dafür, dass Kaffeekonsum das Risiko vermindert, einen Diabetes vom Typ 2 zu bekommen. Darüber hinaus senkt er das Schlaganfallrisiko, das Risiko, an Parkinson oder Demenz zu erkranken, das Risiko von Leberkrebs und Leberzirrhose. Seine Nachteile ergeben sich eher aus den Gewohnheiten der Verbraucher: Viele von uns trinken Kaffee, um sich wach zu halten, obwohl eigentlich eher ein Nickerchen anstünde oder mehr Schlaf in der Nacht. Auch gilt, dass zu viel Kaffee, also mehr als fünf Becher (beziehungsweise mehr als ein Liter am Tag) schädlich für den Magen ist und zu Sodbrennen, Herzklopfen und erhöhtem Blutdruck führen kann. Für Frauen, die genug Schlaf bekommen, sind ein bis zwei Tassen täglich aber sicherlich kein Problem.

Auch Rotwein ist reich an Flavonoiden, darunter das Resveratrol, von dem man weiß, dass es Arteriosklerose, die Verhärtung der Blutgefäße, verhindert und zudem krebshemmend wirkt. Auch andere alkoholische Getränke sollen, in Maßen genossen, insgesamt lebensverlängernd wirken. Noch ist nicht gänzlich geklärt, warum das so ist, aber ich vermute, es hat mit seiner entspannenden Wirkung zu tun – wodurch weniger Adrenalin ausgeschüttet wird. Die Alkoholmenge, die für eine Frau gesundheitlich unbedenklich ist, liegt im Falle eines harten Getränks bei einem Gläschen Schnaps oder bei milderen Getränken bei einem Viertel Liter Bier beziehungsweise einem halben Glas Wein oder Sekt (100 Milliliter). Alles darüber ist nicht förderlich. Haben Sie bereits eine Diabetesvorstufe beziehungsweise richtigen Diabetes, sollten Sie wissen, dass Alkohol umgehend zu Zucker abgebaut wird und dann genauso wirkt wie ein Stück Schokoladenkuchen. Deshalb führt regelmäßiger Alkoholkonsum zu Gewichtszunahme durch die zusätzlichen Zuckerkalorien. Wie bei den meisten Dingen ist auch hier Mäßigung der Schlüssel. Doch ein freundschaftlicher Rat sei an dieser Stelle gegeben: Regelmäßiger Alkoholkonsum zur Entspannung kann sich leicht verselbstständigen und zur dauerhaften Gewohnheit werden. Alkohol ist in Ordnung, wenn Sie in guter Stimmung mit der Familie oder Freunden zusammen sind und sich bester Gesundheit erfreuen. Als Stresslöser oder Stimmungsaufheller ist er potenziell gefährlich. Seien Sie vorsichtig.

Die gesundheitlichen Vorzüge der Schokolade gehören zu meinem Lieblingsthema der letzten Jahre. Sie ist nämlich sehr reich an Flavonoiden und enthält viel Magnesium und Arginin, was womöglich die blutdrucksenkende Wirkung beim regelmäßigen Verzehr dunkler Schokolade (etwa bei einem Riegel) erklärt. Schokolade verhindert auch die Bildung von Blutgerinnseln, was gut für das Herz ist, ihre pflanzlichen Sterole verhindern die Cholesterinsynthese. Allerdings verzehren wir Schokolade zumeist in Tafelform oder als Kakaogetränk, was mit Zucker- und Milchbeigaben einhergeht. Und weil Zucker für uns nicht so gut ist, sollten wir auf dunkle Schokolade mit einem im Verhältnis zu den anderen Zutaten hohen Kakaoanteil zurückgreifen. Versuchen Sie auch einmal Rohkakao. Dieser wurde bei der Verarbeitung nicht erhitzt und enthält viele weitere gesunde Stoffe. Zu kaufen gibt es ihn im Bioladen oder im Reformhaus. Hinten im Anhang finden Sie mein Lieblingsrezept für Rohkakao-Bällchen. Doch Achtung: Als ich sie das erste Mal gemacht habe, fand ich sie so lecker, dass ich bis kurz vor dem Zubettgehen naschen musste. Noch um drei Uhr nachts habe ich kein Auge zugedrückt! Schokolade, besonders in konzentrierter Form, enthält durchaus Koffein [Theobromin, Anm. d. Übers.], und wenn Sie empfindlich sind, sollten Sie sie nicht spätabends vertilgen.

Mehr als das Salz in der Suppe …

Viele unserer Küchengewürze haben auch bedeutsame medizinische Eigenschaften. Kurkuma haben wir bereits in Zusammenhang mit seiner stark antientzündlichen und krebshemmenden Wirkung kennengelernt. Die Liste der antientzündlichen Gewürze lässt sich aber noch verlängern. Dazu gehören: Paprika, Ingwer, Oregano, Rosmarin, Zimt, Fenchel, Kardamom und Cayennepfeffer.

Ingwer wirkt bei Arthroseschmerzen schmerzlindernd, Zimt hingegen wirkt nicht nur antientzündlich, sondern reguliert auch den Blutzucker. Fenchel und Kardamom sind uralte Verdauungshelfer, wobei Letzterer auch noch einen gewissen Schutz vor Darmkrebs bieten soll. Würze ist also mehr als das Salz in der Suppe.

Das süße Leben

Weil sich so viele meiner Patientinnen mit dem Wunsch nach einer Gewichtsabnahme herumtragen oder bereits Diabetes beziehungsweise eine Diabetesvorstufe haben, möchte ich hier das Thema Süßstoffe ansprechen. Zunächst einmal bedeutet der Ausstieg aus der Zuckersucht nicht das Zurückgreifen auf Süßstoffe, sondern weniger Zuckerkonsum und die Gewöhnung an Nahrungsmittel, die nicht so süß sind. Und das passiert automatisch, wenn Sie weniger Zucker essen – ganz bestimmt! Doch manchmal muss es halt etwas Süßes sein, und dann ist guter Rat teuer. In diesem Zusammenhang kann man sagen, dass Rohrzucker nicht das schlechteste Süßmittel ist. Ganz im Unterschied zu Maissirup (High-Fructose Corn Syrup), der eine Insulinresistenz und weiterhin Diabetes begünstigt. Meiner Meinung nach sind die Süßstoffe Saccharin, Aspartam und Sucralose genauso schlimm wie Zucker. Zu allen drei Süßstoffen liegen, was ihre Ungefährlichkeit angeht, kontroverse Forschungsergebnisse vor, wobei Sucralose auch gesunde Darmbakterien vermindert. Was ich aber schlimmer finde, ist, dass sie keine Kalorien haben und sich der Blutzucker dadurch nicht erhöht, unser Körper aber sehr wohl mit einer Insulinausschüttung reagiert, ganz so, als ob wir Zucker gegessen hätten. Wenn Sie also bereits Ihre vierte Diät-Cola verdrückt haben, sollten Sie wissen, dass Sie eine Insulinresistenz und Diabetes riskieren, und das ganz ohne Zuckerkonsum.

Was macht man also, wenn die Lust auf Süßes kommt? Nun, ich meine, dass Haushaltszucker, Honig, Ahornsirup oder Melasse in kleinen Mengen okay sind. Wenn Sie unter Diabetes oder einer Vorstufe leiden, wäre Agavendicksaft etwas für Sie, da seine Moleküle ein wenig langsamer verstoffwechselt werden, als das bei den anderen Süßstoffen in der Liste der Fall ist. Das ist die eine Option. Brauchen Sie ein Süßungsmittel ohne Kalorien, wäre Stevia ein gesunder Ersatz. Stevia ist eine Regenwaldpflanze (die man im Garten ziehen kann). Sie ist süß, hat aber einen bitteren Nachgeschmack. Sie *lindert* im Übrigen eine bestehende Insulinresistenz und vermindert damit das Diabetesrisiko. Da der bittere Nachgeschmack durchaus störend sein kann, empfiehlt sich eine Kombination mit den Zuckeralkoholen aus der rechten Spalte der folgenden Tabelle. Xylit und Sorbit kennen Sie schon von zuckerfreien Kaugummis. Beide stehen in dem Ruf, Zahnlöcher zu verkleinern, was tatsächlich der Fall ist. Erythrit ist kalorienfrei, Sorbit hat etwas Kalorien, genauso Maltit (Malitol). Beide haben einen faden, süßen Geschmack und können, da sie nicht verdaut werden, zu Durchfall führen. Das ist aber von Fall zu Fall verschieden, doch lassen Sie bei Ihren Experimenten Umsicht walten. Stevia gibt es im Bioladen oder Reformhaus in Pulver- oder flüssiger Form. Auch die Zuckeralkohole gibt es als Pulver, besonders Erythrit (Erythritol).

Ungeeignete Süßstoffe	Gesündere Süßstoffe, die Kalorien enthalten	Gesunde Süßstoffe mit wenig oder gar keinen Kalorien
Maissirup (High-Fructose Corn Sirup)	Agavendicksaft	Stevia
Saccharin	Honig	Erythrit
Aspartam	Melasse	Xylit
Sucralose	Datteln	
Acesulfam-K	Rohrzucker	
Neotam		

Essen ist ein integraler Bestandteil des Lebens, der Kultur, der Familie. Und: Essen macht Spaß. Ein Essen in geselliger Runde ist einfach etwas Schönes. Und wenn wir dann noch Gutes zu uns nehmen, was unser Körper ebenfalls mag, umso besser. Weil ich selbst mit viel Naschkram und Doritos (und gutem Essen, Danke, Mama!) groß geworden bin, bin ich immer wieder fasziniert, wie viel besser frisches, selbst gemachtes Bio-Essen schmeckt. Wenn Sie bei beim Einkaufen aufs Geld schauen müssen, kochen Sie preiswerte und nahrhafte Dinge – zum Beispiel einen Bohneneintopf. Verwenden Sie Gewürze, ziehen Sie Gemüse oder machen Sie Joghurt selbst. Einfaches Essen ist lecker und unkompliziert.

Ich bin wahrlich kein Diät-Apostel und habe hier lediglich ein paar Richtlinien vorgegeben. Ein Nachtisch ab und zu schadet uns bestimmt nicht. Hinzu kommt auch, dass beim Essen jede und jeder etwas anderes braucht, um sich richtig wohlzufühlen. Hören Sie auf die Signale, die Ihnen Ihr Körper sendet, und achten Sie darauf, wohin Sie Ihre Körperweisheit führt. *Bon appétit!*

Kapitel 9

Schlaf: Erholung und Auftanken für Körper und Geist

Erschöpfung ist der häufigste Grund, warum Frauen in meine Praxis kommen, Schlafprobleme kommen danach ganz klar an zweiter Stelle. Aber auch bei Männern ist das nicht anders. Schlaflosigkeit und Schlafmangel können einen verrückt machen – und so wirken wir dann auch auf andere: reizbar, aufbrausend, vergesslich, deprimiert oder sogar paranoid oder psychotisch, wenn es wirklich schlimm ist. Die moderne Welt leidet unter einer Schlafmangel-Epidemie. Warum fällt es so vielen Menschen schwer, ein- und bis zum Morgen durchzuschlafen? Häufig liegt es am Zusammenspiel von Lebensumständen und physiologischen Faktoren. Das Rezept besteht darin, zu lernen, den Alltag an die eigenen körperlichen Bedürfnisse anzupassen.

Als Gabriela zum ersten Mal in die Sprechstunde kommt, klagt sie über Schlaflosigkeit. Sie wacht mitten in der Nacht auf und kann dann nicht mehr einschlafen. Aufgrund ihrer Lebensumstände nahm ich an, dass sie sehr gestresst war und unter Wechseljahresbeschwerden wie Hitzewallungen litt, aber eine Untersuchung ihres Hormonspiegels ergab, dass Gabriela interessanterweise *nicht* in den Wechseljahren war und dass ihr Adrenalinspiegel nicht nur für einen normalen Stresspegel sprach, sondern außergewöhnlich ausgewogen war. Im Gegenteil – Gabriela genoss ihren geschäftigen Lebensstil, ihren anspruchsvollen Job und ihr Dasein als Alleinerziehende. Die 50-Jährige zog nach der Scheidung ihre beiden Teenager-Jungs alleine groß und arbeitete erfolgreich als Hightech-Beraterin. Sie legte Wert auf ihr Äußeres.

Gabriela konnte ihr Leben lang gut schlafen. Bis die Probleme einsetzten, war sie sehr umtriebig gewesen und hatte viel Sport gemacht. Doch aufgrund der Tatsache, dass sie sich um ihre gebrechlichen Eltern kümmern musste und viel arbeitete, hatte sie ihre Aktivitäten vernachlässigt. Seit einiger Zeit war sie wieder mit einem Mann zusammen, was sie als eine sehr gute Entwicklung in ihrem Leben ansah. Ihr neuer Partner war Weinkenner, daher trank sie nun abends gern ein oder zwei Gläser Wein. Wein funktioniert wie der Angstlöser Xanax – man entspannt sich, aber nach drei oder vier Stunden lässt die Wirkung nach und man wacht zwischen zwei und drei Uhr morgens auf und kann nicht mehr einschlafen. Wenn Gabriela bei ihrem Freund übernachtete, hatte sie sich angewöhnt, ihr Smartphone als Wecker zu benutzen, mit dem Effekt, dass sie vor dem Einschlafen noch schnell ein paar E-Mails und Kurznachrichten las und schrieb.

Als ihr bewusst wurde, dass ihre alltäglichen Gewohnheiten für ihre Schlaflosigkeit sorgten, fing sie an, sie entsprechend zu ändern, um ihrem natürlichen Schlafbedürfnis gerecht zu werden. Gabriela nahm sich dreimal in der Woche Zeit, um laufen zu gehen oder ihr Fitnesscenter zu besuchen. Nur ungern trank sie weniger Wein, aber es überraschte sie, wie viel besser sie nun schlafen konnte. An wenigen Tagen in der Woche trinkt sie nun ein Glas Wein zum Essen. Und sie verbannte das Handy aus dem Schlafzimmer. Ich sage immer: Das Bett und das Schlafzimmer sind dem Sex und Schlafen vorbehalten (es sei denn, man wohnt in einer Einzimmerwohnung). Dort haben Arbeitsmaterialien (Computer, Mobiltelefon etc.) und Arbeit nichts zu suchen. Darüber hinaus empfehle ich, elektronische Geräte, etwa den Fernseher, aus dem Schlafzimmer zu verbannen. Für Gabriela funktionierten diese Maßnahmen sehr gut und meistens schläft sie mittlerweile durch.

Die amerikanische National Sleep Foundation [vergleichbar mit der Deutschen Gesellschaft für Schlafforschung und Schlafmedizin, Anm. d. Übers.] empfiehlt Erwachsenen sieben bis neun Stunden Schlaf, um vollkommen ausgeruht zu sein. Teenager brauchen sogar noch mehr Schlaf: acht bis zehn Stunden! Dennoch liegt in den USA die durchschnittliche Schlafdauer bei sechseinhalb Stunden pro Nacht. Und die USA stehen damit nicht alleine da, in allen Industriegesellschaften ist Schlafmangel ein weitverbreitetes Problem.

Leider erschweren viele Aspekte des zivilisatorischen Lebens es, gut und ausreichend zu schlafen. Übermäßige Beleuchtung drinnen wie draußen sowie das Schauen auf Monitore, bevor man ins Bett geht, senken den Melatoninspiegel und verzögern das Einschlafen. Den ganzen Tag mit sitzender Tätigkeit zu verbringen und exzessiver Koffeinkonsum verringern den heilsamen Effekt des Schlafs.

Ein Teil des Problems besteht darin, dass wir wesentlich mehr arbeiten, als es je in der Geschichte der Fall war. In den letzten 20 Jahren sind jährlich 158 Stunden zusätzliche Arbeits- und Fahrzeit zum Arbeitsplatz hinzugekommen. Seit 1969 verbringen junge Mütter jährlich 241 Stunden mehr mit Arbeiten beziehungsweise Pendeln. Gemeinhin gilt Schlafmangel zugunsten der Arbeitsleistung als Zeichen des Engagements und der Produktivität, während mehr Schlaf, oder zumindest ausreichend Schlaf, der dafür sorgt, dass man sich ausgeruht fühlt, als faul oder zügellos angesehen wird. Progressive Unternehmen haben mittlerweile eingesehen, dass ausgeruhte Angestellte besser und effizienter arbeiten, und bieten zum Teil Ruheräume an, um ihren Mitarbeitern einen Mittagsschlaf zu ermöglichen. Aber die meisten von uns leben immer noch in einer Arbeitswelt, die den Schlaf kritisch beäugt.

Seinem Körpercode zu folgen bedeutet, dass Sie, wenn Sie müde sind, einfach – schlafen. Das klingt verrückt, ich weiß. Natürlich kennen wir alle Phasen im Leben, in denen es sich wirklich lohnt, auf Schlaf zu verzichten: das Neugeborene oder ein wichtiges Projekt im Job. Aber es geht darum, solche Situationen als Ausnahme zu betrachten und sie nicht zur Regel werden zu lassen. Der Normallfall sollte sein, dass Sie eine gute Basis mit viel Schlaf haben. Wenn Sie hin und wieder weniger Schlaf bekommen, als Sie brauchen, ist es entscheidend, möglichst bald wieder zu einem geregelten Rhythmus zu kommen, sonst ist der Preis hoch, den Sie zahlen.

So bekommen Sie den Schlaf, den Sie brauchen

Es stellt sicherlich eine Herausforderung dar, rechtzeitig ins Bett zu gehen und genügend Schlaf zu bekommen, doch noch schwieriger ist es, wenn man *nicht* einschlafen kann oder immer wieder *aufwacht*. Basierend auf den grundlegenden Bedürfnissen des menschlichen Körpers habe ich eine Liste mit Prinzipien erstellt, auf denen eine dem Körper angemessene und schlaffreundliche Umgebung beruht.

Lassen Sie die Finger von Koffein und Alkohol. Meine Patienten reagieren ganz unterschiedlich sensibel auf Koffein. Das reicht von »Wenn ich Kaffee trinke, kann ich nicht schlafen« bis »Auch wenn ich vor dem Zubettgehen einen doppelten Espresso trinke, schlafe ich wie ein Stein«. Ein Aspekt ist die genetische Veranlagung, wie man auf Koffein reagiert, manche verstoffwechseln den Stoff schnell, andere langsam, und dementsprechend ist jeder mehr oder weniger (un)sensibel für den wach machenden Effekt des Koffeins. Sie wissen am besten, zu welcher Gruppe Sie gehören. Die meisten von uns sollten Kaffee nach 15 Uhr meiden, um gut durchzuschlafen. Um zu verhindern, dass Sie mitten in der Nacht aufwachen, sollten Sie drei Stunden vor dem Schlafengehen keinen Alkohol mehr trinken.

Vermeiden Sie Medikamente, die den Schlaf beeinträchtigen. Viele der herkömmlichen Medikamente lösen bei einigen Menschen Schlafstörungen aus, was aber nicht für alle gilt. Wenn Sie eines der Arzneimittel im Kasten auf Seite 245 nehmen, sollten Sie es vielleicht eher morgens als abends schlucken. Oder sprechen Sie mit Ihrem Arzt, damit er Ihnen möglicherweise ein alternatives Mittel verschreibt. Entschlüsseln Sie Ihren Körpercode, um herauszufinden, ob Medikamente eine Rolle bei Ihren Schlafschwierigkeiten spielen.

Bewegen Sie sich tagsüber. Bewegung gleich welcher Art erleichtert das Einschlafen und verbessert die Schlafqualität, ob es einfach nur ein Spaziergang ist oder Sport bis zur Erschöpfung. Bewegung am Morgen und draußen hat den größten Effekt, denn das Tageslicht nordet Ihre biologische Uhr ein: wach und aktiv am Tag, müde und schläfrig am Abend. Sport abends zu treiben kann für die einen okay sein, während andere dadurch angeregt werden. Für einige wirken ruhige Bewegungen (Spazierengehen, Yoga, Tai-Chi, Qigong) vor dem Zubettgehen wohltuend.

Dämmen Sie Licht und Geräusche im Haus eine oder zwei Stunden vor dem Schlafengehen herunter. »Lichtverschmutzung« (etwa in Großstädten nach Sonnenuntergang oder blendende Lampen in Ihrem Zuhause) ist nur ein Weg, wie die moderne Gesellschaft unseren dürftigen Schlaf noch verschlimmert und unseren Biorhythmus durcheinanderbringt. In den letzten Jahrzehnten hat diese Lichtverschmutzung noch zugenommen, indem Smartphones und Tablets ihre LED-Strahlen aussenden, die mehr blaues Licht verbreiten als herkömmliche Leuchtmittel, Kerzen oder Feuerschein mit höherem Weißlichtanteil.

Medikamente, die den Schlaf beeinflussen

- Blutdrucksenker
  - Betablocker (z. B. Propranolol, Metoprolol, Atenolol, Nebivolol, Nadolol etc.)
  - Alphablocker (Prazosin, Doxazosin, Terazosin etc.)
- Asthmamedikamente
  - Beta-Agonisten (Albuterol, Metaproterenol, Pirbuterol, Terbutalin, Isoetharin und Salmeterol)
  - Theophyllin
- Erkältungs- und Hustenmittel sowie Allergiemedikamente (die Pseudoephedrin, Phenylephrin oder oxymetazolinhaltiges Nasenspray enthalten)
- Antidepressiva (Citalopram, Escitalopram, Fluoxetin, Fluvoxamin, Paroxetin, Sertralin, Venlafaxin, Bupropion)
- Corticosteroide (Cortison, Methylprednisolon, Prednison und Triamcinolon)
- ADHD-Medikamente (Methylphenidat, Dextroamphetamin, Benzphetamin, Modafinil)
- Schilddrüsenmedikamente (Levothyroxin, Liothyronin, getrocknetes Schilddrüsenextrakt)
- Medikamente gegen Herzrhythmusstörungen (Amiodaron)
- Mittel gegen Alzheimer (Donepezil, Galantamin und Rivastigmin)
- Mittel gegen Parkinson (Levodopa, Entacapon und Amantadin)
- rezeptfreie Arzneimittel, die Koffein enthalten
- Krebsbehandlung: Herceptin, Tamoxifen
- Ergänzungsmittel: SAM-e, Ginseng, Ephedra, DHEA, nieren- oder schilddrüsenstärkende Mittel, Abnehmmittel mit Stimulantien oder Koffein, Guarana, Mate, Johanniskraut, Yohimbe oder Vitamin B, die kurz vor dem Schlafengehen eingenommen werden

Aufgrund der gesetzlichen Änderungen sind nur noch die neuen, umweltfreundlichen LED-Leuchtmittel erhältlich, die mehr Licht aus dem Blaubereich des Spektrums enthalten. Wenn es draußen schon dunkel geworden ist, kann jegliches Licht Ihren

Biorhythmus durcheinanderbringen; die innere Uhr sagt dann nicht mehr: »Jetzt ist es abends«, sondern: »Ich bin mir nicht sicher.« Das Licht hat einen stimulierenden Effekt auf die Lichtrezeptoren in unseren Augen, die dann der Zirbeldrüse das Signal senden, weniger Melatonin zu bilden. Jenes Hormon sorgt bei der inneren Uhr für den Zustand »Nacht, also: schlafen!«. Jedoch sorgt der intensive Blaubereich des Lichtspektrums dafür, dass *doppelt* so viel Melatonin unterdrückt wird als bei gelberem Licht mit größerer Wellenlänge.[53] Das heißt also, dass die Auswirkungen auf den Schlaf des blauen Lichts, dem wir mittlerweile so häufig ausgesetzt sind, doppelt so groß sind wie herkömmliche Lichtquellen für den Wohnraum.

Eine im *British Medical Journal* veröffentlichte Studie legt dar, dass, je länger Teenager vor einem Bildschirm sitzen, sie umso länger brauchen, um abends einschlafen zu können. Jugendliche, die vier oder mehr Stunden am Tag vor einem Monitor sitzen, schliefen mit 350 Prozent höherer Wahrscheinlichkeit weniger als fünf Stunden pro Nacht. Bei ihnen betrug die Zeit, die sie zum Einschlafen brauchten, mit 49-prozentiger Wahrscheinlichkeit länger als 60 Minuten.[54] Eine kürzlich durchgeführte Studie mit männlichen Jugendlichen zeigte, dass Brillen mit hellbraunen Gläsern, die das Licht des spektralen Blaubereiches wegfiltern, vor dem Schlafengehen den Melatoninrückgang aufhielten und die abendliche Schläfrigkeit förderten.[55]

Was kann man also tun? Zuerst einmal wäre es ideal, wenn Sie zwei bis drei Stunden vor dem Zubettgehen Bildschirme vermeiden könnten. Zu verschiedenen Tageszeiten können Sie unterschiedliche Lichtquellen nutzen. Leuchtmittel, die annähernd das volle Spektrum abdecken, eignen sich für den Tag, weiß glühende Lampen ohne Licht aus dem Blaubereich des Spektrums für abends und nachts. Und natürlich fördern Kerzenlicht und Feuerschein den Schlaf. Wenn Sie für Ihre Abendunterhaltung wirklich auf Ihren Computer oder den Fernseher angewiesen sind, können orangefarbene Brillengläser oder entsprechende Filter, die sich auf Tablets und PCs befestigen lassen, helfen. Die kostenlose Handy-App justgetflux.com passt das blaue Licht von Ihrem Endgerät dem Licht der Umgebung an, das heißt, sie sorgt dafür, dass es am Abend eher gelbes Licht abgibt. Diese Hilfsmittel sind wichtig für Sie, können aber umso entscheidender für Ihre Kinder sein. Eine Unterbrechung des Biorhythmus beeinflusst nicht nur den Schlaf und den Gemütszustand, sie schafft auch eine Prädisposition für Krebserkrankungen. Gelingt es, uns Licht auszusetzen, für das wir ursprünglich geschaffen worden sind, nämlich tagsüber Vollspektrumlicht, eingeschränktes gelbes Licht am Abend und totale Dunkelheit in der Nacht, während wir schlafen, werden wir möglicherweise glücklicher, gesünder und ausgeruhter.

Nehmen Sie vor dem Zubettgehen eine Kleinigkeit zu sich. Es ist keine gute Idee, vor dem Schlafen eine große Mahlzeit zu essen. Einigen Patienten, die unter Einschlafschwierigkeiten leiden, machen aber gute Erfahrungen mit einem kleinen Snack einige Stunden vor dem Schlafen. Pute zum Beispiel ist reich an der Aminosäure Tryptophan, die den Schlaf fördert. Ähnlich wirkt Kasein, ein Eiweiß, das in der Milch vorkommt. Das Glas Milch, wenn man nicht einschlafen kann, hat also wirklich eine wissenschaftliche Grundlage! Eine kleine Scheibe Putenaufschnitt und Käse auf einem Vollkornkräcker oder einer Scheibe Apfel wäre daher eine sehr gute Kombination. Es ist allerdings wichtig, einfache Kohlenhydrate, wie sie in Zucker, weißem Mehl oder geschältem Reis vorkommen, zu vermeiden. Sie lassen den Blutzuckerspiegel ansteigen, der möglicherweise dann fällt, wenn Sie schlafen, was dazu führen kann, dass Sie wieder aufwachen. Auf der anderen Seite helfen komplexe und daher gesunde Kohlenhydrate wie ein Stück Obst oder Vollkornbrot dem Schlaf, denn sie sorgen dafür, dass das Tryptophan die Blut-Hirn-Schranke überwinden und Ihr umtriebiges Gehirn zur Ruhe bringen kann. Andere Lebensmittel, die viel Tryptophan enthalten, sind Soja, Spirulina, Eier, Fische und Schalentiere, Wild, Sesam sowie Spinat. Für jeden sollte also etwas dabei sein.

Es ist erwähnenswert, dass viele Menschen nachts aufstehen müssen, um auf die Toilette zu gehen. Das passiert häufiger, wenn wir älter werden, und betrifft dann besonders Männer. Heiße Milch zum Einschlafen ist ein gutes Mittel, allerdings sollte man es vermeiden, vor dem Schlafengehen allzu viel zu trinken, um nicht mitten in der Nacht hinauszumüssen. Die Mehrheit meiner Patienten, die sich darüber beklagen, nachts urinieren zu müssen, wacht allerdings *aus ganz anderen* Gründen auf und muss außerdem auf die Toilette. Wer gut durchschläft, wird feststellen, dass ein Toilettengang gar nicht nötig ist!

Nehmen Sie ein heißes Bad oder duschen Sie vor dem Schlafengehen. Beides wirkt entspannend und erhöht die Körpertemperatur. Sinkt sie, wird man automatisch müde. Die meisten schlafen am besten in einem kühlen Raum. Sorgen Sie also dafür, dass Ihr Schlafzimmer zwischen 16 und 20 Grad hat, das ist die optimale Temperatur. Einfache Ventilatoren kühlen den Raum (oder schaffen Abhilfe bei Hitzewallungen) und erzeugen ein Hintergrundgeräusch, das einigen beim Einschlafen hilft. Merkwürdigerweise fördern ein kühler Raum *und* warme Füße den Schlaf. Warme Socken oder eine Wärmflasche verhindern, dass Sie mitten in der Nacht aufwachen.

Sorgen Sie für eine gute Matratze. Es ist kein Wunder, dass Sie schlecht schlafen, wenn Ihre Matratze ungeeignet ist. Wachen Sie morgens mit mehr Schmerzen oder Unwohlsein auf als abends, als Sie ins Bett gegangen sind, ist das vielleicht ein Zeichen dafür, dass Sie Ihre Schlafunterlage austauschen sollten. Viele Matratzen dünsten toxische Chemikalien aus, gerade wenn sie neu sind, daher ist ein Bioprodukt angeraten. In herkömmlichen Matratzen befinden sich Polyurethanschaum, Formaldehyd, Borsäure, Antimon (dieses Schwermetall ist vergleichbar mit Arsen) sowie – und das ist das Schlimmste – polybrominierten Diphenylether (PBDE), also ein Flammschutzmittel. Alle diese Substanzen können Krebs verursachen und beeinflussen Ihr

Immunsystem. Als Alternative dazu bieten sich Matratzen aus Naturmaterialien wie Baumwolle, Schafwolle oder Latex an. Folgende Etiketten weisen ein Produkt aus, das keine Toxine enthält:

- **Global Organic Textile Standard (GOTS):** Mindestens 95 Prozent der Materialien müssen als ökologisch zertifiziert sein. Bestimmte Materialien wie Flammschutzmittel und Polyurethan (Bestandteil vieler Schaumprodukte) sind verboten.
- **Global Organic Latex Standard (GOLS):** Dieses Material garantiert, dass in Latexmatratzen nur Naturlatex verwendet worden ist.
- **Oeko-Tex Standard 100** (zwar gut, aber weniger streng): Dieses Zertifikat begrenzt die Emission von toxischen Chemikalien, etwa Formaldehyd und flüchtige organische Verbindungen. Chemische Flammenhemmer, Farbstoffe und allergene Färbemittel sind untersagt.

Der Kauf einer neuen Matratze ist eine hervorragende Gelegenheit, die Intuition Ihres Körpercodes zu nutzen. Die Bedürfnisse an Matratzen sind individuell verschieden, ebenso vielfältig sind die unterschiedlichen Qualitäten. Man kann keine Matratze auswählen, auf der man nicht selbst gelegen hat. Nehmen Sie die, auf der sich folgendes Gefühl einstellt: »Ahhhhhhhhhh!«

Versuchen Sie, vor 22 Uhr ins Bett zu gehen. Der ayurvedischen Tradition zufolge sind die erholsamsten Stunden Schlaf die vor Mitternacht. Man muss sich vor Augen halten, dass unsere Körper evolutionär bedingt eigentlich daran gewöhnt sind, mit dem Sonnenaufgang aufzustehen und mit dem Sonnenuntergang ins Bett zu gehen. Je näher wir dieser Tradition kommen, desto besser wird unser Schlaf sein. Auf der anderen Seite stimmt es *tatsächlich*, dass einige Menschen Nachteulen sind. Sie gehen am liebsten nach Mitternacht ins Bett und schlafen gern bis zehn oder zwölf Uhr am Tag. Im Idealfall handelt es sich dabei um

Selbstständige oder Menschen, die Nachtschichten arbeiten, aber einem normalen Job, der um acht Uhr beginnt, nachzugehen, ist für sie die Hölle. Einigen meiner Nachteulen-Patienten habe ich helfen können, indem ich sie dabei unterstützt habe, jede Woche 15 Minuten früher ins Bett zu gehen, bis sie ihr Ziel erreicht hatten und zu einer relativ normalen Zeit müde wurden. Das funktioniert mit Geduld und Hartnäckigkeit, aber kommen dann Ferien oder Urlaube, ist die Mühe dahin und sie kehren zu ihren früheren Gewohnheiten zurück. Danach müssen sie sich wieder an den anderen Stundenplan gewöhnen. Eigentlich ist es nicht schlimm, einen ganz anderen Schlafrhythmus zu haben, solange Sie ausreichend schlafen. Nur manchmal ist es lästig, wenn eine Nachteule einen Partner hat, der als Frühaufsteher mit den ersten Sonnenstrahlen aus dem Bett hüpft. Für solche Frühaufsteher ist es wichtig, dementsprechend früh ins Bett zu gehen, um sich ausreichenden Schlaf zu holen.

Ihr Schlafzimmer ist Ihre Ruhezone. Es sollte dunkel, ruhig und kühl sein, darin sollten außerdem keine Elektrogeräte (schon gar kein Fernseher) stehen. Ebenso sollten Mobiltelefone aus dem Schlafzimmer verbannt werden, denn sie funken Signale, während man schläft. Und fast alle, die ich kenne, nutzen das Handy nicht nur, um Telefonate zu tätigen, sondern auch berufliche E-Mails abzurufen. Das Mobiltelefon auf dem Nachttisch ist mit einem laufenden Computer auf dem Kopfkissen vergleichbar. Sie haben immer all die unbeantworteten E-Mails und SMS-Messages direkt vor Augen. Damit kann Ihr Gehirn dem Stress nicht entkommen, und das widerspricht einem erholsamen Schlaf eindeutig. Darüber hinaus besteht die Verlockung, mitten in der Nacht zu texten oder E-Mails zu schreiben, wenn Sie nicht mehr schlafen können. Wie wir bereits gesehen haben, wird dadurch die Melatoninproduktion unterdrückt und die wachen Phasen verlängert. Besonders warne ich davor, das Mobiltelefon in der Nähe des Kopfes zu deponieren, denn wissenschaftlichen Erkenntnissen zufolge besteht möglicherweise erhöhte Gefahr, an einem Gehirntumor zu erkranken, wenn man häufig mit dem Handy telefoniert.

Auch lösen elektronische Geräte, ob beleuchtet oder nicht, bei einigen Menschen eine Störung des Biorhythmus aus, da sie elektromagnetische Felder aussenden. Das trifft sicherlich nicht auf jeden zu, aber wenn Sie nachts nicht schlafen können, obwohl Sie schon alles versucht haben, stellen Sie elektronische Wecker und andere Geräte idealerweise einen Meter vom Bett entfernt hin. Wenn Sie sich nicht sicher sind, welche Strahlung Ihre Geräte aussenden, untersuchen Sie die Intensität des elektrischen Feldes mit einem Gauss-Meter, das es online zu kaufen gibt. Stellen Sie sicher, dass die elektrischen Felder tatsächlich von Ihren Geräten stammen und dass sie nicht die von Experten empfohlene Höchstmenge der Belastung überschreiten.

Die Hintergrundgeräusche aus der Umgebung lassen sich sehr gut mit Ohrstöpseln ausschalten, auch das Schnarchen Ihres menschlichen (oder tierischen) Partners. Als unsere Zwillinge noch klein waren, wechselten mein Mann und ich uns mit den Nachtschichten ab. Und wir brauchten beide Gehörschutz, um die ohrenbetäubenden Geräusche desjenigen auszublenden, der frei hatte und schlafen konnte. Ohrstöpsel gibt es in verschiedenen Ausführungen aus unterschiedlichen Materialien, von einfachem Schaum bis zum individuell angepassten Silikongehörschutz. Probieren Sie aus, was Ihnen am besten gefällt. Mir persönlich sind die Stöpsel aus Silikon am liebsten, obwohl ich einräumen muss, dass ich mit ihnen wohl auch einen Feueralarm verschlafen würde. Wenn Sie zu den Menschen gehören, die nicht gern etwas im Ohr haben, gibt es Lärmschutz, den man über der Ohrmuschel tragen kann. Diese Dinger gibt es online, und sie funktionieren recht gut (eine Auswahl verschiedener Hersteller finden Sie zum Beispiel unter https://www.gehoerschutz-versand.de). Sollte es nicht möglich sein, Ohrstöpsel zu nutzen, weil Sie sich um kleine Kinder kümmern müssen, sorgen Sie soweit es geht dafür, dass alle Geräuschquellen aus Ihrem Schlafzimmer verschwinden. Sollte Ihr Partner laut schnarchen, sollte er sich um eine Lösung bemühen, auch ein Gerät, das weißes Rauschen erzeugt, könnte das Problem beseitigen.

Werfen Sie die Katze oder den Hund aus dem Schlafzimmer. Wenn Sie nicht ganz sicher sind, dass Ihr Haustier Sie nicht mit seinem Schmusebedarf, seinen Bewegungen oder Lauten nachts aufweckt, weisen Sie dem kleinen pelzigen Freund einen anderen Platz zum Schlafen zu. Sie sind sicherlich ein viel besseres Herrchen, wenn Sie ausgeruht sind. Auch die eigenen Kinder können natürlich den Schlaf beeinträchtigen, wenn sie im selben Bett schlafen. Auf diese Frage gibt es weder eine richtige noch eine falsche Antwort, das muss jeder selbst entscheiden. Aber wenn Ihr Kind Sie gravierend vom Schlafen abhält, werden Sie ihm morgens keine geduldige Mutter sein. Solange Sie noch stillen, kann es einfacher sein, mit dem Baby in einem Bett zu schlafen. Doch sobald die Kleinen größer werden, können sie den erholsamen Schlaf zunichtemachen. Tun Sie sich selbst den Gefallen und legen Sie den oder die Kleine alleine schlafen. Der Übergang kann die Hölle sein, aber im Endeffekt haben Sie auf lange Sicht mehr Ruhe; besserer Schlaf sollte es Ihnen wert sein. Wenn Sie die Anschaffung eines neuen Bettes erwägen, erlauben Sie mir einen persönlichen Rat: Nehmen Sie das größte Bett beziehungsweise die beiden größten, die Sie unterbringen können.

Essenzielle Öle von Lavendel oder Zitronenmelisse helfen beim Einschlafen. Man kann sie dem Badewasser hinzufügen oder als Lotion beziehungsweise Öl auf die Haut auftragen. Manchmal hilft schon ein Tropfen auf das Kopfkissen, um die Schlafqualität zu fördern.

Das Bett ist nur zum Schlafen oder für Sex da. Wenn Sie keine Probleme mit dem Schlafen haben, können Sie gern im Bett lesen, solange die Texte nichts mit Ihrem Beruf zu tun haben. Sollte Ersteres nicht der Fall sein, sollten Sie in einem Sessel außerhalb des Schlafzimmers lesen und dann ins Bett gehen, wenn Sie müde werden. Berufliche Arbeit, Schulaufgaben oder Rechnungen bezahlen verbieten sich im Bett. Besonders hinderlich für einen guten Schlaf ist es, E-Mails oder SMS im Bett zu beantworten, denn erstens machen Sie einen wacher, zweitens nehmen Ihre Augen das blaue Licht vom Monitor auf, was zu einer Reduktion des Melatonins führt. Wenn Sie nachts aufwachen und nach 15 Minuten nicht wieder eingeschlafen sind, stehen Sie auf und tun Sie etwas, bei dem Sie sich entspannen können. Bringen Sie Ihrem Köper bei, dass er nichts anderes im Bett tut, als zu schlafen oder Sex zu haben. Gerade Sex lässt einen hervorragend einschlafen. Idealerweise sollten Sie bis eine Stunde vor dem Schlafengehen nichts machen, was mit Arbeit zu tun hat oder was Sie stresst. Zwei Stunden zum Entspannen oder Zeit mit der Familie oder dem Partner zu verbringen sind ideal.

Immer noch nicht müde?

Diese Empfehlungen gelten für alle meine Patienten, die mit dem Schlafen Schwierigkeiten haben, aber abgesehen davon sind besonders Frauen von unzureichendem Schlaf betroffen. Wenn es daran liegt, dass Sie am Abend nicht abschalten können, weil sich Ihre Gedanken im Kreis drehen, dann gibt es viele Möglichkeiten, Abhilfe zu schaffen. Zuallererst können Bewegung und eine beliebige Art von meditativer Beschäftigung (sitzende oder Geh-Meditation, Yoga, Tai-Chi oder Qigong) Wunder bewirken und bringen den Geist dazu, herunterzuschalten. Die einfache Bauchatmungsübung (siehe Seite 54 f.) kann auch dabei extrem hilfreich sein. Ebenso angenehm ist die Übung auf Seite 67 ff., um Verspannungen in den unterschiedlichen Körperteilen nachzuspüren und sie zu entspannen. Gelingt es Ihnen, in jeden Körperteil tief hineinzuatmen mit der Gewissheit, dass Sie sich all ihren Bedürfnissen am nächsten Morgen widmen werden? Stellen Sie sich es vor, während Sie tief in Ihren angespannten Nacken und in Ihr unruhiges Gehirn hineinatmen. Jeder ängstliche Gedanke und jede Sorge verschwindet mit jedem Atemzug aus Ihrem Körper.

Jeder hat mal Situationen oder Phasen, in denen es ihm schwerfällt, die Gedanken abzustellen, weil der Stress oder das Chaos zu groß sind oder er um jemanden oder etwas trauert. Einige meiner Patienten sind jedoch kontinuierlich von fieberhaften Gedanken und einem rasenden Geist geplagt. Die ersten Mittel der Wahl dagegen habe ich unten aufgeführt. Beachten Sie aber, dass *alle* schlaffördernden Heilkräuter und Nahrungsergänzungsmittel die Wirkung von Beruhigungs- oder Schlafmitteln sowie von Alkohol oder verschreibungspflichtigen Betäubungsmitteln verstärken. Bevor Sie ein Heilkraut oder eine Nahrungsergänzung ausprobieren, sprechen Sie bitte mit Ihrem Arzt, wenn Sie diese oder andere Medikamente nehmen.

Heilkräuter und Nahrungsergänzungsmittel als Schlafhilfe

Baldrianwurzel: Baldrian ist wirklich der König unter den Heilkräutern. Zahlreiche wissenschaftliche Untersuchungen belegen seine Wirksamkeit fürs Einschlafen, für einen tiefen und langen Schlaf sowie einen gesunden Schlafrhythmus. Baldrian ist in vielen Dosierungen erhältlich, von 20 Milligramm (häufig in Schlaftees) bis zu 600 Milligramm (in Ergänzungsmitteln). Man nimmt Baldrian 45 Minuten vor dem Schlafengehen. Die meisten Frauen haben morgens keine Nachwirkungen, ein paar wenige berichten allerdings davon. Eine häufige Nebenwirkung sind gelegentliche starke Träume, was wieder unterschiedlich bewertet wird: Das kann in Ordnung sein, im Fall von Albträumen natürlich weniger. Wie bei allen Heilmitteln rate ich dazu, mit einer geringeren Dosis anzufangen und sie dann bei Bedarf zu erhöhen. Baldrian entfaltet am besten seine Wirkung, wenn man ihn regelmäßig einnimmt.

Passionsblume: Abgesehen davon, dass sie wunderschön aussieht, ist die Passionsblume ein effektives mildes Mittel gegen Angstgefühle und Schlaflosigkeit. Zwar hat sie einige Nebenwirkungen, ist aber bei Patienten wirkungsvoll, bei denen Baldrian nicht anschlägt. Man trinkt sie als Tee (einenTeelöffel Kraut aufkochen und für 10 bis 15 Minuten ziehen lassen) oder nimmt sie als Kapsel oder Tinktur ein. Häufig wird sie mit anderen Heilkräutern gegen Schlaflosigkeit gemischt.

Magnesium: Wie bereits erwähnt, ist Magnesium ein wichtiges Element für den Energiehaushalt und entspannt die Muskulatur, darüber hinaus hilft es aber auch bei Schlafproblemen. Eine eingehende Untersuchung von älteren Versuchsteilnehmern belegt, dass die Einnahme von 500 Milligramm vor dem Zubettgehen hilft.[56] Magnesium existiert in vielen Darreichungsformen, von denen einige auch gegen festen Stuhl helfen, falls gewünscht (Citrat, Oxid und Chlorid). Wiederum andere lassen sich leichter vom Körper aufnehmen, um den Schlaf zu fördern oder bei Erschöpfung oder Muskelkrämpfen gegenzusteuern. Insbesondere gegen Erschöpfung scheinen Aspartat-Komplexe zu wirken, während Glycinat oder L-Threonat bei Angstzuständen und Schlaflosigkeit helfen. Darüber hinaus ist es möglich, Magnesium äußerlich anzuwenden als Magnesiumchlorid-Lotion, -Gel oder -Öl. Einige Heilpraktiker empfehlen, es vor dem Schlafengehen in die Füße einzumassieren. Dies ist auch für Kinder ein schönes Zubettgeh-Ritual. Ein Bad am Abend mit Bittersalz (Magnesiumsulfat) kann entspannend wirken und beim Einschlafen helfen.

Weitere Heilkräuter und Nahrungsergänzungsmittel: Wie bereits in Kapitel 6 dargestellt, sind bei Angstgefühlen und Schlafproblemen L-Theanin, Lavendelöl in Kapseln und Kava-Kava empfehlenswerte Nahrungsergänzungsmittel. Zahlreiche erhältliche Heilmittel bestehen aus einer Kombination von Heilkräutern und Ergänzungsmitteln. Weitverbreitete und unbedenkliche Kräuter wie Kamille, Hopfen, Helmkraut und Zitronenmelisse sind in diesem Fall gute Ergänzungen. Vorausgehende Recherchen haben ergeben, dass das Extrakt aus Kalifornischem Mohn bei Angst und Schlaflosigkeit helfen kann. Insbesondere belegte eine jüngere Studie die Wirksamkeit von Mohn in Kombination mit Magnesium und Weißdorn. Kalifornischer Mohn kann außerdem nachts auch Schmerzen lindern, insofern ist es ein gutes Mittel, wenn Sie Schlaflosigkeit aufgrund von chronischen Schmerzen erdulden müssen.

Patienten, die sowohl unter Depressionen als auch unter Schlaflosigkeit leiden, empfehle ich als Erstes immer 5-HTP (5-Hydroxytryptophan). Es handelt sich dabei um einen Ausgangsstoff von Serotonin und wirkt bei den meisten Frauen beruhigend. 5-HTP darf nicht zusammen mit verschreibungspflichtigen Antidepressiva genommen werden. Wenn Sie also weitere Medikamente nehmen, halten Sie bitte mit Ihrem Arzt Rücksprache, bevor Sie es ausprobieren.

Melatonin ist auch ein effektives und unbedenkliches Mittel, um den Schlaf zu fördern. Vor dem Schlafengehen wird es in einer Dosis von 0,4 Milligramm bis maximal 5 Milligramm eingenommen. Weil die Zirbeldrüse abends Melatonin abgibt, ist der Stoff ein Aspekt unserer inneren Uhr und hilft bei Schlaflosigkeit, wenn der Biorhythmus aus dem Gleis ist. Beispielsweise belegen Studien, dass die Einnahme von Melatonin bei Schlaflosigkeit hilft, wenn man es auf Reisen nimmt, die verschiedene Zeitzonen umspannen. Man sollte dabei beim und nach dem Wechsel der Zeitzonen darauf zurückgreifen. Auch Schichtarbeitern und älteren Menschen hilft es. Im Alter sinkt der natürliche Melatoninspiegel automatisch. Aber auch bei Teenagern verschreibe ich es als wichtiges Nahrungsergänzungsmittel. Bei Erwachsenen wirkt es zwar nicht ganz so effektiv gegen Schlaflosigkeit, aber es lohnt sich immer, es auszuprobieren, da es unbedenklich ist.

Sind die Hormone schuld, wenn ich nachts aufwache?

Wenn Sie über längere Zeit Stress ausgesetzt und zwischen 40 und 60 Jahre alt sind, können Hormone *durchaus* Ihren Schlaf beeinflussen, und zwar selten zum Besseren.

Bei einigen Frauen reagiert der Körper gerade nachts überaus stark auf Stress mit einem erhöhten Cortisolspiegel beim Zubettgehen, wenn er doch niedrig sein sollte. In Kapitel 3 erkläre ich die Nebennierenschwäche und die natürliche Cortisolkurve: Morgens sorgt eine hohe Kurve für Energie und abends sinkt sie ab, um den Körper zur Ruhe kommen zu lassen. Bei Patienten, die einfach nicht einschlafen können, ist es sinnvoll, die Cortisolkonzentration im Speichel zu untersuchen. Ist der Cortisolspiegel vor dem Schlafengehen zu hoch, können neben meditativer Praxis bestimmte Nahrungsergänzungsmittel dagegen helfen. Zwei Mittel, die ich gern verschreibe, sind Phosphatidylserin und Ashwagandha. Phosphatidylserin scheint das Ansteigen von Cortisol zu verhindern, was besonders nach körperlicher Anstrengung gilt. Darüber hinaus gilt es als vielversprechendes Mittel für die Prävention von Demenz. Ashwagandha ist ein traditionelles ayurvedisches, indisches Adaptogen. Wenn Sie Kraft und Belebung brauchen, bekommen Sie es dadurch. Und wenn Sie gestresst sind und Ihr Cortisolspiegel hoch ist, beruhigt es Sie. Für die Stärkung gestresster Nebennieren eignet es sich hervorragend.

Mit dem Alter verändert sich auch der Schlafrhythmus. Man schläft früher ein und wacht früher auf, außerdem ist man auch zwischen den Schlafphasen mitten in der Nacht häufiger wach. Kurz gesagt wird unser Schlaf leichter, wenn wir älter werden.[57, 58] Diese Veränderungen unterliegen darüber hinaus den hormonellen Veränderungen der Wechseljahre. Bei den meisten Frauen um die 40 sinkt der Progesteronspiegel in den zwei Wochen vor der Regel ab. Dies kann zum prämenstruellen Syndrom (PMS) und zu Angstgefühlen führen. Darüber hinaus wird der Schlaf möglicherweise gestört, denn natürliches Progesteron wirkt beruhigend. Ein anderes Symptom eines niedrigen Progesteronspiegels sind die Hitzewallungen (nachts oder am Tag), insbesondere in der Woche, bevor die Periode einsetzt, und eine ungewöhnlich starke Blutung. Kommt dann noch starker Stress jeglicher Art hinzu, wirkt sich das noch mal negativ auf den Progesteronspiegel aus und die genannten Symptome werden umso stärker. Dabei helfen natürlich alle Maßnahmen, die Stress reduzieren. Vielen Patientinnen in den Wechseljahren, die unter diesen Symptomen leiden, verschreibe ich bioidentisches Progesteron. Vor dem Zubettgehen helfen 50 bis 200 Milligramm, eingenommen werden die Wirkstoffe in den zwei Wochen vor dem Einsetzen der Regel. Diese Maßnahme kann sich bemerkenswert positiv auf den Schlaf auswirken, denn Progesteron wird in Allopregnanolon gespalten, die die GABA-Rezeptoren (Gamma-Aminobuttersäure-Rezeptoren) anregen. Die Aktivität dieser Rezeptoren wirkt beruhigend. Weitere Medikamente, die genau hier ansetzen, sind Valium, Lorazepan, Zolpidem und andere Benzodiazepine. Progesteron gibt es auch in Cremeform, aber für einen guten Schlaf hat sich die Einnahme von (verschreibungspflichtigen) Tabletten besser bewährt.

Befinden sich Frauen mitten in den Wechseljahren und wachen nachts durchgeschwitzt auf, sollte man sich direkt um die Hitzewallungen kümmern. Gewöhnlich empfehle ich zunächst eine nicht hormonelle Behandlung, etwa mit zweimal täglich 20 bis 300 Milligramm Traubensilberkerze. Gemeinsam mit Baldrianwurzel vermindert das Arzneimittel aufsteigende Hitze und verbessert den Schlaf. Isoflavone finden sich in Soja oder Linsen, sie nehmen Hitzewallungen ebenfalls die Wucht. Das Isoflavon Genistein kann in Dosen von 50 bis 60 Milligramm täglich genommen werden und vermindert die Frequenz der Wallungen. Diese Behandlungsmethoden sind unbedenklich und scheinen keinerlei Risiko für Brust-, Eierstock- oder Gebärmutterkrebs zu bergen. Liegen bei Ihnen Krebserkrankungen vor, halten Sie bitte Rücksprache mit Ihrem Arzt, bevor Sie zu Nahrungsergänzungsmitteln greifen, um Wechseljahresbeschwerden zu behandeln. Die traditionelle chinesische Medizin mit ihrer Akupunktur und ihren Heilkräutern kann ebenfalls die Symptome verbessern und im Allgemeinen Schlaflosigkeit lindern.

Progesteron allein eingenommen kann die Beschwerden bei Hitzewallungen lindern, daher verschreibe ich es manchmal als Erstes. Leidet die Patientin derart unter aufsteigender Hitze, dass ihr Schlaf dadurch gestört wird, empfehle ich topische Östradiole, gegebenenfalls zusammen mit Progesteron, wenn sie auf andere Behandlungen nicht anspricht. Im Anhang finden Sie eingehend Informationen über die Vor- und Nachteile einer Hormonersatztherapie. Sogar minimale Dosen von Östradiol können sich als sehr effektiv bei Hitzewallungen und Schlafschwierigkeiten erweisen. Können meine Patientinnen Östrogen ohne große Schlaflosigkeit ausschleichen, reduzieren wir die Dosis und setzen es schließlich ab.

Kann die Patientin trotz all dieser Behandlungsalternativen immer noch nicht durchschlafen, muss man ein Schlafmittel in Erwägung ziehen. Im Allgemeinen versuche ich, die Medikation, die ich verschreibe, zu minimieren, aber wenn jemand nicht gut schläft, kann ich ihr auch nicht angemessen helfen. Und manchmal erweist sich ein Schlafmittel im wahrsten Sinne des Wortes als lebensrettend, wenn nichts anderes funktioniert. Beispielsweise ist das erste Ziel bei der Behandlung von Patienten, die unter chronischen Erschöpfungszuständen, Fibromyalgien oder chronischen Schmerz leiden, sicherzustellen, dass sie ausreichend Schlaf bekommen. Die folgende Aufzählung stellt die entsprechenden Medikamente mit ihren Vor- und Nachteilen dar.

Schlafmittel, die regelmäßig eingenommen werden können

- Trazodon (Antidepressivum und angstlösendes Medikament)
- Amitriptylin und Doxepin (trizyklische Antidepressiva)
- Ramelteon (Melatoninantagonist)
- Mirtazapin (beruhigendes Antidepressivum)

Dabei ist zu bedenken, dass alle vier Medikamente verschiedene Nebenwirkungen haben, von Schwindel am Morgen über einen trockenen Mund bis zu einem Katergefühl. Sie sollten immer unter ärztlicher Aufsicht und in der kleinstmöglichen Dosis eingenommen werden.

Schlafmittel, die nicht über einen längeren Zeitraum eingenommen werden sollten

- Diphenhydramin (ein beruhigendes Antihistamin)
- Sicherere Benzodiazepine (Zolpidem, Zaleplon, Eszopiclon)
- Benzodiazepine (Lorazepam, Diazepam etc.)
- Suvorexant (ein neuartiger Arzneistoff, der als Orexinblocker wirkt, eine Zusammensetzung, die uns wach hält)

Diphenhydramin ist ein frei verkäufliches Antihistamin und Bestandteil verschiedener Medikamente. Bis vor Kurzem habe ich es gern empfohlen. Doch hat man in den letzten Jahren festgestellt, dass die regelmäßige Einnahme von Diphenhydraminen (und möglicherweise auch von allen Antihistaminen) das Risiko erhöht, an Alzheimer zu erkranken – das ist unschön. Daher bin ich der Meinung, dass es in Ordnung ist, diesen Arzneistoff hin und wieder einzunehmen, jedoch nicht über einen längeren Zeitraum. Alle Medikamente der Benzodiazepin-Gruppe wirken sich störend auf den Tiefschlaf aus, machen süchtig und nach dem Absetzen können die Symptome verstärkt auftreten (Rebound-Effekt). Aus diesen Gründen empfehle ich sie nur für den gelegentlichen Gebrauch. Suvorexant ist relativ neu auf dem Markt und arbeitet auf ganz andere Weise als die herkömmlichen Schlafmittel. Gerade weil es so neu ist, empfehle ich die regelmäßige Einnahme nur mit Vorsicht, bis mehr Erkenntnisse über seine Wirkungen und Nebenwirkungen vorliegen.

Medizinisch bedingte Schlafstörungen

Wenn Sie trotz aller Empfehlungen immer noch unter Schlafstörungen leiden, ist es vielleicht sinnvoll, einen Experten oder ein schlafmedizinisches Zentrum aufzusuchen, um eine gründliche Analyse Ihres Schlafverhaltens vornehmen zu lassen. Folgende Anzeichen können auf eine medizinisch bedingte Schlafstörung hindeuten:

- schweres Schnarchen und Atemstörungen (Schlafapnoe),
- das Gefühl, morgens niemals ausgeruht zu sein, gleichgültig, wie lange man schläft (multiple Schlafstörungen),
- die Beine bewegen sich so stark, dass man deswegen aufwacht oder gar nicht erst einschläft (Restless-Legs-Syndrom),
- spontanes Einschlafen am Tag (Erschöpfung, Narkolepsie oder Störungen des Biorhythmus),

- exzessives Schlafen,
- anormales Verhalten beim Schlafen (etwa Schlafwandeln, Essen, Sprechen oder Nachtangst.

Viele dieser Schlafstörungen können gut behandelt werden. Halten Sie es für möglich, dass Sie unter einer dieser Störungen leiden, hält die National Sleep Foundation (https://sleepfoundation.org) beziehungsweise auf Deutsch die Deutsche Gesellschaft für Schlafforschung und Schlafmedizin (www.dgsm.de) zahlreiche Informationen für Sie bereit. Die Behandlung Ihrer Schlafstörungen kann aus Ihnen einen ganz neuen Menschen machen. Wenn Sie Hilfe für ungestörten Schlaf brauchen, holen Sie sich sie!

Vor ungefähr fünf Jahren mietete ich mir ein wunderschönes Ferienhaus in Mexiko, um dort drei Wochen zu verbringen. Seit Jahrzehnten hatte ich nicht mehr so lange Urlaub gemacht. Ich kann mich daran erinnern, dass ich in der dritten Woche mehr auf meinen eigenen Rhythmus hörte. Wenn ich müde wurde, legte ich mich einfach hin, wenn ich wach war, arbeitete ich oder unternahm etwas. Es war einfach herrlich! Plötzlich spürte ich, wenn mein Körper richtig ausgeruht war und wie sich das anfühlte. Ich schwor mir damals, regelmäßig dafür zu sorgen, dass ich ausreichend Schlaf bekam, damit ich wirklich so sein konnte, wie ich es für mich wünsche: geduldig, humorvoll, kreativ und produktiv. Und auch wenn ich es nicht immer schaffe, schlafe ich doch regelmäßig mindestens siebeneinhalb bis achteinhalb Stunden. Und seltsamerweise bin ich tatsächlich beim Arbeiten viel kreativer, habe mehr Spaß an meinen Freizeitaktivitäten, erlebe sie intensiver und werde viel seltener krank. Schlaf ist der Ruherhythmus, der unseren Körper und unsere Seele nachts nährt, damit wir tagsüber unser Bestes geben können. Ich hoffe, dass diese Anregungen Ihnen dabei helfen, Ihren eigenen Weg zu einem besseren Schlaf zu finden. Davon werden Ihre Familie, Ihre Freunde und Ihr Berufsleben profitieren.

Diagnostische Abklärung von Schlafstörungen

- Optimale Funktion der Schilddrüse: TSH, freies T3, freies T4
- Überwachung des Schlafes mit entsprechenden technischen Hilfsmitteln
- Untersuchung der Nebenniere: Cortisolspiegelkontrolle über Wangenabstrich
- Liegt der Verdacht auf Schlafapnoe, Restless-Legs-Syndrom oder andere schwere medizinische Schlafstörungen, sollte auf Anweisung des Arztes eine Analyse im Schlaflabor durchgeführt werden.

Kapitel 10

Bewegung: Ausdauer, Flexibilität und Kraft

Vom allerersten Herzschlag, den wir tun, ist Bewegung ein Kennzeichen des Lebendigen. Doch was passiert, wenn man Menschen, die eigentlich auf ständige Bewegung ausgelegt sind, neun Stunden täglich an einen Computer setzt, danach hinter das Steuerrad und schließlich bis zum Schlafengehen vor den Fernseher? Alle modernen Beschwerden sind die Folge: Rücken- und Nackenschmerzen, hoher Blutdruck, Diabetes, Depression und Ängste, Schlaflosigkeit. Wir sind für Bewegung gemacht. Viele Forscher sind der Ansicht, dass Menschen die meiste Zeit ihrer Existenz über jeden Tag 15 Kilometer gegangen sind – bei der Jagd, beim Sammeln und bei der Flucht vor Raubtieren. Bewegung, so viel ist klar, gehört zu unserem Wohlbefinden. Selbst schon moderate Bewegung 30 Minuten dreimal wöchentlich hat eine deutliche Wirkung auf die Gesundheit: Sie verringert das Risiko einer Herzerkrankung, eines Schlaganfalls, von Krebs, Depression und Ängsten, Schlaflosigkeit, chronischen Schmerzen und Verletzungsanfälligkeit.

Wie andere Aktivitäten – Schlaf, Sex, gesundes Essen – zieht auch Bewegung eine positive Feedbackschleife nach sich. Wenn man sich schon mal zwei Wochen lang bewegt und sich dabei wohlgefühlt hat, will man damit umso eher weitermachen. Der Körper verlangt nach dem, was ihm guttut, ob das Schlaf, Sex oder Nahrung ist; und ist er erst einmal auf den Geschmack gekommen, ist es viel einfacher, hier anzuknüpfen und es zur Gewohnheit werden zu lassen. Körperkompetente Frauen mit Sinn für den Körpercode machen sich das natürlich zunutze. Drehen Sie zum Beispiel während der Mittagszeit eine Runde in der Sonne, wird Ihre Muskulatur angenehm durchblutet und Verspannungen können sich lösen. Sie fühlen sich einfach glücklicher, wenn die Sonne auf Ihre Netzhaut fällt und Ihrem Gehirn vermeldet, dass es ein schöner Tag ist.

Beim Sport werden im Körper Botenstoffe, sogenannte Endorphine, freigesetzt, natürliche morphinähnliche Schmerzkiller, die zu einem Hochgefühl führen und schmerzlindernd wirken. Das ist doch was, oder? Da liegt es nicht fern, dass es den Körper am nächsten Tag nach mehr davon verlangt.

Warum sind nun aber so viele von uns inaktiv? Sicherlich spielen hier die zeitlichen Anforderungen von Berufs- und Hausarbeit eine Rolle, und es ist auch richtig, dass ein Lauf, sind wir müde und gestresst, weniger reizvoll ist. Was besonders schade ist, weil Bewegung stress- und erschöpfungsmindernd ist.

Vonda, eine eigenwillige Patientin, kam vor einigen Jahren zu mir in die Praxis, und das, obwohl sie Arztbesuche immer so gut es ging vermieden hatte. Damals war sie 55 und lebte auf dem Land, wo sie ihre Nahrung selbst anbaute und sich bei Bedarf mit Naturheilkräutern eigenhändig therapierte. Unglücklicherweise war sie zu diesem Zeitpunkt nicht mehr so aktiv wie früher, was dazu geführt hatte, dass sie bei einer Größe von 1,68 Meter 108 Kilogramm wog. Die Laborwerte zeigten, dass sie mit einem HbA1c (Dreimonatsblutzuckerwert) von 6,2 eine Diabetesvorstufe hatte, dazu erhöhtes LDL-Cholesterin von 175 und einen Blutdruck von 140 zu 102. Das alles gab Anlass zur Besorgnis und wir sprachen über die Notwendigkeit von Bewegung, eine Veränderung der Essgewohnheiten und Gewichtsreduktion. Anfänglich hatte sie Motivationsschwierigkeiten, doch dann bekam ihre Schwester einen Herzinfarkt, und das führte dazu, dass sie ihre Gesundheit ernster nahm.

In Vondas Fall habe ich vermutet, dass ihr eine andere Ernährung und mehr Bewegung – beides ernsthaft betrieben – die Einnahme von Fettsenkern und Blutdruckmedikamenten ersparen würde. Doch in der Übergangsphase auf dem Weg dorthin wäre ihre Einnahme durchaus sinnvoll. Und so war es dann auch. Vonda hat sich ordentlich ins Zeug gelegt. Beim letzten Besuch hat sie mir erzählt: »Am Anfang musste ich mich zum morgendlichen Walken quasi vor die Tür schleppen. Ich war nur froh, als ich wieder zu Hause war und mich hinsetzen konnte. Doch mittlerweile, nach einem Monat, geht es mir wie einem Hund – ich kann gar nicht früh genug losgehen. Und wenn ich nicht gehe, fühle ich mich schlecht. Aus Zwang ist wahre Liebe geworden.« Bei Vonda hatte sich also die positive Verstärkung der Bewegung bemerkbar gemacht und mittlerweile geht sie auch noch nachmittags mit einer Freundin spazieren. Auch Gewichtsmanschetten nutzt sie mittlerweile. Ihre Diabetesvorstufe hat sich von ganz allein zurückgebildet. Man weiß mittlerweile, dass körperliche Ertüchtigung in diesem Zusammenhang *besser* funktioniert als Medikamente. Botenstoffe im Blut, die bei Bewegung ausgeschüttet werden, sorgen für die Regulation von Blutzucker und Insulin.[59] Leider ist der Begriff »Sport« für viele negativ besetzt. Bilder von Menschen, die sich schwitzend auf einem Laufband abmühen, drängen sich auf. Deshalb gefällt mir »Bewegung« besser, weil darunter auch einfaches Herumlaufen oder Gartenarbeit fällt. Ich ermutige meine Patienten, sich im Alltag so viel wie möglich zu bewegen. Dann ist ein Extratermin für Sport, aus dem oft eh nichts wird, nämlich gar nicht nötig. Ein gutes Beispiel ist das Fahrradfahren oder Zu-Fuß-Gehen zur Arbeit. Auch sollten Ihnen die gewählten Aktivitäten wirklich Freude bereiten. Viele Frauen tanzen gern oder machen zusammen mit Freunden Sport. Manche treffen sich auch zum Spazierengehen, um Dinge zu bereden. Man kann auch Freunde statt auf einen Drink zum Wandern treffen. Das macht Spaß und hält die positive Aktivitätsverstärkung am Laufen. Von nichts kommt nichts.

John Robbins, ein Freund von mir, hat ein wunderbares Buch geschrieben: *Gesund bleiben bis 100* (Emmendingen 2012). Darin berichtet er von fünf Volksgruppen auf der ganzen Welt, deren Mitglieder gesund und munter 90 und älter werden. Das sind etwa die Abchasen im Kaukasus, die Hunza im bergigen Norden Pakistans oder sardische Bergbewohner. All diese bemerkenswerten Menschen sind regelmäßig körperlich aktiv – ob beim Wandern, beim Tragen oder bei der Landwirtschaft. Ihre Aktivitäten sind allerdings auch für ihren Lebensunterhalt notwendig und so sind sie noch in ihren Neunzigern äußerst rüstig. Meine eigenen Großeltern, die auf einer kleinen Farm im südlichen Illinois lebten, waren ebenfalls bis in ihre Neunziger hinein gesund, und das, obwohl sie reichlich Schinken und Pie gegessen haben. Ich bin überzeugt, dass es ihre ständige körperliche Aktivität war, die sie so stark, beweglich und jugendlich erhielt.

Im Hinblick auf unsere körperliche Fitness, die sich im Laufe der Evolution entwickelt hat, stellt sich die wichtige Frage nach der für uns angemessenen Bewegung. Definitiv gemacht sind wir fürs Laufen, Schwimmen, Heben, Tragen, Rudern und Tanzen. Das sind Bewegungsabläufe, die wir seit Jahrtausenden kennen. Und obwohl das Radfahren eine jüngere Erfindung ist, würde ich doch sagen, dass es wie Kampfkunst oder Yoga, die sich über Jahrtausende entwickelt haben, zu den grundlegenden menschlichen Bewegungsformen gehört. Ich finde aus meiner eigenen Erfahrung, dass sich die Bewegungen, an die wir uns schon so lange angepasst haben, am besten in den Alltag integrieren lassen. Auch sind das, richtig ausgeführt, die mit der geringsten Verletzungsgefahr.

Weiterhin gilt, dass Bewegung draußen besonders wohltuend ist. Studien zeigen, dass Stadtbewohner ohne Zugang zu Parks und Grünflächen häufiger psychische Probleme haben als solche mit. Es überrascht nicht, dass sich die Natur günstig auf die Stimmung auswirkt und ein Aufenthalt im Freien Stresshormone abbaut. In einer Untersuchung der Uni Stanford reduzierte ein Spaziergang durch üppiges Campusgrün Angstgefühle und verbesserte Denkvermögen und Arbeitsgedächtnis im Vergleich zur gleichen Gehlänge an einer viel befahrenen Straße.[60] Die ideale Bewegungsform ist demnach eine, an die wir gut angepasst sind, die wir täglich machen und die draußen stattfindet. Dazu gehört ein Spaziergang in der Mittagspause genauso wie nach der Arbeit mit dem Hund rauszugehen oder mit dem Rad zur Arbeit oder zum Einkaufen zu fahren. Selbstverständlich kann Bewegung auch einfach Spaß machen oder eine spielerische Komponente haben. Wir sind nun einmal Menschen. Tanzen, Surfen oder ein spontanes Fußballspiel mit Freunden kombinieren Bewegung, Spiel und ein Gruppenerlebnis. Doch eine Frau mit Körperkompetenz kann – Figur und Gewicht spielen überhaupt keine Rolle – auch mal ganz allein Spaß an der Bewegung haben – und wenn es beim Abhotten zu Musik aus den Siebzigern im Wohnzimmer ist (*fühl schuldig*). Sie glauben gar nicht, wie gut man sich nach dem Tanzen fühlt. Bewegung wirkt mindestens so gut auf die Stimmung wie Prozac.

90 Prozent Zuwachs an Wohlbefinden erfährt man schon bei einer nur 10-prozentigen Aktivitätssteigerung. Das heißt: Machen Sie den Salsa-Kurs, gehen Sie um den Block oder wandern Sie mit Partner oder Freundinnen. Ein Marathon ist wahrlich nicht das Ziel, sondern das Gefühl von Lebendigkeit und Kraft. Worauf wir zielen, ist ein moderater Bewegungsumfang für Gesundheit und Fitness von 150 Minuten pro Woche (siehe unten), der sich gut in kleine Einzeleinheiten aufteilen lässt. Manche meiner Patientinnen finden Schrittzähler gut (entweder als Extragerät oder als Smartphone-App). Ein tägliches Soll von 10 000 Schritten ist gut und lässt sich über den Tag hin erreichen. Eine Bemerkung zu Frauen und das neue Fitnessprogramm: Hüten Sie sich vor übertriebenem Ehrgeiz! Lieber langsamer starten, als eine Verletzung zu riskieren und einen Rückschlag zu erleiden. Auch ist ein zu ehrgeiziger Plan schwerer zu erreichen. Machen Sie weniger, als Sie zu können glauben, und steigern Sie

dann allmählich, so wie es Vonda getan hat. Und obwohl ich ein großer Outdoor-Fan bin, sollten Sie sich doch auch eine Option für drinnen suchen, denn nicht immer lässt das Wetter Sport draußen zu. Das Fitnessstudio, Gymnastikkurse, ein Online-Tanzkurs, der Stepper oder Yoga sind nur einige Beispiele von vielen.

Am allerwichtigsten jedoch ist, *überhaupt* in Bewegung zu kommen. Das zweite Ziel ist dann, ein Programm zu finden, das die Elemente aerobe Ausdauer, Krafttraining, Koordination und Beweglichkeit vereint.

Bewegung im aeroben Bereich

Bewegung im aeroben Ausdauerbereich – auch Kardiotraining genannt – hat gleich eine ganze Reihe von Vorzügen. *Aerob* – »mit Sauerstoff« – bedeutet, dass Sie die muskuläre Energie für eine Bewegung, die zur Beschleunigung des Herzschlags und einer Erhöhung der Atemfrequenz führt, allein mit der Zufuhr von Sauerstoff decken können. Training im aeroben Bereich können Sie über eine längere Zeit hin durchführen. Beim Training mit hoher Intensität im *anaeroben* Bereich (hier sind Sie ordentlich aus der Puste und können sich nicht mehr dabei unterhalten) gelangen Sie irgendwann an die anaerobe Schwelle, bei der der Körper seinen Energiebedarf nicht mehr allein durch Sauerstoffzufuhr decken kann. (Mehr zu den Vorzügen des aeroben Trainings weiter unten.) Training im aeroben Bereich können Sie je nach Fitnesslevel und Trainingsziel sanft oder intensiv gestalten. In Kapitel 2 haben wir gelernt, wie wir den Puls messen können, und diese Fähigkeit soll uns jetzt bei der Bestimmung unserer Trainingsintensität zugutekommen. Wenn Sie 150 Minuten moderates Training pro Woche als Trainingsziel haben, lässt sich die Intensität individuell unter Beachtung der eigenen maximalen Herzfrequenz bestimmen. Bestimmen Sie also zunächst einmal Ihre maximale Herzfrequenz oder orientieren Sie sich an der Tabelle auf Seite 271.

Maximale Herzfrequenz = 200 – (0,67 x Alter)[61]

Diese Formel ist aktueller und für Frauen präziser als die Standardformel, die sich an der aeroben Kapazität von Männern orientiert. Berechnen Sie nun die Spannbreite Ihrer Herzfrequenz bei moderater beziehungsweise intensiver Bewegung im aeroben Bereich.

Moderates Training = 50 % bis 69 %
der maximalen Herzfrequenz

Hier multiplizieren Sie 0,5 x HFmax (maximale Herzfrequenz), um den unteren Wert, und mit 0,69, um den oberen Wert der angestrebten Herzfrequenz zu ermitteln.

Intensives Training = 70 % bis 90 %
der maximalen Herzfrequenz

Hier multiplizieren Sie 0,7 x HFmax (maximale Herzfrequenz), um den unteren Wert, und mit 0,9, um den oberen Wert der angestrebten Herzfrequenz zu ermitteln.

Um fit zu bleiben und etwas für das Herz zu tun, um Diabetes vorzubeugen und die Stimmung zu heben, reicht moderate Bewegung (im entsprechenden Herzfrequenzbereich) von circa 150 Minuten in der Woche. Wollen Sie indessen abnehmen, Blutdruck und Cholesterin senken oder eine Diabetesvorstufe rückgängig machen, müssen Sie mehr tun. Etwa fünfmal die Woche etwa 45 bis 60 Minuten moderate Bewegung (250 Minuten in der Woche). Das können Walking oder Wandern sein, Wassergymnastik oder gemächliches Radfahren. Entscheiden Sie sich für eine härtere Gangart (vgl. die letzte Spalte in der Tabelle), dann reichen viermal die Woche 30 Minuten.

Vorzüge des Ausdauersports

- Herz-Kreislauf-Training
  - Vermindert das Risiko von Herzerkrankungen, Schlaganfall, Gefäßerkrankungen und Krebs
  - Verbessert das Lipidprofil
  - Erhöht das »gute« Cholesterin (HDL)
- Vermindert das »schlechte« Cholesterin (LDL) und die Triglyceride
- Vermindert Depression und Ängste
- Verbessert die sexuelle Ansprechbarkeit und Libido
- Reduziert Schlaflosigkeit
- Vermindert erkrankungs- und verletzungsbedingte Schmerzen (einschließlich Arthroseschmerz)
- Verbessert die Atmung (auch bei Asthma)
- Hilft bei der Gewichtsabnahme durch einen erhöhten Kalorienverbrauch und Grundumsatz

Probieren Sie auch einmal das auf Seite 275 f. beschriebene HIIT-Work-out (High-Intensity Interval Training) an zwei Tagen in der Woche.

Beispiele für Sport und Bewegung im aeroben Bereich

- Anstrengende Gartenarbeit (inklusive Rasenmähen)
- Badminton
- Basketball
- Kardiotraining im Studio
- Fahrradfahren
- Fitnesstraining
- Fußball
- Jogging
- Hockey
- Langlauf

- Rudern
- Seilspringen
- Skaten
- Schwimmen
- Tanzen
- Tennis
- Tischtennis
- Volleyball
- Walking oder Wandern

Alter	Maximale Herzfrequenz	Moderates Training (50–69 % HFmax)	Intensives Training (70 %–90 % HFmax)
20–29	181–187 (Ø 183)	92–127	128–165
30–39	174–180 (Ø 177)	89–122	123–159
40–49	167–173 (Ø 170)	85–118	119–153
50–59	160–166 (Ø 163)	82–113	114–147
60–69	154–159 (Ø 156)	78–108	109–140
70–79	147–153 (Ø 150)	75–104	105–135

Krafttraining

Krafttraining machen Sie im Grunde immer dann, wenn Sie Ihre Muskeln anstrengen. Krafttraining ist die Arbeit mit Gewichten, aber auch Kniebeugen, Crunches (Sit-ups), Liegestütze oder Sich-an-einem-Seil-Hochziehen.

In der Wiederholung wird daraus ein aerobes Kraftausdauertraining. Krafttraining ist besonders wichtig, wenn wir älter werden, weil wir sonst Muskelmasse und Kraft verlieren. Funktionale Kraft ist wichtiger als gutes Aussehen, aber Krafttraining besonders der Körpermitte ist durchaus figurformend. Kraft aufzubauen bewahrt nicht nur vor Verletzungen, sondern lässt Sie

Dinge tun, von denen Sie immer dachten, Sie könnten sie nicht. Ich bin in dieser Hinsicht ein gutes Beispiel. Als Jugendliche war ich sportlich – ich lief und spielte Volleyball –, aber als Erwachsene habe ich – erst im Studium, dann in der Klinik und schließlich als Mutter kleiner Kinder – allenfalls ein bisschen Erhaltungstraining betrieben. Ich fand mich schon toll, wenn ich dreimal die Woche 20 Minuten auf das Trimmrad konnte, während ich meine Kinder mit Filmen bestach. Laufen konnte ich nicht, weil ich einen Fersensporn hatte und mir die Hüfte wehtat (Schleimbeutelentzündung am Trochanter). Training mit Gewichten oder Übungen über Kopf gingen auch nicht, weil ich Nackenschmerzen hatte (zervikales Wurzelkompressionssyndrom). Als dann bei uns in der Klinik Pilateskurse angeboten wurden, war ich dabei und wurde regelrecht süchtig danach. Es war das erste Mal, dass ich es mit Krafttraining besonders der Haltemuskulatur in der Körpermitte zu tun hatte, und das ganz ohne Verletzungsrisiko. Mit der Hilfe eines Physiotherapeuten habe ich es dann sogar geschafft, ab und an zu laufen. Nach einem Jahr habe ich schließlich mit Beachvolleyball angefangen, und zwar zunächst ganz, ganz behutsam. Jede Übertreibung hätte mir nur wieder Hüft- und Nackenschmerzen eingetragen. Heute sind Beachvolleyball und Laufen meine hauptsächlichen Sportarten, und das vor allem, weil ich mir die Zeit genommen habe, Kraft aufzubauen und Verletzungen zu vermeiden. Und weil ich Volleyball wirklich *liebe* und ich mich dabei wie ein Teenager fühle, spiele ich mittlerweile öfter und länger und merke gar nicht, wie sehr ich mich anstrenge, bis ich mich dann hinterher hinsetze.

Doch selbst kleine Einheiten an Krafttraining – etwa ein Loch im Garten graben oder den Einkauf nach Hause tragen – haben ihre Wirkung. Studien zeigen, dass schon fünf bis zehn Sprünge täglich die Knochendichte verbessern.[62, 63] Ein kreativer Ansatz, Kraft und gleichzeitig aerobe Ausdauer zu bekommen, ist das Zirkeltraining.

Vorzüge des Krafttrainings

- Erhöht den Grundumsatz
- Lässt uns im Alter unabhängiger sein
- Beugt Verletzungen vor
- Entwickelt die Haltemuskulatur (Core-Training)
- Verbessert die Knochendichte

Normalerweise werden hier in einer bestimmten Zeit rotierend »Stationen« absolviert, die kreisförmig angeordnet sind.

Jede Station umfasst eine kraftorientierte Aktivität, etwa Liegestütze, Kniebeugen, eine Übung an einer Kraftmaschine oder mit freien Gewichten. Nacheinander absolviert, erhöht sich während der Übungen die Herzfrequenz und gleichzeitig tut man etwas für die Kraft im aeroben Belastungsbereich. Sportarten, die Springen, Werfen, Rudern oder Schlagen erfordern, sind – neben Laufen und Schwimmen – ebenfalls gut für die Kraftausdauer. Mit folgenden Übungen bringen Sie das Kraftelement in Ihr Work-out: Liegestütze, tiefe Kniebeugen, weite Ausfallschritte, Planks oder Hampelmann-Sprünge (Achtung: gut für die Knochendichte!). Auch die Arbeit mit Gewichten hat sich sehr bewährt, jedoch sollten Sie immer auf die korrekte Ausführung der Bewegung achten, um Verletzungen zu vermeiden. Suchen Sie sich ein gutes Fitnessstudio samt Trainer oder versuchen Sie es einmal mit diesen seriösen Anleitungen online:

- Hier eine englischsprachige Videosammlung der renommierten Mayo Clinic: www.mayoclinic.org/healthy-lifestyle/fitness/in-depth/strength-training/art-20046031
- Dann eine Sammlung auf YouTube, die von der AOK und der Deutschen Sporthochschule Köln zusammengestellt wurde: https://www.youtube.com/watch?v=jC1LiVOHNKk

Beweglichkeit und Koordination

Das dritte Element körperlicher Gesundheit und Spannkraft besteht aus Beweglichkeit und Koordination. Beide werden im Zuge des Alterns weniger, sind aber wichtig, um Verletzungen und Stürze zu verhindern. Beweglichkeit und Koordination sind jedoch für jedwede sportliche Betätigung vonnöten. Yoga, Tai-Chi, Qigong, Tanzen und Balancieren mit dem Ball sind gute Möglichkeiten, beides zu trainieren. Dann gibt es für Ältere ab 65 noch speziell Kurse in Sturzprophylaxe, bei denen es um Stabilisation und Balance geht. Erkundigen Sie sich bei Ihrer Krankenkasse nach entsprechenden Kursen und einer möglichen Bezuschussung.

Das ideale Work-out sollte immer Aktivitäten aus allen drei Kategorien umfassen, also beispielsweise Radfahren, Training mit Gewichten und Yoga. Doch manchmal vereinigt eine sportliche Aktivität auch gleich alle drei Komponenten: Wenn ich zum Beispiel Volleyball spiele, mache ich immer wieder kurze Sprints (aerobes Training), springe, gehe in die Hocke, schlage den Ball (Kraftaspekt) und gebrauche meine Koordinationsfähigkeit (etwa indem ich hochschnelle und mich in der Luft nach dem Ball drehe). Wenn Sie lange keinen Sport mehr gemacht haben, fangen Sie am besten mit einer Komponente an und erweitern dann Ihr Spektrum, wenn Sie sich fit genug fühlen.

Sie sollten Ihrem Bauchgefühl folgen, wenn Ihnen eine Aktivität beziehungsweise Sportart zusagt. Denken Sie daran, dass man Dinge, die man gerne macht, und das mit angenehmen Mitmenschen, eher länger durchgehält.

Und nun die Frage: Sind Sie bereit für ein strafferes Programm? Erst kürzlich hat eine Studie einmal mehr gezeigt, dass körperliche Aktivität lebensverlängernd ist, und das umso eher, je intensiver (abzulesen an der Herzfrequenz) sie ist. Menschen, die keinen Sport trieben, hatten über den Studienzeitraum von 15 Jahren hinweg ein *sechsfach höheres* Risiko, an einer Herzerkrankung zu sterben, als Menschen, die täglich ein straffes Programm absolvierten.[64] Das ist schon ziemlich beeindruckend, statistisch gesehen! Längere Work-outs, ein höherer Widerstand oder eine höhere Trainingsintensität verbessern Ihre Fitness, was allerdings nicht heißt, dass mehr immer besser ist. Wie bei allem anderen gibt es auch bei der Bewegung Grenzen der körperlichen Belastbarkeit. Athleten am anderen Ende des Leistungsspektrums – Ultramarathon-Läufer oder Ironman-Triathleten zum Beispiel – haben durchaus gesundheitliche Einbußen zu verzeichnen. Sie leiden aufgrund der hohen Intensitäten an erhöhten Cortisolspiegeln und Gewebsschädigungen durch entzündliche Prozesse. Auch würde ich ein anstrengendes Training niemals im Falle einer akuten Erkrankung, Verletzung oder einer chronischen Erschöpfung empfehlen. Ganz allgemein jedoch erhöht eine Erhöhung der Trainingsintensität die körperliche Fitness.

Einer der stärksten neuen Fitnesstrends zurzeit ist das sogenannte HIIT-Training, das hochintensive Intervalltraining. Darunter versteht man eine kurze Übungsdauer mit maximaler Belastung, die mit kurzen, weniger intensiven Phasen oder Kurzpausen abwechselt. Durch hochintensives Intervalltraining scheinen Wachstumshormone ausgeschüttet zu werden, die das Altern verlangsamen. Darüber hinaus wird verstärkt Fett abgebaut, die aerobe Fitness beschleunigt und Muskelmasse aufgebaut beziehungsweise erhalten, wie es das weniger intensive klassische Ausdauertraining (Walken, Joggen) nicht in gleichem Maße bewirken. Eine Studie hat kürzlich zwei Probandengruppen verglichen, von denen die eine ein typisches konstantes Kardiotraining von 30 Minuten dreimal wöchentlich absolvierte und die andere jeweils ein 20-minütiges hochintensives Intervalltraining. Beide Gruppen haben gleich viel Gewicht verloren, aber die HIIT-Gruppe hat darüber hinaus zwei Prozent Körperfett gelassen und fast ein Kilo Muskelmasse zugelegt. Die Kardio-Gruppe (gleichmäßiges Trainingstempo) hat im gleichen Zeitraum nur 0,3 Körperfett abgenommen und fast 500 Gramm Muskelmasse verloren.[65] Das ist wirklich eine aufregende Sache für Frauen, die ein anspruchsvolles Work-out in kurzer Zeit absolvieren möchten.

Es gibt eine Reihe Varianten des hochintensiven Intervalltrainings auf dem Markt, die sich unterschiedlich einsetzen lassen: etwa auf dem Trimmrad, dem Crosstrainer, an der Rudermaschine, bei Lauf- oder Schwimmsprints oder in der Halle (mit Burpees oder Jump Squats), um nur einige zu nennen. Peak Fitness (etwa Spitzenbelastung, Anm. d. Übers.) ist ein Begriff, der von Dr. Joseph Mercola geprägt wurde, und beschreibt ein typisches dreiminütiges HIIT-Work-out: drei Minuten aufwärmen, dann für 30 Sekunden so schnell und kraftvoll bewegen wie nur irgend möglich (nichts geht mehr), dann 90 Sekunden Erholung und dann das Ganze für weitere sieben Male wiederholen. Dabei geht es um das Erreichen der Belastungsgrenze, gefolgt von einer Ruhephase. Anfänglich könnte man folgendes Work-out machen: mehrere Minuten locker einlaufen, dann eine Minute so schnell es geht, dann zwei Minuten walken, dann wieder volle Kraft für eine Minute und das Ganze fünfmal wiederholen, was eine Gesamtübungsdauer von 15 Minuten ergibt. Eine andere Übungsform ist nach dem japanischen Experten für Intervalltraining Izumi Tabata benannt. Das Tabata-Training umfasst 20 Sekunden bei maximaler Leistung, dann eine lockere Phase von 10 Sekunden und dann noch einmal 20 Sekunden maximal. Das Ganze wird achtmal in einem Gesamtzeitraum von vier Minuten wiederholt.

Nur ein Problem mit dem hochintensiven Intervalltraining gibt es: Es ist anstrengend. Die meisten von uns sind es nicht gewohnt, die anaerobe Schwelle (heißt: keuchen und sich fühlen, als ob das Herz aus der Brust springt) zu überqueren. Das ist nicht gerade der »Jeder in seinem eigenen Tempo«-Stil. Und darin liegt auch der Grund, warum in den Studien zum HIIT viele Probanden (die ja keine Leistungssportler sind) wieder abgesprungen sind. Angesichts der hohen Ausfallrate haben sich Forscher trotz oder aufgrund der unbestreitbaren Vorzüge des Trainings deshalb eine sanftere Variante überlegt – das 30-20-10-Work-out.

Dabei bewegt man sich während 30 Sekunden leicht (etwa laufend, Fahrrad fahrend oder in einer Rudermaschine rudernd), beschleunigt dann für 20 Sekunden auf ein mittleres Tempo und gibt schließlich für 10 Sekunden wirklich alles. Es folgt eine zweiminütige Pause, und dann wird das Ganze noch viermal wiederholt. Wenn Ihnen so etwas liegt, nur zu. Effektiver kann ein Work-out nicht sein.

Ältere Läufer, die das Training nur sieben Wochen lang durchgeführt haben, konnten ihre 5-Kilometer-Zeit um vier Prozent verbessern und ihren Blutdruck und das LDL-Cholesterin senken.[66]

Finden Sie die Bewegung, die Ihnen wirklich zusagt. Folgende Fragen stelle ich meinen Patientinnen, um ihnen bei der Umsetzung ihrer Trainingsabsichten zu helfen.

- Was würden Sie am liebsten machen?
  - Wenn Sie etwas richtig gern machen, bleiben Sie *viel* eher dabei. Sie wollen was mit Freunden machen? Nehmen Sie sie zum Walken oder Laufen mit. Sie lieben Musik? Machen Sie einen Zumba-Kurs. Sie wähnen sich als neue Serena Williams? Nehmen Sie Tennis-Unterricht oder melden Sie sich zum Doppel beim nächstgelegenen Tennisplatz an.
- Wo liegen die Grenzen Ihrer körperlichen Belastbarkeit?
  - Bedenken Sie, dass Sie, sind Sie verletzt, sehr stark an Ihrer Aktivität gehindert werden. Wenn Sie zum Beispiel Schulterprobleme haben, könnten Sie Walken oder Radfahren probieren. Wenn Ihre Knie schmerzen, könnte Aqua-Fitness eine gute Wahl sein.
- Wie lässt sich Aktivität im Alltag integrieren?
  - Können Sie zur Arbeit gehen oder mit dem Fahrrad fahren? Können Sie sich mit Arbeitskollegen zu einem Spaziergang während der Mittagspause verabreden? Wenn Sie Ihre Kinder zum Unterricht oder zum Sport bringen: Können Sie in der Gegend einen Spaziergang machen? Können Sie Einkäufe mit dem Fahrrad erledigen?

- Was ist ein vernünftiger Ausgangspunkt für Sie?
  - Schrauben Sie anfänglich Ihre Erwartungen nicht zu hoch. Sie werden sich besser fühlen, wenn Sie sich vornehmen: »Ich mache einmal die Woche einen Spaziergang«, und das dann auch machen, als sich anfänglich selbst durch zu anspruchsvolle und nicht einlösbare Ziele zu überfordern. Bedenken Sie auch, dass sportliche Betätigung mit der Zeit immer einfacher wird.
- Was sind Ihre Fitnessziele?
  - Wenn Sie gesundheitliche Probleme haben, stellen Sie sich ein passendes Übungsprogramm zusammen: moderate Bewegung drei- bis viermal die Woche für 40 Minuten als Diabetesprävention; Springen und Krafttraining für eine verbesserte Knochendichte, Koordinationstraining als Sturzprophylaxe.

Ganz gleich, in welcher Situation Sie sich körperlich, zeitlich und finanziell befinden, auch Sie können sich sportlich im Bereich Ausdauer, Kraft, Koordination und Beweglichkeit betätigen. Bewegung ist Ausdruck unserer Lebendigkeit. Geben Sie Ihrem Körper die Möglichkeit dafür und suchen Sie sich etwas, das Sie körperlich und seelisch anspricht.

Ganz gleich, in welcher Situation Sie sich körperlich, zeitlich und finanziell befinden, auch Sie können sich sportlich im Bereich Ausdauer, Kraft, Koordination und Beweglichkeit betätigen. Bewegung ist Ausdruck unserer Lebendigkeit. Geben Sie Ihrem Körper die Möglichkeit dafür und suchen Sie sich etwas, das Sie körperlich und seelisch anspricht.

Kapitel 11

Liebe: Freundschaft, Leidenschaft und ein ruhiges Herz

In der westlichen Kultur steht das Herz in Verbindung zur Liebe. Das geschieht in einem oberflächlichen Sinn, etwa am Valentinstag, doch auch in einem viel stärkeren körperlichen. Unser Herz hat eine große Wirkung auf unser Wohlbefinden und die Verbindung zu anderen. Es ist in ein weitverzweigtes Nervengeflecht des autonomen Nervensystems eingebunden und scheint seine ganz eigene Intelligenz zu haben. Auch geht von unserem Herzen ein elektromagnetisches Feld aus, das Menschen in unserer Umgebung beeinflusst, ob sie sich dessen bewusst sind oder nicht.

Das HeartMath Institute ist ein Gesundheitsdienstleister, der sich dem Biofeedback, der Ruhe, Konzentration und Herzzentrierung verschrieben hat. Dazu gehört auch die Erforschung der Herzfrequenzvariabilität mittels Biofeedback-Methoden. Sind wir mit einem geliebten Menschen zusammen, gleichen sich unsere Herzfrequenzspannbreiten an. Auch verändert sich unsere Herzfrequenz weg von einem Stressmuster hin zu einem gleichmäßigen – einem, das mit Ruhe und Zufriedenheit oder einem meditativen Zustand einhergeht.

Doch ist unser Herz nicht nur im herkömmlichen Sinne »intelligent«, es versorgt uns oftmals mit wichtigen Informationen, noch *bevor* unser Gehirn dies tut. Eine Studie des HeartMath Institutes über die Intuition und das Vorabwissen des Herzens über ein bevorstehendes Ereignis ist beredtes Beispiel dafür.[67] Hier wurden Probanden am Computer mit 45 zufällig ausgewählten Motiven konfrontiert, ein Drittel davon emotional aufwühlend (gewalttätig, sexuell etc.), die anderen beiden beruhigend. Gleichzeitig wurden Herzfrequenz, EKG (Elektrokardiografie) und EEG (Elektroenzephalografie) aufgezeichnet. Erstaunlicherweise verlangsamte sich die Herzfrequenz der Teilnehmer *just vor* einer zufällig ausgewählten aufwühlenden Aufnahme. Das aber ereignete sich nicht bei den beruhigenden Bildern. Das Herz scheint also einen ganz intuitiven Zugang und eine intuitive Reaktion zu haben, über die Augen und Verstand nicht verfügen. Auch das Gehirn hat solche präkognitiven Fähigkeiten, aber die Antwort des Herzens ist schneller und sendet Signale an das Hirn aus, um den Körper vorzubereiten. Das ist Körpercode vom Feinsten. Wie sich herausgestellt hat, sind Frauen stärker herzgesteuert als Männer. Unsere Herzen wollen uns buchstäblich schützen und leiten.

Das Herz ist lebenswichtig, und ebenso ist es auch unsere Herzensverbindung zu anderen. Wir Menschen sind zutiefst soziale Wesen. Wären wir das nicht, hätten wir nicht angesichts weit größerer und stärkerer Raubtiere überlebt. Wir brauchen einander um unserer Sicherheit und Versorgung willen. Unsere Körper schreien nach Liebe und Verbundenheit. In dieser Hinsicht ist die Forschung zur Bedeutung von Liebe, Verbundenheit und Intimität ganz eindeutig. Ein aktives Netzwerk von Freunden zu haben ist für die Gesundheit genauso entscheidend wie die Frage, ob man raucht oder nicht.[68] In seinem wegweisenden Buch *Die revolutionäre Therapie: Heilen mit Liebe* stellt der Arzt Dean Ornish heraus, dass Einsamkeit und Isolation die Wahrscheinlichkeit von Erkrankungen und einem Versterben unabhängig vom sonstigen Lebensstil um 200 bis 500 Prozent erhöhen.[69] Und dazu zählen alle sozialen Kontakte: Freundschaft, Liebe und Sex, die Verbindung zu einem Haustier und die Freiwilligenarbeit in einer Suppenküche tragen alle zur Gesundheit bei.

Das Wort *Liebe* beschreibt das Spektrum all der mit ihr verbundenen Emotionen und Beziehungen mehr schlecht als recht. Man kann seine Katze, seinen Computer und seine Mutter lieben – doch die damit einhergehenden Beziehungen weisen einen höchst unterschiedlichen Grad an Tiefe und Bedeutsamkeit auf. Sprächen wir Griechisch, hätten wir mindestens vier verschiedene Begriffe für die Liebe. *Philia* bezeichnet die warme Zuneigung zwischen Freunden. *Storge* ist die leidenschaftliche anteilnehmende Liebe etwa zur eigenen Familie und *Eros*, was nicht überrascht, ist die Liebe, die Leidenschaft und Sexualität umfasst. *Agape* schließlich ist bedingungslose Liebe und Mitgefühl. Sie erfordert eine bewusste Hingabe. Das kann die Liebe zu Gott sein oder die reine, bedingungslose Liebe für ein Kind oder einen Ehegatten. Liebe also hat viele Gesichter, und alle sind sie gleich wichtig für unsere Gesundheit.

Welche Liebe meinen wir also, wenn wir von den gesundheitlichen Auswirkungen von Liebe und Verbundenheit sprechen? Nun, im Grunde alle ihre Aspekte. Ich möchte ganz klar betonen, dass *alle* genannten Aspekte der Liebe gesundheitsförderlich sind. Machen Sie öfter etwas mit Ihrer Clique? Toll. Total auf Ihren Liebhaber abgefahren und viel Sex? Auch gut. Haben Sie eine Aufgabe in Ihrer Kirche/Moschee/Synagoge/spirituellen Gemeinschaft übernommen oder nehmen Sie regelmäßig an einem Gebetskreis oder einer Meditationsgruppe teil? Prima. All diese Elemente dienen der Gesundheit, und dieses Kapitel handelt davon, wie Sie gefühlsmäßige Bindungen zu anderen Menschen aufbauen können. Am gesündesten sind nämlich die Menschen, die die unterschiedlichsten sozialen Netzwerke unterhalten: Freunde und Arbeitskollegen, Mitglieder des gleichen Vereins, Nachbarn, Kinder und Enkel, enge Freundinnen und Ehepartner. In puncto Liebe gibt es kein richtig und falsch, es geht darum, Liebe und Zuneigung im Leben zu erfahren, und zwar egal in welcher Form. Alles ist gut.

Ein Mangel an Verbundenheit zu anderen bringt ein hohes Erkrankungsrisiko mit sich, wie Sie rechts auf Seite 283 sehen können.[70] Unsere moderne Gesellschaft kennt sicherlich Leiden in vielerlei Form, aber nichts will mir so traurig erscheinen wie der Mangel an Verbundenheit oder Zuneigung zwischen Menschen, die Tür an Tür leben, aber sich doch fremd bleiben. Die Forschung nimmt an, dass wir die meiste Zeit unserer Geschichte über in Gemeinschaften von 200 bis 1 000 Menschen gelebt haben. Wir sind neurologisch und hormonell so beschaffen, dass wir unsere Clangenossen kennen – die Familien und ihre Persönlichkeiten. Unser »tägliches Theater« spielte sich unter Menschen ab, die wir kannten: Todesfälle und Geburten, Sieg und Niederlage, Ernten.

Ganz im Gegensatz zu unserem evolutionären Erbe leben wir heute in Millionenstädten, wo wir nicht einmal mehr die Nachbarn kennen, von denen uns nur eine Wand trennt. Durch die allgegenwärtigen sozialen Medien werden wir dazu tagtäglich mit dem Leid von Millionen Menschen konfrontiert, während wir unter Umständen am Tage nicht ein einziges persönliches Gespräch von Bedeutung führen. Dass unser Nervensystem dafür nicht ausgelegt ist, ist noch milde formuliert. Das Internet mit seiner Informationsflut tut sein Übriges, um unser Herz und das Gehirn zu stimulieren. Nicht durch das geschäftige Treiben von Tausenden anderer Leute, sondern durch die frenetischen Updates von sieben Milliarden Menschen. Da wundert es mich nicht, dass junge Leute, die in meine Praxis kommen, so stark unter Ängsten und Konzentrationsstörungen leiden wie nie zuvor. Doch wir brauchen Liebe und Beziehungen mit anderen, um unser Herz, die Nerven und das Immunsystem zu beruhigen. Nur so können wir inneren Frieden finden und gedeihen.

Ein Mangel an sozialer Verbundenheit führt zu einer Erhöhung von Gesundheitsrisiken

- Herz- und Gefäßerkrankungen
- Herzinfarkt
- Atherosklerose
- Nervöse Beschwerden (autonome Dysregulation)
- Hoher Blutdruck
- Krebs und eine verzögerte Krebserkennung
- Verzögerte Wundheilung
- Erhöhte Entzündungsmarker
- Verminderte Immunfunktion
- Depression

Geradezu klassisch in Bezug auf die Wirkung von sozialer Verbundenheit ist die 50 Jahre währende Studie von Roseto, einer italo-amerikanischen Stadt im östlichen Pennsylvania. Während der ersten 30 Jahre der Studie wies Roseto eine auffällig niedrige Rate von Herzinfarkten im Vergleich zu ihren Nachbarstädten auf, und das, obwohl die Rate der Raucher, Diabetiker und die schlechte Ernährung die gleiche war. Selbst die behandelnden Ärzte waren dieselben. Die Bürger von Roseto waren Nachfahren italienischer Einwanderer, die in Dreigenerationenhaushalten lebten und sehr familien- und kirchenorientiert waren. Ihr enges Gemeinschaftsleben war lebensstilprägend. In den Siebzigerjahren gingen dann der Zusammenhalt und das traditionelle Leben zurück – und damit glich sich traurigerweise die Rate der Herzerkrankungen in Roseto der der benachbarten Städte an. Die ungewöhnliche »schützende Herzlichkeit« durch die enge Gemeinschaft war verloren gegangen. Das Herz ist mitnichten eine Pumpe. Es ist ein intelligentes Organ, eingebunden in ein Nervengeflecht, das stark auf Liebe und Verbundenheit anspricht.

Doch warum leben wir länger, wenn wir mehr mit anderen verbunden sind? Eine These ist, dass Verbundenheit mit anderen die nachteiligen Effekte einer überzogenen Stressantwort mildert. Das Thema einer ständig erhöhten Stressantwort haben wir bereits in Kapitel 3 im Abschnitt über Nebennierenschwäche angeschnitten. Chronischer Stress führt zu einer dauerhaften Ausschüttung von Adrenalin und Cortisol – mit Wirkung auf Herz und Immunsystem. Studien zeigen, dass ein Tier, allein auf sich gestellt mit einem Stressor konfrontiert, sein Plasmacortisol um 50 Prozent hochfährt. Das Plasmacortisol bleibt indessen unverändert, wenn es, wieder mit dem gleichen Stressor konfrontiert, von Familienangehörigen umgeben ist.[71] Der negative Stresseffekt (erhöhter Cortisolspiegel) ist vollkommen abwesend, wenn Gefährten oder Familienangehörige anwesend sind. Deren körperliche Anwesenheit fungiert wie ein Schutzschild vor Stressfolgen – so ähnlich wie der Stresspegel abfällt, sobald man sich an seinen Hund kuschelt oder jemandes Hand hält, wenn man etwas Schmerzliches oder Schlimmes erlebt hat.

Noch eine weitere Studie hat sich des stressvermindernden Einflusses von engen Bindungen – sowohl familiärer als auch freundschaftlicher Art – angenommen. Darin wiesen die Studienteilnehmer mit den höchsten Stresshormonwerten im Zeitfenster von sieben Jahren ein *dreifach* erhöhtes Sterblichkeitsrisiko auf. Doch dieses Risiko fiel auf null, wenn die Personen ein zuverlässiges soziales Netz unterhielten.[72] Enge Beziehungen mit Freunden und Familienangehörigen schützen uns vor den körperlichen Folgen von Stress. Mit anderen emotional und körperlich verbunden zu sein reguliert unsere Stressantwort – und mindert den von Stress und Stresshormonen hervorgerufenen körperlichen Schaden.

Ein wunderbares Beispiel, wie Freundschaft und Gemeinschaftserleben das Erkrankungsrisiko beeinflussen können, ist die Studie von Brustkrebsüberlebenden der Uni Stanford. Sie hat zeigen können, dass Frauen, die sich während und nach ihrer Behandlung einer Selbsthilfegruppe angeschlossen hatten, *doppelt* so lange lebten wie die aus der Vergleichsgruppe. So stark wirkt sich Gemeinschaft auf die Gesundheit aus! Sicherlich pflegten die Frauen keinen körperlichen Umgang miteinander und waren nicht im engeren Sinne befreundet. Sie beschritten lediglich ein paar Stunden in der Woche den Pfad der Krebserkrankung miteinander, teilten Freud und Leid. Allein diese Unterstützung, der Beistand, dieses gemeinsame »Tragen« der Situation *halbierte* ihr Sterblichkeitsrisiko. Eine emotionale Bindung zu anderen und die Möglichkeit, den Schmerz gemeinsam durchzustehen, ist eine große Erleichterung – geteiltes Leid ist halbes Leid, sowohl emotional als auch physisch. Unter anderem weil ich weiß, wie heilsam die Gesellschaft von Frauen sein kann, habe ich die Organisation Woven (verbunden, gewebt) mitbegründet, die weltweit Frauengruppen ins Leben ruft. Ich würde mir wünschen, dass auch Sie in vielfacher Weise sozial verbunden sind, von Berührung und Hingabe über enge Beziehungen bis zu dem geteilten Leid mit anderen Frauen, die Sie verstehen und Sie so nehmen, wie Sie sind. All diese Erfahrungen zusammen genommen schützen unseren Körper vor den Stresserfahrungen des modernen Lebens.

Ein belastbares soziales Netz kann sogar Infekten vorbeugen. Bei der Untersuchung dieses Phänomens wurde der Netzwerkindikator (siehe unten) verwendet und mit ihm zwölf Arten sozialer Beziehungen festgelegt: Ehepartner, Eltern, Schwiegereltern, Kinder, weitere enge Familienangehörige, enge Nachbarn, Freunde, Arbeitskollegen, Schulkameraden, Vereinskameraden, Mitglieder von Gruppen ohne religiösen Bezug und Mitglieder religiöser Gruppen.[73] Jeder Beziehungskategorie wurde ein Punkt zugewiesen, die Höchstzahl lag bei zwölf Punkten. Bedingung war, dass der Teilnehmer mindestens einmal alle zwei Wochen mit jemandem in der genannten Kategorie sprach. Dann wurden alle 300 gesunden Teilnehmer mit dem Rhinovirus infiziert. Dieses Virus ruft eine klassische Erkältung hervor. Diejenigen Teilnehmer mit dem geringsten Wert im Netzwerkindikator (ein bis drei Punkte) bekamen *viermal* so häufig eine Erkältung wie die

Teilnehmer mit dem höchsten Wert (sechs Punkte und mehr).[74] Ein breites und belastbares soziales Netz schützt uns vor Stress, verbessert unsere Immunantwort und vermindert alle möglichen Krankheitsrisiken. Sicherlich brauchen wir einander nicht, um über den Winter zu kommen, aber wir brauchen einander immer noch, um zu überleben und vor allem um gut zu leben.

Rechnen Sie Ihren Netzwerkindikator einmal selbst aus (siehe Kasten). Und weil wir mittlerweile im 21. Jahrhundert leben, würde ich auch einen ernsthaften E-Mail- oder Text-Message-Austausch hinzunehmen, vorausgesetzt, es handelt sich mehr als um ein »Hey, wie geht's?« oder eine serienmäßige Nachricht, und auch hier sollte der Kontakt mindestens einmal alle 14 Tage bestehen.

In der Studie lag der niedrige Wert zwischen eins und drei, der mittlere bei vier und fünf und der hohe bei sechs und mehr. Aber bevor Sie sich und Ihr Leben jetzt eilig bewerten (und das fällt uns Frauen ja nicht sonderlich schwer), möchte ich darauf hinweisen, dass hier die Qualität der Beziehungen eine Rolle spielt – und die lässt sich nicht quantifizieren.

Netzwerk-Indikator

Mit den hier aufgeführten Personen spreche ich oder schreibe ich mindestens einmal alle zwei Wochen E-Mails oder Text-Messages:

__ (Ehe-)Partner
__ Eltern
__ Schwiegereltern
__ Kinder
__ Weitere Familienangehörige
__ Eng verbundene Nachbarn
__ Freunde
__ Arbeitskollegen
__ Klassenkameraden
__ Vereinskollegen
__ Menschen einer sozialen Gruppe
__ Angehörige einer religiösen Gruppe

______ **SUMME**

So wissen wir etwa, dass Frauen in unglücklichen Ehen häufiger krank werden und früher sterben als ledige, unabhängig davon, ob sie mit ihrem Mann mindestens einmal im 14-Tages-Intervall sprechen oder nicht. Eine glückliche Ehe wiederum ist sehr gesundheitsförderlich. Und mehrere enge Bindungen innerhalb der Familie oder einer Freundesgruppe zu haben ist sogar noch besser als jeweils eine enge Beziehung in jeder Einzelkategorie. Sechs enge Freundinnen, mit denen man die Dinge bereden kann, sind also besser als eine enge Freundin, aber wir wollen das an dieser Stelle nicht bewerten. Der Indikator hat sicherlich gewisse Schwächen, doch habe ich über ihn einen Einblick in die Struktur meines Beziehungsnetzwerks erhalten, was sehr interessant war. Wo ging ich leicht Beziehungen ein und wo nicht? Was fällt Ihnen an Ihrem Netzwerk auf? Gibt es Bereiche, die Sie durchaus erweitern könnten?

Nun können Sie sicherlich auch verstehen, warum ich als ganzheitlich orientierte Ärztin meinen Patientinnen manchmal die Anschaffung eines Haustieres verschreibe oder sich einem Bastelkreis anzuschließen, ein Wochenende mit den Freundinnen zu verbringen oder sich einmal wieder mit dem Partner gezielt zu verabreden, ihn um eine Massage zu bitten (hat geklappt). Es ist unglaublich, was ein verschriebenes Rezept bewirkt. Und hier ist überhaupt das Ding: Wenn meine Patientin Marion, 83 und geistig sehr wendig, es tatsächlich aufgrund meines Rezeptes schafft, sich beim Naturschutzbund vor Ort als Dozentin ausbilden zu lassen, dann hilft ihr das mehr als der Blutdrucksenker Lisinopril, den ich ihr immer verschreibe. Die Freundschaften und Gemeinschaftserlebnisse, die sie dort erfährt, sind für ihr Herz allemal besser als verschreibungspflichtige Medikamente. Liebe und Gemeinschaftserleben gibt es für jede und jeden in irgendeiner Form.

Neben dem Konversationsaspekt und der Interaktion ist ein Teil des therapeutischen Effekts sozialer Verbindungen tatsächlich körperlich begründet. Wenn wir jemand berühren, den wir mögen – ein Kind, einen Freund, selbst ein Haustier –, wird das

Hormon Oxytocin ausgeschüttet, was verschiedene Wirkungen hat. Es entspannt und reduziert Stresshormone und es lässt das Bedürfnis nach mehr Berührung und Zuneigung entstehen. Auch hier wieder eine selbstverstärkende Wirkung! Mit dem Hund zu kuscheln führt dazu, dass Sie, na ja, weiter mit dem Hund kuscheln wollen. Das Gleiche gilt für das Umarmen von Freunden oder die Löffelstellung mit Ihrem Liebhaber. Oxytocin führt auch zur Ausschüttung von Endorphinen, was allgemein schmerzlindernd wirkt – von Kopfschmerz über Arthroseschmerz und sogar bei Migräne. Oxytocin stimuliert weiterhin die Ausschüttung aller Sexualhormone (Östrogen, Progesteron und Testosteron) – und ist damit ein Tonikum der hormonellen Ausgeglichenheit und des Wohlgefühls. Eine Oxytocinfusche bekommen wir übrigens auch, wenn wir unsere Katze oder unser Pferd streicheln. Nur so viel dazu.

Wie dem auch sei, worauf es mir ankommt, ist, dass sexuelle Berührung hohe Oxytocin- und sonstige Sexualhormonspiegel nach sich zieht, einschließlich der Endorphine, *und* dass Sex überdies ein Training ist, das man gar nicht oft genug machen kann. Es ist immer eine gute Wahl und sollte in keinem anspruchsvollen weiblichen Gesundheitsprogramm fehlen. Auch Selbstbefriedigung zählt hier im Übrigen. Interessanterweise vermindert Oxytocin die Denkfunktion und das Erinnerungsvermögen, was erklärt, warum wir zu Beginn einer romantischen Beziehung oft überhaupt keinen Durchblick haben. –»Er (oder sie) ist einfach *perfekt!*« Aber ehrlich gesagt: Ein bisschen weniger Verstand und Erinnerung tut der Gesundheit schon keinen Abbruch. Es ist einfach entspannend. Vergangenheit und Zukunft sind einmal außen vor. Einfach zurücklehnen auf der Decke am Strand und mit den Freundinnen den Wolken hinterherschauen. Ein bisschen weniger Intellekt und ein bisschen mehr Entspannung mildert gleich die adrenalingesteuerte Stressantwort.

Doch wie schafft es eine Frau mit Sinn für den Körpercode, mehr Liebe, Zuneigung und Gemeinschaftssinn in ihr Leben zu lassen? Wie in Roseto geht das auf dem traditionellen Weg – große Familien, die in Mehrgenerationenhaushalten leben und enge religiöse Bindungen unterhalten. Das funktioniert. Aber genauso gut können Sie Zuneigung und Gemeinschaftserleben in Ihr Leben lassen, dass es für Sie passt. Schauen Sie sich dazu einmal das Ergebnis Ihres Netzwerk-Indikators auf Seite 286 an. Welche Quellen der Gemeinschaft, Freundschaft und Zuneigung könnten Sie anzapfen oder ausbauen?

Eine meiner Patientinnen, Cassandra, ist Künstlerin und seit 18 Jahren geschieden. Kinder hat sie keine und lebt allein. Auf ihrem Grundstück vermietet sie ein Häuschen an eine Freundin, die ebenfalls Künstlerin ist. In der Nachbarschaft wohnen noch andere Freunde. Man läuft mindestens dreimal die Woche und isst oft zusammen. Cassandra ist außerdem Mitglied einer Wandergruppe, bei der sich zehn oder 20 Leute am Wochenende zum Wandern treffen. Immer an verschiedenen Orten. Erst wird acht bis zwölf Kilometer gewandert, danach zusammen gegessen. Beim letzten Termin war sie gerade dabei, mit vier Freunden nach Italien aufzubrechen, wo sie zusammen reisen und dann mit weiteren Künstlerfreunden aus aller Welt ein großes Haus mieten wollten, um dort ihren 76. Geburtstag zu feiern. Cassandra ist Single und lebt allein, aber ihr fehlt es weder an Zuneigung noch an Gemeinschaftserleben.

Eine andere Patientin ist ebenfalls geschieden, hat aber Kinder und Enkel, die mehrere Autostunden von ihr entfernt leben. Sie lebt in ihrer eigenen Wohnung und ist seit acht Jahren mit einem Mann befreundet, der ebenfalls eine eigene Wohnung hat. Dreimal in der Woche essen Sie gemeinsam zu Abend und machen hinterher noch etwas zusammen. Kinder und Enkel kommen an den Wochenenden. Sie hat einen Beruf, der ihr gefällt, und lebt auch gern allein. Auch sie erfährt Zuneigung und Gemeinschaft.

Kalifornische Freunde und Kollegen von mir leben in Wohnprojekten, in denen Familien und Einzelpersonen zwar in einzelnen Wohneinheiten unabhängig leben, aber Gemeinschaftsbereiche und den Garten zusammen nutzen. Auch haben sie eine gemeinsame Küche und einen Essbereich, wo oft zusammen gegessen wird. Sie bieten Unterricht und Veranstaltungen an und haben durch ihre Verbundenheit untereinander eine Art dörfliche Struktur inmitten einer Großstadt geschaffen. Ältere und Alleinstehende bleiben in Kontakt zu den Kindern, die in der Gemeinschaft aufwachsen, weil Familienleben sich hier auf einer erweiterten Ebene abspielt. Diese Art organisiertes Zusammenleben mag für die USA ungewöhnlich sein, aber in anderen Ländern ist es gar nicht so selten, innerhalb einer erweiterten Großfamilie gemeinschaftlich zu leben oder in Dörfern mit starker wechselseitiger Verbundenheit.

Die Erfahrung des gemeinsamen Wohnens können Sie auch in Ihrer Nachbarschaft oder Ihrem Mietshaus machen. Als ich noch studierte, lebten mein Mann und ich in einem Apartmentkomplex. Wir waren mit Leuten befreundet, die in den Apartments um uns herum lebten. Einmal in der Woche haben wir zusammen gegessen, haben uns getroffen, wenn unsere Kinder miteinander gespielt haben. Wir haben uns sogar Geschirr geliehen oder bei Streitigkeiten geholfen oder überhaupt bei Problemen, wenn es welche gab. Es war eine ganz tolle Art, als junge Familie klarzukommen. Mittlerweile lebe ich in einem Einfamilienhaus, aber zweimal im Jahr gibt es in unserer Straße eine Feier, bei der die Straße gesperrt wird und wir tanzen und Musik zusammen machen. Nicht alle Nachbarn stehen auf Kontakt, und mit manchen möchte man auch gar nicht in Kontakt kommen! Doch andersherum staunt man immer wieder, wie viele Leute es gut finden, sich kennenzulernen.

Außerhalb der unmittelbaren Nachbarschaft können Sie aber auch städtische Gemeinschaftsangebote wahrnehmen. Das kann alles sein, von Kegeln über Softball-Spielen, von Handarbeitsrunden oder Vögel beobachten zu kirchlichen Aktivitäten oder Singen im Chor. An den meisten Orten gibt es ein überraschend großes Angebot an Vereinen, Sport- und Freizeitmöglichkeiten, Bildungseinrichtungen und religiösen Institutionen. Schon so etwas Simples wie die Gründung einer Spaziergehgruppe zur Mittagspause vereint die Elemente draußen sein (Verbindung mit der Natur), Bewegung und soziale Interaktion.

In Beziehungen dem Körpercode folgen

Zuneigung, intime Beziehungen und ein tragfähiges soziales Netz sind also allesamt gesundheitsförderlich. Doch wie Sie selbst nur zu gut wissen, trifft das nicht auf alle Beziehungen zu! Durch manche kann man sogar einen Herzinfarkt bekommen. Erinnern Sie sich noch an die Daten zu depressiven Frauen? Das höhere Depressionsrisiko bei verheirateten (besonders im Falle einer unglücklichen Ehe) und dann noch ein Zusatzrisiko pro eigenem Kind. Na toll! Doch es gibt keine Beziehungen, die frei wären von gewissen Schwierigkeiten. Hinzu kommt, dass wir Frauen oftmals nach unseren mütterlichen Fähigkeiten beurteilt werden. Deshalb sollten wir im Hinterkopf behalten, dass viel nicht immer viel hilft, und im Einklang mit den Signalen des Körpers Beziehungen suchen, die uns stützen und nicht unser Leben noch verkomplizieren. Vielleicht haben Sie ja sogar zu viele Kontakte (vielen Dank!) und brauchen eher Zeit für sich selbst. Oder Sie brauchen andere Beziehungen – zu Erwachsenen und nicht zu Kleinkindern. Oder Beziehungen mit spielerischer Komponente (beim Sport, beim Tanzen oder einfach beim Abschalten) und nicht solche, die sich ständig um Arbeit und Produktivität drehen. Oder Sie brauchen mehr von der bedingungslosen Liebe – wie von einem Haustier oder einer guten Freundin, mit der Sie viel zu selten reden. Vielleicht verbringen Sie zu viel Zeit damit, andere zu bemuttern. Dann wäre allerdings ein Hund das *Schlimmste*, was Sie sich antun könnten, da Sie energetisch schon am Limit sind.

Kürzlich kam eine neue Patientin zu mir, Carmel, deren Körperwahrnehmung bezüglich ihrer Symptome einfach klasse ist. Zunächst hat sie mir erzählt, dass sie vor ein paar Monaten Bauchschmerzen bekam, woraufhin ein anderer Arzt einen

Ultraschall des Bauchraums anordnete. Dabei kam heraus, dass sie Gallensteine hatte. Dies und der Umstand, dass ihre Schmerzen nach dem Essen auftraten, veranlassten den Arzt daraufhin zur (womöglich korrekten) Diagnose Gallenblasenentzündung – bedingt durch die von Gallensteinen verstopften Gallenwege. Die Standardbehandlung ist hier eine Entfernung der Gallenblase. Doch Carmel wollte es mit der OP nicht übereilen und überlegte stattdessen, wann ihre Schmerzen normalerweise auftraten – nicht selten nach Gesprächen mit ihrer Mutter. Das Verhältnis zu dieser war schwierig und durch Missbrauch geprägt. Ihre Mutter war unzugänglich und eigentlich rief sie sie nur aus einem Pflichtgefühl heraus an. Deshalb entschied sich Carmel aus Selbstschutzgründen heraus, ihre Mutter eine Zeit lang nicht anzurufen. Als sie dann in meine Praxis kam, hatte sie die Oberbauchschmerzen schon ein paar Monate lang nicht mehr gehabt, genauso lang, wie sie nicht mehr bei ihrer Mutter angerufen hatte. Ihrem Körper war klar, dass eine Interaktion mit ihrer Mutter sie verletzte – sie konnte das nicht »verdauen« (in der Gallenblase werden Gallensäuren für die Fettverdauung gebildet). Sich hier von der Mutter abzugrenzen, schaffte ihr körperliche Erleichterung.

Bei unserem letzten Termin hat Carmel überlegt, ob und wie sie wieder mit ihrer Mutter in Verbindung treten solle. Einerseits widerspricht das vollständige Nichtkommunizieren mit ihrer Mutter dann doch ihren Werten. Andererseits ist ihr nicht klar, wie sie sich, was Zeitpunkt und Inhalt der Gespräche mit ihrer Mutter anbelangt, abgrenzen und aus ihnen körperlich unversehrt hervorgehen kann. Weil ihre Mutter sie immer wieder beschimpft hat und sie nicht vor dem sexuellen Missbrauch durch den Stiefvater geschützt hat, ist sie der stärkste Trigger für Carmel überhaupt. Sie reagiert äußerst stark auf ihre Bemerkungen und versucht, mehr innere Stärke für sich zu finden, um nicht mehr so überempfindlich auf ihre Mutter zu reagieren. Gleichzeitig ist sie, was ihre eigenen Kinder anbelangt, sehr fürsorglich und liebevoll und hat damit den Kreislauf aus Vernachlässigung und Zurückweisung ihrer Herkunftsfamilie unterbrochen. Wie viele von uns befindet sie sich in einer Phase der erwachsenen Reifung – wie weit kann sie sich von den Stacheln ihrer Mutter befreien? Wo ist sie, trotz ihrer großen Bemühungen, immer noch verletzlich und wo muss sie, um ihrer Gesundheit willen, Grenzen setzen? Wir alle müssen uns diese Fragen beantworten im komplizierten Beziehungsgeflecht unseres Lebens – ob in der Familie oder anderswo.

Die Betrachtung von Herzensangelegenheiten führt auch zu Schmerzen, entweder über bestehende Beziehungen oder über fehlende. Die Verbindung des Herzens ist insbesondere schmerzlich, wenn uns jemand kritisiert, uns nicht mag oder uns Schlechtes wünscht. Liebe, Gemeinschaft und Freundschaft sind sicherlich für unser Wohlergehen elementar, doch ich kenne keine Frau, die nicht schon schmerzhafte und sogar sehr schmerzhafte Erfahrungen in Gruppen und Beziehungen gemacht hat. Diese Erfahrungen lassen uns verständlicherweise zögern, uns vorschnell in Beziehungen und Gruppenaktivitäten zu begeben. Doch sind Liebe und Beziehungen wie dafür gemacht, hier auf die Signale des Körpers zu hören. Wenn Sie den Eindruck haben, dass das Zusammensein mit jemandem, der Sie nicht mag, nicht gut für Sie ist, haben Sie absolut recht. Erinnern Sie sich noch an das gemeinsame Energiefeld zweier Herzen? Wunderbar, wenn alles passt, mehr als wunderbar. Doch wehe, wenn nicht. Je depressiver Ihre Freunde sind, desto eher werden Sie es auch. Und obwohl erweiterte Großfamilien wie in Roseto theoretisch etwas Tolles sind, ist es doch fraglich, wer wirklich gern mit seinen Eltern, erwachsenen Geschwistern und Kindern zusammen leben möchte. Es gibt schon Gründe, warum Leute von zu Hause ausziehen.

Befinden Sie sich momentan in einer Beziehung oder Freundschaft, die unbefriedigend ist und von der Sie intuitiv spüren, dass sie Ihnen gesundheitlich schadet, sollten Sie überlegen, was Sie an ihr verändern können oder ob Sie sie womöglich ganz beenden sollten. Vielleicht machen Sie es auch so wie Carmel im obigen Beispiel und legen eine Beziehungspause ein. Erinnern Sie sich noch an die Nesselsucht von Tessa (in Kapitel 2), die sie in dem Moment bekam, als sie mit ihrem Freund zusammenziehen wollte? Und an Megans dauernde Unterleibsentzündungen (vgl. Kapitel 7) in ihrer destruktiven Beziehung? Was sagt Ihr Körper zu den Beziehungen, die Sie momentan haben?

Die Vorzüge von Liebe und Gemeinschaftserleben liegen auf der Hand. Doch wie bei allem ist auch hier Unterscheidungsvermögen wichtig und richtig. Wer aus Ihrer Umgebung tut Ihnen nicht gut und schadet Ihrer Gesundheit? Wenn Sie auf Ihr Herz hören, gibt es dann Menschen, von denen Sie sich besser abgrenzen sollten? Machen Sie dazu die Übung zu den Körpergefühlen (siehe Seite 74 f.). Dadurch können Sie noch besser mit dem Herzen unterscheiden. Oftmals gibt es mit Familienangehörigen oder Freunden Dinge, die heraus und ausgesprochen werden müssen. Auf diese Weise kann die Beziehung überhaupt wieder einen konstruktiven Verlauf nehmen. Hier bedarf es der Unterstützung, gewisser Fähigkeiten und auch Mut, aber es lohnt sich. Bei mir etwa ist des Öfteren eine Aussprache mit meinem Lebensgefährten fällig, weil dieser einmal wieder aushalten muss, wenn mir der Arsch auf Grundeis geht. Es hat Jahre gedauert, bis wir gelernt haben, bei solchen konflikthaften Gelegenheiten sowohl ehrlich als auch wohlwollend miteinander umzugehen und die Verantwortung für unsere Schwächen zu übernehmen. Wir sind *weit* davon entfernt, perfekt zu sein! Aber diese schwierigen Gespräche öffnen schließlich die Tür hin zu mehr Intimität.

Auf unserem gemeinsamen Weg als Paar seit mittlerweile 28 Jahre haben Doug und ich unheimlich vom paartherapeutischen Ansatz der Gottmans (John und Julie Schwartz Gottman vom Gottman Institute) profitiert. Ich kann ihn nur wärmstens empfehlen, gerade was schwierige Gespräche angeht. Für den Notfall liegt in der obersten Schublade immer ein mit Eselsohren versehenes Leseexemplar ihres äußerst nützlichen »Nach dem Streit« – (mit anderen Worten, wenn beide verloren haben) bereit. Das ist ein wunderbarer Ratgeber in Sachen Konfliktlösung und ist auf Englisch zu beziehen über die Webseite des Gottman Institute (www.gottman.com).

Die Gottmans gehören weltweit zu den führenden Paartherapeuten, aber ihre Methoden lassen sich auch gut auf Freundschaften und Familienbeziehungen anwenden. In ihrer Arbeit stellen sie immer wieder heraus, dass sich die Qualität einer Beziehung nicht an der Konflikthäufigkeit bemisst, sondern am Grad der vorhandenen Liebe, Unterstützung und Verbundenheit auf der Ebene der Interaktion. Denn tatsächlich reagieren wir auf die winzigsten Veränderungen des Gesichtsausdrucks oder des Tonfalls. Und natürlich reagieren wir auf Kritik, Verachtung, Sichverteidigen oder Mauern, den – so die Gottmans – »vier apokalyptischen Reitern« der alltäglichen Interaktion. So haben die Gottmans etwa herausgefunden, dass der Grad der Verachtung oder des mangelnden Respekts dem Partner gegenüber vorhersagt, wie viele Infekte jener in den nächsten vier Jahren bekommen wird. Das Erleben von Verachtung oder mangelndem Respekt vonseiten des Partners erodiert die Fähigkeit des Immunsystems, Infekte abzuwehren.

Vielleicht erinnern Sie noch den Abschnitt aus Kapitel 6, in dem stand, dass Frauen in konflikthaften Ehen kürzer leben als alleinstehende oder Frauen in positiven Beziehungen. Unsere Herzen sind mit den Herzen in unserer Umgebung verbunden, im Guten wie im Schlechten. Unterscheiden Sie hier sorgfältig mit dem Körpercode. Welche Ihrer wichtigen Beziehungen halten Sie gesund und welche eher nicht? Unterscheidungsvermögen ist auch gefragt in Bezug auf die Kinder, die erwachsen werden, in Bezug auf die Beziehung mit Nachbarn oder Kollegen. Wir können uns unsere Familien nicht aussuchen und wir können nicht kontrollieren, mit wem wir Tür an Tür wohnen oder mit wem wir arbeiten. Doch wir können sehr wohl ein Stück weit kontrollieren, wie häufig und in welcher Art wir mit problematischen Leuten zu tun haben wollen. Tun Sie Ihr Möglichstes, um in Ihren Beziehungen Konflikte zu bearbeiten und

Grenzen zu setzen. Wenn Sie eine Beziehungspause brauchen wie oben Carmel, dann machen Sie das. Billigen Sie sich eine Gemeinschaft oder »Wahlverwandtschaften« zu, die das Beste in Ihnen zum Vorschein bringen.

Geht es um Liebe und Verbundenheit im Leben, so ist wirklich die Weisheit des Herzens gefragt. Nehmen Sie sich etwas Zeit und machen Sie die beiden Übungen der Bauchatmung und der Körpergefühle aus Kapitel 2, um zur Ruhe zu kommen und Ihr Herz zu spüren. Legen Sie die Fingerspitzen auf die Herzgegend in der Mitte der Brust, um sich darauf auszurichten. Atmen Sie tief in Ihr Herz hinein und spüren Sie, wie es sich weich wie eine Rose öffnet, Blütenblatt für Blütenblatt. Welche Gefühle steigen angesichts der Frage »Inwiefern brauche ich mehr Liebe und Verbundenheit in meinem Leben?« aus Ihrem Herzen auf? Beobachten Sie die Empfindungen und Gefühle ohne Wertung. Nach einer Weile können Sie mithilfe Ihres Unterscheidungsvermögens versuchen, diese Gefühle in konkretere Bedürfnisse zu übersetzen. Brauchen Sie am Abend mehr Gesellschaft? Mehr Freunde, um Spaß zu haben? Mehr Sex? Suchen Sie einen Lebensgefährten? Wenn Sie ernsthaft nach einer Liebe suchen, sollten Sie es gute Freunde und die Familie wissen lassen und, wenn Sie etwas schüchtern sind, eine Internetplattform nutzen. All das sind wichtige Schritte auf dem Weg dorthin. Ganze 50 Prozent aller amerikanischen Ehen wurden über das Internet angebahnt. Bei der Suche sind alle Arten von Gemeinschaften und Gruppen, in denen man sich trifft und austauscht, hilfreich. Wo liegen Ihre Interessen und welche Gruppen, Vereine oder ehrenamtlichen Aktivitäten könnten Ihnen gefallen? Ich habe eine kurze Liste zusammengestellt, mit deren Hilfe Sie sich bei der Suche nach Liebe und Zuneigung orientieren können (siehe unten). Fügen Sie gern noch Ihre eigenen Punkte hinzu und stellen Sie selbst eine Liste auf. Entgegen der allgemeinen Einschätzung ereignen sich Liebe, Freundschaft und Gemeinschaft nicht einfach spontan. Sie erfordern Nachdenken, Offenheit und Zeit. Finden Sie heraus, welche Art Liebe Sie für sich manifestieren.

Nehmen Sie sich Zeit und hören Sie auf die Wünsche Ihres Herzens. Sind wir auf den Körpercode eingestimmt, lernen wir allmählich zwischen dem Hunger nach Gesellschaft (gleich mal eine SMS an die Freundin schreiben) und dem auf Windbeutel zu unterscheiden. Und übrigens: Menschen, die verliebt sind, nehmen oftmals ab. Es ist schon verrückt, was passiert, wenn die eigenen emotionalen Bedürfnisse von Menschen und nicht mehr durch Essen gestillt werden. Und auch nach einer schlimmen Trennung ist es besser, sich massieren zu lassen, als einen Dreier mit Ben & Jerry['s] zu machen ... Für solche Notfälle gibt es dann immer noch dunkle Schokolade. Folgen Sie der Weisheit Ihres Herzens, um das Negative in Ihren Liebesbeziehungen einzudämmen und mehr von der Liebe zu bekommen, die Sie sich in Ihrem Leben wünschen.

Freundschaft	**Gemeinschafts- und Gruppenerlebnisse**	**Körperliche Zuwendung**	**Beziehung und Sexualität**
Kollegen: gehen Sie mit ihnen zusammen Kaffee trinken oder Mittag essen, spazieren.	Sportverein und Sportveranstaltungen: Tennistourniere, Volleyball, Radrennen, Benefizläufe für einen guten Zweck	Buchen Sie eine Körper- oder Gesichtsmassage oder eine sonstige Körpertherapie	Überlegen Sie *konkret,* welche Art von Mensch Sie suchen.
Nachbarn: Laden Sie sie doch mal ein oder machen Sie ein Kennenlernfest mit anderen Nachbarn zusammen; gucken Sie zusammen Sport.	Klubs und Gesellschaften: Umweltgruppen, Lokalpolitik oder geschäftliche Zusammenschlüsse	Nehmen Sie Freunde und Familienangehörige einfach mal in den Arm oder fordern Sie diese dazu auf, Sie in den Arm zu nehmen.	Lassen Sie Ihre Freunde (und nach Möglichkeit auch Ihre Familie) wissen, dass Sie aktiv nach einem Gefährten suchen und was Sie sich vorstellen.

Freundschaft	Gemeinschafts- und Gruppenerlebnisse	Körperliche Zuwendung	Beziehung und Sexualität
Finden Sie im Hinblick auf Ihre Interessen Gleichgesinnte.	Religiöse und spirituelle Gruppen aller Art: Kirche, Meditationsgruppen, Yoga, Veranstaltungen in Moscheen und Gebetsorten	Machen Sie einen Tanzkurs in einer Tanzform mit engem Körperkontakt: Samba, Salsa, ekstatische Tänze, Kontaktimprovisation, Volkstanz, Swing oder Walzer.	Prüfen Sie Dating-Seiten in Ihrem PLZ-Bereich. Lassen Sie sich unter Umständen von Freunden oder einem Coach beraten, wie Sie dabei vorgehen sollen.
Schulkameraden: Zu wem haben Sie noch Kontakt und zu wem wollen Sie Kontakt? Online-Alumni-Netzwerke machen die Suche viel leichter als früher.	Gruppenaktivitäten jeder Art: Tanzen, Vögel beobachten, den Strand sauber machen, spielen, Handarbeitsrunden, das örtliche Filmfest oder Diskussionsrunden und Vorträge	Melden Sie sich zum Babysitten oder verbringen Sie Zeit mit Nichten, Neffen und Kindern von Freunden. Sie werden es zu würdigen wissen!	Überlegen Sie, wie Sie optisch rüberkommen, gehen, reden und sich anziehen. Senden Sie die Botschaft, die Sie an potenzielle Partner (oder den eigenen) senden wollen? Fragen Sie Ihre Freunde nach deren Einschätzung.
Gibt es Familienangehörige, mit denen Sie gern enger in Kontakt wären?	Belegen Sie einen Kurs: Kochen, Malen, Fotografie, eine Fremdsprache, Musik, Filme schauen.	Legen Sie sich ein Haustier zu, das Sie verlässlich liebt.	Scheuen Sie sich nicht vor Selbstbefriedigung. Sexuell aktiv zu sein macht sexy.

Freundschaft	Gemeinschafts- und Gruppenerlebnisse	Körperliche Zuwendung	Beziehung und Sexualität
Wenn Sie Lust dazu haben, verbringen Sie Zeit mit einer Mutter, die kleine Kinder hat. Zwar fordern die Kinder Aufmerksamkeit, aber man ist zugleich dankbar für erwachsene Freunde in der Phase der Kindererziehung.	Wohnungs- oder Hauseigentümergemeinschaften oder Zusammenschlüsse von Nachbarn	Suchen Sie sich einen Mannschaftssport, bei dem Körperkontakt wie Abklatschen, Umarmen und auf den Hintern hauen okay und normal sind.	Besuchen Sie einen Kurs, bei dem es um Beziehungsfragen, Sexualität und Dating-Strategien geht, oder suchen Sie sich einen Coach, der auf Beziehungsfragen spezialisiert ist.

Kapitel 12

Bestimmung: Sinnvoll leben und ein Auskommen haben

Einen Sinn im Leben zu haben ist für ein Leben in Gesundheit und guten Beziehungen unabdingbar. Zwar ist Gesundheit wichtig, um wirklich zu gedeihen, doch ein Sinn im Leben besteht nun einmal in der Antwort auf die Frage »Wozu bin ich hier?«.

Es gibt Leute, die von Jugend an einen ganz klaren Sinn im Leben sehen. Ich wusste schon als Mädchen, dass ich Ärztin werden wollte. Doch selbst für Menschen, die schon früh eine Berufung haben, muss sich der Lebenssinn noch entwickeln. Anfänglich wollte ich Tierärztin werden, weil ich als Mädchen Tiere mehr als Menschen liebte, und außerdem hatte ich die wunderbare Buchreihe von James Herriot gelesen *Alle Tiere groß und klein*. Ich fand den Gedanken toll, das Leiden meiner geliebten Katzen Ezra, Felix und Shandy zu lindern, die Hühnerhunde meines Vaters und dazu eine Sammlung von Hamstern, Schildkröten und Fischen. Als ich auf der Junior High School war, entschied mein Vater im typischen Pragmatismus des Pfarrers aus dem mittleren Westen, dass ich, wenn ich schon so viel Geld und Zeit investieren wollte, auch Menschen wieder gesund machen könnte. Meine Liebe zu Tieren habe ich nie verloren, aber ich habe mich doch noch in Menschen verliebt und in die mysteriösen Wege, auf denen ich sie auf ihrer Heilung begleite. An der Uni habe ich dann die Grande Dame der ganzheitlichen Medizin Gladys McGarey kennengelernt und mir wurde klar, dass ich meinen Patienten helfen konnte, an Körper, Geist und Seele zu genesen.

Für viele von uns entsteht der Lebenssinn vielleicht außerhalb der Arbeit. Doch selbst für diejenigen unter uns, die das Privileg haben, eine Arbeit zu machen, die sie lieben, finden Sinnerfüllung in vielen anderen Lebensbereichen. Es gibt viele Wege: für die Kinder und Enkelkinder sorgen, die Familie ernähren, Land bebauen, sich in der Lokalpolitik engagieren, Kunst und Schönheit schaffen. Die gesundheitliche Wirkung von Lebenssinn hat nichts mit dessen Ausmaß zu tun, sondern darin, was er für uns und womöglich auch anderen bedeutet. Marge Piercys Gedicht bringt genau das zum Ausdruck. Ich mag es sehr.

Die Arbeit an der Welt ist so einfach wie Matsch.
Zerdrückt, verschmiert er die Hände, zerkrümelt zu Staub.
Aber ein gut gemachtes Ding hat eine Form,
ansprechend, sauber und klar.
Griechische Amphoren für Wein oder Öl,
Hopi-Krüge, die einst Mais enthielten, heute museumsreif,
aber ihr wisst, dass es Gebrauchsgegenstände waren.
Der Krug sehnt sich nach einer Wasserfüllung
und ein Mensch nach richtiger Arbeit.[75]

Ein Lebenssinn kann in so etwas Einfachem liegen wie in der Aussage »Ich gieße hier in unserem Haus die Blumen und füttere die Katze« bis hin zu etwas so Bedeutsamen wie »Ich arbeite dafür, dass die moderne Sklaverei noch in meiner Lebenszeit ein Ende hat«. Man kann einen Lebenssinn aus einer Vielzahl von Aktivitäten schöpfen oder sich ganz einer einzigen verschreiben. Auch ist es normal, dass sich der Lebenssinn im Laufe des Lebens verändert.

Eine große Metaanalyse der Mt. Sinai School of Medicine, die 2015 bei den Wissenschaftslehrgängen der American Heart Association präsentiert wurde, hat gezeigt, dass ein starker Lebenssinn das allgemeine Sterblichkeitsrisiko um 23 Prozent vermindert und um 19 Prozent das Risiko, einen Herzinfarkt oder Schlaganfall zu erleiden, genauso wie das Risiko einer Bypass-OP der Koronararterie oder das Legen eines Stents. Das ist eine beeindruckende Statistik und belegt einmal mehr die gesundheitlichen Vorzüge eines tragfähigen sozialen Netzes. Nun möchte ich als ganzheitliche Ärztin natürlich, dass Sie sich mehr bewegen und gesund essen. Aber ganz ehrlich: Ein starkes Netzwerk und einen Sinn im Leben sind auf die Dauer gesehen genauso wichtig.

Normalerweise speist sich unser Lebenssinn daraus, anderen etwas zu geben, unserer Familie, unserer Gemeinschaft, der Welt. Wir sind zutiefst soziale Wesen und unsere größte Freude besteht darin, etwas Sinnvolles für andere zu tun. Es ist das Gefühl, gebraucht zu werden und etwas Sinnvolles zu tun – und das wiederum, so hat sich herausgestellt, ist sehr wichtig für die Gesundheit. Wenn wir anderen helfen, werden wir emotional und körperlich belohnt. Eine Studie an Menschen im Alter von 55 Jahren und darüber hat gezeigt, dass bei solchen, die ehrenamtlich tätig waren, die Sterblichkeitsrate um 44 Prozent verringert war, ein Ergebnis, das mehr Signifikanz besaß als die gesundheitliche Wirkung von viermal in der Woche Sport.[76] Auch haben Erwachsene, die sich ehrenamtlich betätigen, einen niedrigeren Cholesterinspiegel und sind seltener übergewichtig.[77]

Einen Sinn im Leben zu haben schützt uns genau wie ein starkes soziales Netz vor den Folgen traumatischer Erlebnisse und ist gut für unsere geistige Gesundheit. Wissenschaftliche Mitarbeiter der Howard University, die sich mit Traumaopfern befasst haben, haben herausgefunden, dass Lebenssinn der Schlüsselfaktor dahingehend ist, ob ein Individuum bei geistiger Gesundheit bleiben und sich von einer psychischen Erkrankung erholen würde.[78] Auch eine Überblicksstudie aus Harvard bescheinigt, dass, wer Zeit oder Geld gab, in 42 Prozent der Fälle glücklicher war als diejenigen, die nichts gegeben hatten.[79]

Vereinfacht gesagt bewahrt uns ein Lebenssinn eher vor Ängsten und Depressionen. Eine Studie an Helfern vermerkt, dass die Hälfte der Teilnehmer Hochgefühle hatten, etwas, das man »Helper's High« nennt. Auch fand man heraus, dass 43 Prozent der »Helfer sich stärker und energiegeladener fühlten, 22 Prozent sich ruhiger und weniger depressiv mit einem höheren Selbstwertgefühl« erlebten.[80]

Doch warum ist ein Sinn im Leben und Hilfe für andere so gut für uns? Sind wir altruistisch, steigen unsere Oxytocinwerte an, wir bekommen eine Dusche von Wohlfühlhormonen, Endorphinen und dem wunderbar süchtig machenden Neurotransmitter Dopamin. Diese bewirken, dass wir mit dem Helfen weitermachen (Achtung: Feedbackschleife). Dopamin ist ein Neurotransmitter, der hochfährt, wenn wir eine Suchterfahrung machen, ob Heroin, Zigaretten oder Zucker. Er gehört zum Belohnungssystem und belohnt uns in diesem Falle dafür, dass wir anderen helfen, wobei er uns auch noch zur Wiederholung ermuntert. An der Emory University hat eine Studie gezeigt, dass anderen zu helfen die gleichen Hirnareale anspricht (und im MRT aufleuchten lässt) wie eine Auszeichnung zu bekommen oder etwas Schönes zu erleben.[81]

Einen Sinn im Leben zu haben ist besonders im Alter wichtig. Eine Studie an über 900 Teilnehmern, vorgestellt in den *Archives of General Psychiatry*, zeigte, dass, wer über Perspektive und Lebenssinn verfügte, ein zweieinhalb mal kleineres Risiko hatte, an Alzheimer zu erkranken.[82] In einer Follow-up-Studie hatten diejenigen mit dem stärksten Lebenssinn im Zeitraum von drei Jahren ein halbiertes Sterberisiko. In Japan und China weisen Studien eine bessere Stimmung bei mittelalten und älteren Erwachsenen auf, die entweder noch arbeiten und ihre Familie unterstützen oder die ehrenamtlich arbeiten beziehungsweise ihrer Familie helfen.[83, 84] Es überrascht nicht, dass in Gesellschaften, die alte Menschen respektieren und wo Ältere aktiv zum

Gemeinschaftswohl beitragen, Ältere länger und unabhängiger leben. Das gilt für Japan, Sardinien, Italien und den Kaukasus. Damit es uns gut geht, brauchen wir einen *Grund* zu leben – einen Sinn im Leben.[85]

Wie kann man einen Sinn im Leben finden?

Der Lebenssinn hat seinen Ursprung genau dort, wo auch die Weisheit des Körpers ihren Ort hat – im Inneren, in der Intuition und Selbsterkundung. Eckhart Tolle, spiritueller Lehrer und Autor von *Eine neue Erde. Bewusstseinssprung anstelle von Selbstzerstörung* sagt dazu: »Fragen Sie nicht, was Sie tun können, sondern was das Leben durch Sie tun will.« Und genau darin liegt die Krux: der Tatendrang unseres Herzens. Es kann quasi nicht anders. Es hat den Anschein, als ob das Universum es anrufe. Meine Freundin Peggy Callahan war schon Journalistin, Nachrichtenredakteurin und Fernsehproduzentin. Sie beschreibt ihre Suche nach dem Sinn so: »Ich gehörte nicht zu diesen glücklichen Menschen, die anscheinend von Anfang wissen, was ihre Bestimmung ist. Bei mir war das eher ein Blitzeinschlag. Ich hatte was über moderne Sklaverei gelesen … und hatte plötzlich das Gefühl, einen Beitrag zu ihrer Abschaffung leisten zu müssen – ein für alle Mal. Und es hat sich herausgestellt, dass diese Bestimmung im Grunde etwas war, was ich einerseits ohnehin tun wollte, und für das es andererseits einen wirklichen Bedarf gab. Es fühlte sich gar nicht wie Arbeit an. Ich hatte das Talent und die nötigen Fähigkeiten (oder würde sie entwickeln). Genau hier auf der Schnittmenge von Begabung und Erfordernis tanze ich meinen glücklichen Tanz. Bei vollem Bewusstsein und mit Freude.«

In diesem Moment liegt mein Lebenssinn zum Beispiel darin, Ihnen durch dieses Buch nützliche Informationen zukommen zu lassen, damit Sie das Leben leben können, das Sie verdienen. Auch ziehe ich Sinn daraus, Menschen bei ihrer Selbstheilung zu helfen, sodass sie ihrerseits gute heilsame Arbeit leisten können.

Seinen Lebenssinn zu suchen mag ein bisschen abstrakt klingen. Deshalb sollten wir dieses Unterfangen in Einzelschritte herunterbrechen, damit es leichter wird. Lebenssinn finden fängt damit an, auf die Weisheit des Körpers zu hören. Nehmen Sie sich ein Tagebuch oder ein Blatt Papier sowie ein bisschen Zeit, um die folgenden drei Schritte zu machen. Sie können das Ganze auf einmal erledigen oder schrittweise, ganz wie Sie möchten.

Seine Bestimmung finden

Schritt 1: Nachdenken und Brainstorming

Was könnte Ihre Bestimmung sein? Vielleicht *das*, was Sie gerade jetzt machen? Oder vielleicht etwas ganz anderes, etwas, das eher mit Ihrer Bestimmung und Mission zu tun hat? Oder ist es Zeit, die eigenen Lebensziele oder beruflichen Wünsche zu überdenken? Geben Sie sich den Raum, alle möglichen Eventualitäten dessen, was Ihnen Sinn geben könnte, zu überdenken. Seien Sie offen für die Möglichkeiten. Ihr Brainstorming können Sie aufschreiben, zeichnen oder auch malen, damit Sie später bei den Übungen darauf zurückgreifen können.

Schritt 2: Klärende Fragen stellen

Schreiben bei den folgenden drei Kategorien je mindestens eine Antwort auf. Nicht lange nachdenken. Schreiben Sie möglichst zügig, lassen Sie es fließen. Eine Überarbeitung ist nicht notwendig und auch nicht, es anderen zu zeigen, es sei denn, Ihnen ist danach. Tragen Sie die drei Abschnitte in Ihr Tagebuch ein oder notieren Sie sie schriftlich und machen Sie dann Ihre Listen.

Talente und Qualitäten:

- Welche Talente und Fähigkeiten habe ich?
- Welche Talente würde ich gerne ausbauen? Mit welchen Talenten können mich andere ergänzen? Was erwarten andere von mir?
- Worin bin ich meiner Einschätzung nach besonders gut?

Hier zählt einfach alles: tippen, kochen, sauber machen, Auto fahren, im Garten arbeiten, Leute organisieren, Buchhaltung, Webseiten gestalten, sich lautstark in der Nachbarschaft/Community einsetzen, Menschen zum Lachen bringen, dafür sorgen, dass sich Menschen wohlfühlen – nützlich sein ist oft gar nicht glamourös! Und was Menschen brauchen, ist oftmals gar nicht so kompliziert.

Freude und Erfüllung:

- Was macht mir so viel Freude, dass es sich gar nicht wie Arbeit anfühlt?
- Was von dem, was ich gerne machen würde, geht mir so leicht von der Hand, dass ich sofort damit anfangen könnte?
- Wenn ich im Sterben läge: Was von meinem Tun würde mich immer noch begeistern?

Dies könnte die Arbeit in einer Gruppe oder in einem Projekt sein, Zeit mit den Kindern, Kleider entwerfen und nähen oder Haushaltsgegenstände basteln, Dinge für einen guten Zweck verkaufen, ehrenamtlich in einer Schule oder in einem Kindergarten arbeiten, sonntags für Freunde kochen, reisen, Kunst machen, körperliche Aktivität wie tanzen oder surfen, Tiere aufziehen, eine Firma gründen … Was würde Ihnen Spaß machen?

Was die Welt braucht:

- Welche meiner Talente kann ich sinnvoll einbringen?

Welt und Gemeinschaft: Denken Sie an Dinge wie Rasse, Geschlechterfragen, ökonomische Gleichheit, Kampf gegen den Hunger, Bildung, Umweltaktivitäten, Zugang zu vernünftigen Wohnungen, Weiterbildung von Arbeitslosen, Zugang zu gesunder Ernährung, Weiterbildung im Landbau, gesundes Wasser, ein sicheres Radwegenetz, Unterkünfte für Obdachlose, Ratgeber schreiben, Menschen in ihren Beziehungen unterstützen, häusliche Gewalt, sichere Kinderspielplätze, den Kampf gegen Kriminalität beziehungsweise Programme, die Alternativen zur Gangmitgliedschaft anbieten, Religion und Gottesdienst.

Familie: Geld verdienen, um Essen zu beschaffen, Unterkunft und Kleidung, Zukunftssicherung, Pflege von Älteren, Kinderversorgung, Zubereitung von Mahlzeiten, Bildungspatenschaften für junge Leute, ein moralisches Vorbild sein.

Schritt 3: Die eigene Bestimmung erkennen

Nun nehmen Sie sich etwas Zeit und gehen Sie in Ruhe die Listen durch, die Sie angelegt haben. Können Sie sich Handlungsfelder vorstellen, in denen sich Ihre Talente und Qualitäten, kurz: das, was Sie erfüllt, mit dem deckt, was die Welt braucht? Es ist immer gut, einmal über den Tellerrand zu schauen und weiterzudenken. Ideen verwerfen können Sie später immer noch. Sehen Sie, wie kreativ Sie sein können. Vielleicht haben Sie Ideen zur beruflichen Arbeit, zu Ehrenämtern, für Familienarbeit, für die nächste große Party oder einfach dazu, wie Sie Ihren Freunden unter die Arme greifen können.

Hier ein Beispiel: Als ich diese Übung gemacht habe, gab es viele Möglichkeiten, die infrage kamen, doch was ich sofort erkannt habe, war, dass ich etwas Kreatives machen wollte, nichts am Schreibtisch, am liebsten etwas in einer Gruppe und mit Tanzen und Singen. Zu meinen Talenten gehört, Leute einzubinden und ihnen gut zuzuhören. In der Rubrik »Was mir Freude bereitet« stand: »gute Gespräche, mich um die Familie kümmern, kochen (und tanzen und singen)«. In der Rubrik »Bedürfnisse der Familie und der Gemeinschaft« stand: »Liturgie und Gottesdienst«. Das ist auch der Grund, warum ich bei uns zu Hause für das Begehen der religiösen Festtage zuständig bin. Das ist sozusagen meine geheime innere Mission.

Sie können die Übung so oft machen, wie Sie wollen, und so viele Ideen entwickeln, wie es nur geht. In den Worten der preisgekrönten Dichterin Mary Oliver: »Sag mir, was du vorhast mit deinem wilden, kostbaren einen Leben!?«[86] Die Möglichkeiten sind unerschöpflich.

Ich möchte indessen zugestehen, dass die Arbeit, mit der man sein Geld verdient, nicht immer unbedingt der eigenen Bestimmung entspricht. Ich werde sicherlich nicht für die Ausrichtung von Pessach bei mir zu Hause bezahlt. Aber Spaß beiseite, eine weltweite Gallup-Umfrage hat kürzlich ergeben, dass 87 Prozent der Menschen mit ihrer Arbeit unzufrieden sind. Das ist schlimm, gemessen an der Zeit, die wir mit der Arbeit beschäftigt sind. Geld verdienen, um sich und die Familie zu unterhalten, ist das eine, ganz gleich, um welche Arbeit es sich handelt. Berufstätigkeit muss keine Berufung sein, doch man sollte sich schon fragen, ob es nicht möglich ist, mehr davon im Arbeitsleben zu integrieren!

Zum Beispiel ist eine Freundin von mir Busfahrerin. Ihr ist sehr an der Sicherheit der Kinder, die sie fährt, gelegen und auch daran, ihnen eine Art Freundin zu sein. Busfahren kann schon ermüdend sein, aber die Sicherheit der Kinder ist wichtig, und das weiß sie. Sie ist stolz auf ihre Arbeit. Jedes Jahr begegnen ihr neue Kinder und dann sieht sie, wie sie wachsen und sich verändern. Sie ist Teil einer Gemeinschaft, die sich der Sicherheit der Kinder angenommen hat, und das bedeutet ihr viel.

Eine andere Freundin von mir ist Vicepresident Human Resources in einem Großkonzern. Die häufigen Reisen und die Trennung von den Kindern sind ein Problem und nicht alles an ihrem Job macht ihr Spaß. Zu ihren Talenten, die sie bei der Arbeit einsetzt, gehören strategisches Denken und hartes Verhandlungsgeschick. Sie hat immer eine große Befriedigung daraus gezogen, sich für Geschlechtergerechtigkeit und Rassengleichheit starkzumachen. Kürzlich hat sie maßgeblich in einer Gleichstellungskampagne ihrer Firma mitgewirkt, wonach in den nächsten vier Jahren die Geschlechter- und Rassenverteilung der USA sich auch im Personalbestand der Firma widerspiegeln soll. Ein ehrgeiziges und richtiges Ziel, was sich ganz stark mit ihren eigenen Vorstellungen von Sinn deckt. Hier etwas zu erreichen lohnt die Mühen der Arbeit, trotz vieler Herausforderungen und Überstunden.

Wir alle müssen einen Kompromiss finden zwischen den Erfordernissen der Erwerbsarbeit und dem, was uns mit Sinn erfüllt. Ich kann man mich noch daran erinnern, als ich in der Türkei, in Israel und in Ägypten gereist bin und mir auffiel, dass niemand eine Unterhaltung mit der Frage »Und was machen Sie so?« begann, wie es in den USA üblich ist. Erst einmal wird sich dort nach der Familie erkundigt – nach den geliebten Personen also. Natürlich ist die Arbeit wichtig, schließlich müssen die Rechnungen bezahlt werden. Aber der Fokus ruht auf der Familie, der Gemeinschaft, der Moschee oder Synagoge und erst dann auf der Arbeit. Mit anderen Worten ist die Erziehungs- und Liebesarbeit in der Familie, der Beitrag zum Wohl der Gemeinschaft, das, worin die meisten Menschen ihren Sinn finden. Sie erwarten ihn nicht in einer beruflichen Tätigkeit. Doch wie bei allem gibt es hier kein richtig und falsch, sondern nur den für Sie momentan richtigen Weg. Wichtig ist, dass Sie *überhaupt* einen Sinn finden.

Wenn Sie mehrere Ideen gesammelt haben, von denen Sie meinen, sie passten zu Ihnen, prüfen Sie jede mit der ersten Übung »Sich auf das eigene ›Ja‹ oder ›Nein‹ einstimmen« von Seite 36 f. Lassen Sie bei der Übung entweder ein »Ja« oder ein »Nein« in sich aufsteigen. Dann stellen Sie sich eine Ihrer neuen Möglichkeiten im Hinblick darauf vor, ob sie sinnstiftend sein kann. Wie fühlt sich diese Vorstellung in Ihrem Körper an? Sagt er »Ja«, »Nein« oder etwas dazwischen?

Was ich häufig bei dieser Übung erlebe, ist, dass ich, was die Idee betrifft, ein »Ja«-Gefühl habe, aber auch eine leichte Beklommenheit spüre! Doch das ist kein »Nein«, nur ein Zeichen: »Sei vorsichtig!« Wie man so sagt, liegen Angst und Lust dicht beieinander. Eine gewisse Beklommenheit ist bei neuen Dingen und Veränderungen völlig normal. Vielleicht sollten Sie auch das kameradschaftliche Element und genauere Planung in Ihre Überlegungen einfließen lassen, dann ist alles schon nicht mehr so schlimm! Allerdings erfordern Änderungen im Leben immer auch Mut. Wie mein Freund und Mentor Erzbischof Desmond Tutu, Gewinner des Friedensnobelpreises, zu sagen pflegt: »Mutig zu sein heißt nicht, dass man keine Angst hat. Mutig sein heißt handeln, obwohl man Angst hat.« Und Veränderungen einleiten kann ganz schön beängstigend sein. Angst zu haben ist aber nicht immer ein Grund, etwas zu lassen. Hören Sie auf Ihren Körper, Ihr Herz und auf gute Freunde, und machen Sie, wenn es sich richtig anfühlt, den Schritt.

Inspiriert auf dem Weg der Sinnsuche hat mich immer meine Freundin, die Ärztin Lissa Rankin. Sie schreibt dazu in ihrem Buch *The Anatomy of a Calling* (»Berufung«), dass sie, wenn sie selbst einen neuen Weg beschreitet, um Folgendes bittet: »Wenn es das ist, was ich tun soll, öffne mir die Tür. Wenn es das nicht ist, dann halte mich auf.« Ein »Ja« kann auch jemand sein, der Ihnen hilft, einen Raum für Ihre Veranstaltung zu finden oder eine unerwartete finanzielle Anschubfinanzierung. Wer religiös ist, wird als Erhörung seiner Gebete andere einfach als gutes Zeichen werten. Doch davon abgesehen: Wenn Sie auf der sinnhaften Spur unterwegs sind, haben Sie oft das Gefühl, vom Universum mehr als sonst unterstützt zu werden.

Doch vielleicht meinen Sie auch, ein Café als Ort der Begegnung betreiben zu wollen, und dann wird es im letzten Moment nichts mit der Location und die Bank gewährt keinen Kredit und dann bekommen Sie auch noch eine ganz üble Erkältung. Das dürfen Sie dann durchaus als »Nein« vonseiten des Universums interpretieren – Sie müssen dann nur noch herausbekommen, wem oder was genau dieses »Nein« gilt. Der Idee als solcher, dem Drumherum oder dem Zeitpunkt? Das heißt mit anderen Worten, dass Sie nicht gleich beim ersten Hindernis die Flinte ins Korn werfen sollten. Oftmals ist sinnvolles Tun mit großen Hindernissen verbunden. Achten Sie auch hier wieder auf Ihren Körpercode. Sie sind wie eine Stimmgabel für das Universum. Fühlen Sie sich durch die Hindernisse angesporn t und herausgefordert oder besiegt und ausgelaugt?

Wenn die Türen hartnäckig verschlossen bleiben, sollte man gut aufpassen. Meine Freundin, die Politaktivistin Nikki Sylvestri, sagt immer, wenn die Dinge nicht so laufen, wie sie sich das vorstellt, dass sie vom Universum »eins auf die Mütze« bekommt. Sie wissen bestimmt, was ich meine. Das ist wie bei Tessa im zweiten Kapitel, die die Nesselsucht bekam, als sie mit ihrem Freund zusammenziehen wollte. Ihr Körper schrie: »Tu's nicht. Falscher Typ!« Hören Sie zu, wenn Ihr Körper spricht. Und wenn Sie noch genauer hinhören, spricht auch das Universum. Als ich meinen Mann kennengelernt habe, habe ich geträumt, dass er für mich der Richtige ist. Ich nahm seine Hand und fühlte eine unglaubliche Freude. Und dann am Abend unserer ersten Verabredung waren alles meine sechs Mitbewohnerinnen unseres College-Hauses wie durch Zufall nicht zu Hause (was später nie wieder vorkam). Wir waren für uns und konnten bis spät in die Nacht über alles reden. Mein Körper und das Universum haben sich damals miteinander verschworen, um uns zusammenzubringen. Und wir sind immer noch glücklich zusammen.

Jahrelang habe ich mir die Frage des »Warum sind wir hier?« als Dreifaltigkeit vorgestellt: ein Drittel, um zu lernen und zu wachsen, ein Drittel, um anderen zu dienen und zu helfen, und ein Drittel, um zu feiern und uns zu erfreuen. Idealerweise sollte Ihre Berufung alles drei zulassen. Denn ich glaube tatsächlich, dass Spiel und Freude lebensspendend und unserem Dienst und dem Wachstum dienlich sind. Wenn wir bei unseren Entscheidungen auf unseren Körper hören, dann ist unser Tun und unser Dienst umso nachhaltiger. Wir verausgaben uns nicht so schnell und überziehen das Gesundheitskonto nicht. Wirkliche Berufung lässt Raum für die Verbundenheit mit anderen, für Liebe und Lachen, Bewegung, Schlaf und gutes Essen. Wollen wir nachhaltig handeln, müssen wir auch mit uns selbst nachhaltig umgehen. Und anders als in den Heldensagen müssen Sie Ihre Berufung nicht alleine meistern! Suchen Sie nach Gleichgesinnten und halten Sie bei Ihrer Arbeit in der Welt immer Kontakt zu Ihren Lieben. Hören Sie auf das, was Ihr Körper sagt, und beobachten Sie das Universum, das Sie umgibt. Aus Körper, Geist und Seele, für die gut gesorgt ist, wird sich der Sinn heraus entfalten.

Die Welt des Körpercodes

Vielen Dank dafür, dass Sie mich auf dieser Reise in die Welt des Körpercodes begleitet haben. Das Schreiben dieses Buches war mir ein Vergnügen, eine Lernerfahrung und heilsame Reise zugleich. Ich hoffe, dass es Sie inspiriert und begleitet hat. Auch hoffe ich, dass Sie immer wieder einmal darauf zurückgreifen – als Ratgeber und Kompagnon in Gesundheitsfragen. Gesundheit ist in sich dynamisch und prozesshaft. Was Ihnen gesundheitlich guttut, mag sich im Laufe des Lebens ändern.

Ich habe den folgenden Monatsplan zusammen mit meinen Patientinnen entwickelt, damit Ihnen die Umsetzung dessen, was wir im *Körpercode* besprochen haben, leichter fällt. Es handelt sich hier nur um eine Handreichung, nicht um eine in Stein gemeißelte Anweisung. Immer wieder ist auch Ihre Körperintelligenz gefragt, wenn es darum geht herauszufinden, was Ihr Körper braucht, um wieder gesund zu werden.

Ich hoffe, dass Sie mittlerweile einen (Lebens-)Weg eingeschlagen haben, der begleitet ist vom Wissen Ihres Körpers. In diesem Buch war es mir ein Anliegen, Ihnen Folgendes mitzugeben:

- Hören Sie auf die Weisheit Ihres Körpers und respektieren Sie sie – Empfindungen, Gefühle und Ihr Unterscheidungsvermögen. Dies ist ein fortdauernder Prozess. Letztendlich soll er Sie zur mehr Dankbarkeit, Liebe und Freude befähigen.
- Ihre Symptome sind dabei Schlüsselelemente. Es sind Katalysatoren auf dem Weg der Veränderung: weg von der chronischen Erschöpfung, hin zu mehr Lebendigkeit, Fülle und Ganzheitlichkeit.

- Nutzen Sie Ihr Unterscheidungsvermögen bei der Suche nach Menschen, Ärzten, Therapeuten und Heilpraktikern. Sie sollen sich gesund und ganz fühlen.
- Essen Sie lebendige, nährstoffreiche Lebensmittel, die Ihren Körper mit allem Nötigen versorgen.
- Schlafen Sie tief und erholsam.
- Ihr Körper braucht Bewegung, Spiel und Spaß, um gesund, stark und widerstandsfähig zu sein.
- Suchen Sie sich gute Freunde und Gemeinschaften, die das Beste in Ihnen zur Geltung bringen.
- Folgen Sie Ihrer Berufung und Ihren ganz eigenen Talenten hier auf der Erde – wir brauchen Sie.

All diese Aspekte sind wichtig für unsere Genesung, aber ihnen kommt noch eine weitere Bedeutung zu. Sie gelten auch für unsere Familien, Gemeinschaften und für die Welt. Ich für meinen Teil sehe meinen Sinn darin, Ihnen und anderen Frauen zu helfen, wieder gesund zu werden und dass Sie auf Ihre Weise Freude und Liebe erfahren sowie einen Beitrag in der Welt leisten. In den Jahren, in denen ich Frauen in Lebenskrisen beigestanden habe, ist mir aufgefallen, dass, wenn diese auf ihren Körper gehört haben, wirklich besondere Dinge geschehen sind. In kreativer und ganz eigener Weise haben die Frauen ihr Körperpotenzial genutzt, um ganz Besonderes in ihren Gemeinschaften und in der Welt entstehen zu lassen. Wenn wir Frauen uns von chronischer Erschöpfung erholen und uns an die fünf Prinzipien der Gesundheit halten, dann können wir selbst Heilungs- und Erneuerungsprozesse in der Welt bewirken.

Wir stehen an einem Wendepunkt in der Geschichte unseres Planeten und der menschlichen Gemeinschaft. Es gibt durchaus Zeichen des Optimismus: neue Kooperation, Kreativität, Kommunikation und menschliches Potenzial, die allesamt inspirieren. Das Internet, mobile Vernetzung und eine Generation von jungen Menschen haben so viele Möglichkeiten einer globalen Teilhabe und Kooperation begründet wie nie zuvor. Mich begeistert und inspiriert diese so kreative Generation, die im Moment heranwächst. Sie sind toleranter, heterogener und stärker an Freundschaft und Gemeinschaft interessiert als alle Generationen vor ihnen. In nie da gewesenem Ausmaß haben Frauen Zugang zu Regierungsämtern, Führungspositionen und Bildung. Hinzu kommen die neuen Möglichkeiten des Crowdsourcings für Probleme von Weltgeltung. Das ist aufregend und macht Mut.

Zur gleichen Zeit stehen wir vor großen Herausforderungen, die unsere ganze Existenz bedrohen. In den meisten entwickelten Ländern sinkt die Lebenserwartung durch Zivilisationskrankheiten allmählich wieder ab. Dazu kommt die Rodung von Urwäldern, die Vernichtung von eingeborenen Völkern, die Zerstörung von unberührten Habitaten und das Zunichtemachen archaischer Wissensbestände, was unser Überleben auf der Erde zu gefährden droht. Der Klimawandel stellt für alle eine Bedrohung dar, besonders aber für die Schwächsten und natürlich für Tiere und Pflanzen.

Bald schon wird Trinkwasser zu einer knappen Ressource und die Schere zwischen Arm und Reich klafft auseinander. Hunger und Obdachlosigkeit nehmen zu, Ungleichheit gefährdet unsere Demokratien. Obwohl die Sklaverei überall auf der Welt verboten ist, haben ökonomische Umstände dazu geführt, dass noch nie so viele Menschen wie heute versklavt sind. Weil wir gierig sind und uns nicht besser zu helfen wissen, rotten wir weiterhin Pflanzen und Tiere aus, weil wir noch gar nicht voll verstanden haben, dass sie für unser Überleben in vielfacher Hinsicht notwendig sind. Krieg und Terror haben große Flüchtlingsgruppen geschaffen, in der eine ganze Generation in Unsicherheit und Angst heranwächst. Auch bleiben Frauen an vielen Orten der Welt Bürgerinnen zweiter Klasse, ohne Bildung, Besitzrechte, Religionsfreiheit und noch nicht einmal mit dem Recht auf körperliche Selbstbestimmung.

Ich glaube fest daran, dass Frauen – mit ihrer Fähigkeit zu Mitgefühl und der Verbundenheit zu Körper und Erde – die nächste Etappe des globalen Wandels vorantreiben werden. Wir werden gebraucht. Jede Einzelne von uns wird bei der Wandlung unserer

Welt gebraucht. Doch dieser Wandel wird sich nicht durch vereinzelte Frauen mit Einfluss vollziehen, sondern nur indem wir alle zusammen als globale Gemeinschaft der Frauen unsere Klugheit und Stärke in die Waagschale werfen und für das eintreten, was wirklich zählt. Dass wir alle zu einer Menschheit gehören, dass jedes Kind, das das Licht der Welt erblickt, das Recht hat auf Nahrung, Schlaf, Bewegung, Liebe und Lebenssinn. Dass wir alle ein wichtiges Mitglied der Familie von nunmehr sieben Milliarden Menschen sind. Dass wir alle ein Recht haben auf Gesundheit und Ganzheit.

Auch Sie haben ein Leben in Gesundheit, Liebe, Leidenschaft und voller Sinn verdient. Wenn Sie sich selbst heilen, heilen Sie gleichzeitig auch ein Stück verwundete Erde. Und wenn Sie das einzigartige Wesen, das Sie sind, annehmen, dann können das andere in Ihrer Umgebung auch. Indem Sie sich auf die Weisheit des Körpers einlassen, lassen Sie sich auf das Wesen der Erde ein. Wenn Sie sich für gesunde Nahrung entscheiden, lokale Produkte aus ökologischer Landwirtschaft etwa, dann tragen Sie zum Wohl des Bodens bei, zum Wohl der Bienen und ihrer Arbeit des Bestäubens, zum Wohl der Tiere, die sich von Insekten ernähren …

Die Ältesten aller Stammeskulturen wissen nur allzu gut, dass wir Menschen eng mit der Erde verbunden sind. Dass wir selbst ein Teil der Erde sind. Wir können unser Mikrobiom, die guten Bakterien in unserem Darm, nicht vom Mikrobiom des Bodens trennen – sie sind miteinander verbunden. Genauso wenig können wir die Gesundheit unserer Atemwege von sauberer Luft trennen. Oder den erholsamen Nachtschlaf von der Lichtverschmutzung hinter dem Schlafzimmerfenster.

Wir selbst, aber auch der Planet sind beides zugleich: zerbrechlich und stark. Von Ihrem jeweils besonderen Platz auf der Erde aus können Sie ein Leben führen, das Ihrem Körper gerecht wird, Ihre Berufung zum Ausdruck bringt.

Danke, dass Sie mich auf dem Weg des Körpercodes begleitet haben. Gesegnet sollen Sie sein auf Ihrem ganz eigenen, besonderen Weg der Heilung.

28 Tage mit dem Körpercode – der Plan

Mithilfe eines 28-Tage-Plans wollen wir nun die Grundsätze eines körpergerechteren Verhaltens in vier Wochen umsetzen. Dabei dienen uns sowohl die neuesten wissenschaftlichen Erkenntnisse als Grundlage wie auch der feste Glaube, dass auch Sie den Körpercode entziffern und zu spüren in der Lage sind, was Ihr Körper im Alltag wirklich braucht. Pro Woche widmen wir uns immer einem gesundheitlichen Aspekt: dem Essen, dem Schlaf, der Bewegung sowie der Liebe und der Sinnerfüllung, wobei wir uns ganz allmählich auf den Körpercode einlassen und dabei Schritt für Schritt gewisse Verhaltensänderungen vornehmen.

Bitte schauen Sie sich noch einmal Ihre Testergebnisse in den Kapiteln 3 bis 7 an und tragen Sie sie hier ein.

Kapitel 3 Test Erschöpfung: __________
Kapitel 4 Test chronische Schmerzen: __________
Kapitel 5 Test Libidoverlust: __________
Kapitel 6 Test Depression: __________
Test Ängste: __________
Kapitel 7 Test Allergien und Autoimmunerkrankungen: _____

Machen Sie sich startklar

Weil Sie im Zuge der Umstellung gewisse lieb gewonnene Nahrungsmittel weglassen werden, dazu womöglich auch Kaffee und Alkohol, sollten Sie sich für den Monat im Zeichen des Körpercodes einen geeigneten Zeitpunkt suchen. Der Verzicht auf Nahrungsmittel, die gesundheitsschädlich, entzündlich oder allergen wirken, kann sich stark auf Ihre Befindlichkeit auswirken. Stellen Sie sich vor, das Essen sei Ihre Medizin, wobei jeder Nahrungsbestandteil seine ganz eigenen Signale an Ihren Körper sendet. Eine einzige Fast-Food-Mahlzeit meldet Ihrem Körper, Entzündungsbotenstoffe auszuschütten, Schmerzen zu verstärken, Cholesterinspiegel und Blutdruck zu erhöhen und möglicherweise eine depressive Verstimmung zu verstärken. Deshalb sollten Sie über die Ernährung gegenteilige Signale vermitteln, nämlich die von Gesundheit, Lebendigkeit und Glück. Zu diesem Zweck geht es nun um die Vorbereitung der Küche! Schauen Sie schon einmal auf die Empfehlungen der ersten Woche, damit Sie in Ruhe all das entsorgen können, für das Sie während des Monats, in dem Sie den 28-Tage-Plan umsetzen, keine Verwendung mehr haben. Womöglich bevorraten Sie sich auch mit all den notwendigen Nahrungs- und Ergänzungsmitteln, die Sie brauchen werden. Rat und weitere Anregungen finden Sie auf der Einkaufsliste ab Seite 326. Suchen Sie sich all das aus, was Sie in irgendeiner Weise anspricht. Auch sollten Sie schon einmal einen Blick auf den Abschnitt »Kaffee, Tee und Alkohol« auf Seite 331 werfen, damit Sie Ihren Verzehr entsprechend planen und sich gegebenenfalls einmal von Ihrer derzeitigen Koffeinzufuhr entwöhnen, falls das nötig sein sollte.

Was Sie jeden Tag tun sollten

An jedem Morgen des 28-Tage-Plans nehmen Sie sich ein paar Minuten Zeit für den körperbewussten Check-in. Entweder setzen Sie sich dazu bequem in einen Sessel oder Sie bleiben nach dem Wachwerden einfach noch im Bett, um den Körper-Scan zu machen. Die Übungen in Kapitel 2 sind Ihnen dabei behilflich:

Übung 3: Körperwahrnehmung (Seite 67 ff.)
Übung 4: Die Qualität körperlicher Empfindungen (Seite 69 ff.)
Übung 5: Körpergefühle (Seite 74 ff.)

Welcher Körperteil braucht heute Ihre Aufmerksamkeit ganz besonders? Sind Sie voller Energie erwacht oder besonders erschöpft? Haben Sie Ängste oder sind Sie gestresst? Wie können Sie den Tag mit dem Vorsatz beginnen, heute im Zuge des allgemeinen Trubels auf sich achtzugeben?

Während der ersten Woche werden Sie den gesunden Ernährungsplan erkunden, der ganz auf Ihre körperlichen Bedürfnisse abgestimmt ist und Sie recht schnell gesünder und vitaler werden lässt. In der zweiten Woche machen Sie mit dem Ernährungsprogramm weiter, aber konzentrieren sich nun darauf, wie Sie erholsamen Schlaf bekommen. In der dritten Woche stellen Sie sich Ihr Bewegungs- und Sportprogramm zusammen. Dann fahren Sie mit dem Essen, dem Schlafen und dem Sportprogramm fort, kümmern sich aber in der vierten Woche vor allem um die Aspekte Liebe, Gemeinschaft und Lebenssinn.

Das größte Hindernis meiner Patienten bei der Umsetzung der Wochenpläne ist die Vorstellung, dass sie alles perfekt machen müssten und nicht auch mal abweichen dürfen. Doch am allerwichtigsten bei unserer Unternehmung ist, dass Sie auf *Ihre* körpereigene Intelligenz hören. Das bedeutet, dass, wenn ich Nüsse und Avocados vorschlage, diese Ihnen aber nicht bekommen, Sie sie auch nicht essen! Genauso beim Sport: Wenn Sie sich ein straffes Übungsprogramm vorgenommen haben, aber plötzlich eine starke Erkältung bekommen, dann ruhen Sie sich lieber aus. Während dieser 28 Tage gibt Ihr Körper die Richtung vor.

Die zweitgrößte Hürde meiner Patienten ist das Gefühl, es ganz oder gar nicht machen zu müssen. Meiner Erfahrung nach sind zwar alle Aspekte des Monatsplans wichtig und jeder hat etwas Wertvolles zu bieten. Doch Sie können genauso gut auch nur ein oder zwei Wochenabschnitte absolvieren, den Plan verlängern oder ihn langsamer gestalten. Auch können Sie entscheiden, dass für einen bestimmten Abschnitt die Zeit nicht reif ist und Sie sich einfach auf die anderen konzentrieren. Mit anderen Worten: Es gibt hier kein richtig oder falsch, sondern nur den Weg, der für Sie gerade passt.

Und schließlich: Auch wenn wir noch so gute Absichten haben, scheitern wir doch ab und zu, was unsere Erwartungen betrifft. Vielleicht möchten Sie unbedingt Zucker reduzieren, haben aber im Eifer des Gefechts bei der Arbeit dann doch in die Süßigkeitenschale gegriffen. Nehmen Sie es leicht und seien Sie nicht zu streng mit sich. Wir sind dabei zu lernen. Sich selbst gegenüber geduldig und liebevoll zu sein ist in unserem Fall ganz, ganz wichtig.

Einfach essen mit dem Körpercode

- Essen Sie so oft wie möglich Nahrungsmittel, die ohne Pestizid-, Hormon- oder Antibiotikaverwendung produziert wurden.
  - Vermeiden Sie Milchprodukte und Fleisch, die nicht aus biologischem Anbau stammen, weil sich darin Pestizide, Hormone und Antibiotikarückstände befinden können.
  - Essen Sie nach Möglichkeit Bioprodukte oder vermeiden Sie zumindest Gemüse und Obst mit Spitzenbelastungen an Pestiziden (siehe die Tabelle auf Seite 226).
- Essen Sie fünf bis zehn Portionen Obst und Gemüse am Tag, vor allem grünes, rotes und orangefarbenes. Von grünem Gemüse können Sie überhaupt nicht zu viel bekommen! Schlagen Sie bei Blattgemüse richtig zu! Eine Portion Gemüse entspricht einer kleinen Handvoll gekochten beziehungsweise einer größeren Handvoll rohen Gemüses oder geschnittenen Obstes. Eine Portion Obst entspricht einem mittelgroßen Apfel, einer Birne, einer Orange oder 15 Weintrauben.
- Essen Sie zu jeder Mahlzeit Eiweiß.
  - Zu ein bis zwei Mahlzeiten essen Sie Proteine pflanzlicher Herkunft: aus Bohnen, Hülsenfrüchten, Nüssen oder Samen. Das können sein: Nussbutter auf Vollkornbrot, Hummus mit Gemüsestreifen oder Crackern, Linsensuppe oder Sojaprotein wie Tofu, Tempeh oder Edamame. (Achten Sie auf Bioherstellung und eine nicht gentechnisch modifizierte Ware.)

- Essen Sie Kaltwasserfisch (aus nachhaltiger Bewirtschaftung/Zucht) mit geringem Quecksilbergehalt (siehe die Tabelle auf Seite 234) sowie wenig mageres Biofleisch, möglichst Hühnchen oder Pute. Ein- bis zweimal in der Woche darf es auch Rindfleisch aus Weidehaltung oder Bioschwein sein.
- Bioeier können Sie täglich essen, sofern Ihr Cholesterinwert in Ordnung ist, sonst müssen Sie sich auf zwei Eigelbe pro Woche beschränken.
- Wenn Sie Milchprodukte vertragen, essen Sie solche in Bioqualität. Joghurt und Kefir enthalten gesunde Probiotika. Hartkäse wie Parmesan, Pecorino oder Ziegenkäse (hoher Eiweiß-, niedriger Laktosegehalt) sind ein toller Bestandteil einer gesunden Diät [aufgrund der enthaltenen wichtigen Aminosäure Glutamin, Anm. d. Übers.]. Im Allgemeinen ist ein hoher Käse-, Sahne- oder Butterkonsum nicht so gut, weil sie viel Cholesterin enthalten und entzündlich wirken.

- Nehmen Sie gesunde Fette zu sich, etwa Oliven und Olivenöl, Nüsse und Samen oder Avocados. Kokosöl zum Braten oder Kokosmilch zum Kochen sollten Sie sparsam verwenden. Es sind zwar gesunde Fette, doch auch sehr kalorienreich. Die Menge ist deshalb entscheidend, vor allem in dem Fall, dass Sie abnehmen möchten.
- Essen Sie Vollkorngetreide, sofern Sie es vertragen. Vollkorngetreide befindet sich in echtem Weizen- oder Roggenvollkornbrot (auf der Zutatenliste sollte kein anderes Mehl ohne den Zusatz »Vollkorn« auftauchen). Sauerteigbrot ist sogar noch besser, weil es sehr bekömmlich ist. Haferflocken und Hafermehl, Gerste, Hirse, Bulgur und Vollkornreis kommen ebenfalls infrage. Versuchen Sie auch mal die Pseudogetreide Quinoa, Amaranth und Buchweizen. Ich würde Getreide auf zwei Portionen am Tag beschränken. Wollen Sie Gluten reduzieren, schauen Sie auf den Abschnitt »Glutenfreies Getreide« in der Einkaufsliste.
- Setzen Sie natürliche Süßungsmittel (sparsam) ein: Honig, Zuckerrübenkraut, Ahornsirup, Agavendicksaft oder Datteln. Vermeiden Sie raffinierten Haushaltszucker.
- Trinken Sie vor allem Wasser. Sie können auch Gemüsesaft mit Wasser »verlängern«; bei Fruchtsäften sollten Sie sich zurückhalten, da sie viel Zucker enthalten. Kräutertees sind auch wunderbar. Haben Sie weder Diabetes noch dessen Vorstufe, sind leicht gesüßte probiotische Getränke wie Kefir, Kombucha oder Jun, [ein fermentiertes Getränk, ähnlich wie Kombucha,

das aber auf der Basis von grünem Tee und Honig hergestellt wird, Anm. d. Red.] lecker und gesund. Achtung: Sie sind geschmacklich etwas speziell und vielleicht nichts für jedermann. Sollten Sie auf Koffein verzichten wollten, sollten Sie bei Kombucha immer auch darauf achten, dass es keinen (schwarzen) Tee enthält.

Woche 1

In dieser Woche werden Sie sich auf das Essen konzentrieren, und wie immer sollen Sie dabei nach Ihrem eigenen körpergerechten Plan vorgehen. Ich gebe allgemeine Empfehlungen, und sofern Sie schon *wissen*, dass Sie auf ein bestimmtes Nahrungsmittel empfindlich reagieren, rate ich Ihnen auf jeden Fall, die Finger davon zu lassen! Das letzte Wort hat hier Ihr Körper! Der Abschnitt »Einfach essen mit dem Körpercode« soll Ihnen als Richtschnur dienen. Darüber hinaus empfehle ich Ihnen, vor Beginn Ihrer Nahrungsumstellung nach Möglichkeit die Nahrungsmittel, die in den Abschnitten »Gänzlich vermeiden« und »Einschränken« gelistet sind, (siehe unten) aus Vorratsschränken und Kühlschrank zu entfernen. Haben Familienmitglieder oder Mitbewohner Einwände, verpacken Sie diese Dinge in einer Extrabox und verstauen Sie diese außerhalb Ihres Sichtfelds. Auf diese Weise führen Sie sich während Ihrer Ernährungsumstellung nicht unnötig in Versuchung!

Kaufen Sie beim nächsten Mal mit dieser Handreichung im Hinterkopf ein, damit Sie gleich mit vielen leckeren Dingen loslegen können, die zudem auch noch gesund sind. Machen Sie am besten einen Einkaufszettel, besonders wenn Sie vorhaben, Ihre Ernährungsgewohnheiten zu ändern. Und denken Sie an frische Produkte, die man typischerweise an den Regalen an den »Rändern«, also den Wänden des Supermarktes, findet. Das Einzige, was Sie tiefgefroren kaufen können, sind Obst und Gemüse. Vermeiden Sie alles Abgepackte im Zentrum des Supermarkts. Auch sollten Sie sich angewöhnen, die Zutatenlisten auf allem Abgepackten und allen Dosen zu lesen.

Es stimmt, dass gesundes Bioessen oft teurer ist als konventionelles. Doch ich würde sagen, dass es, sofern Sie es sich leisten können, die Ausgabe gesundheitlich wert ist. Tatsächlich bin ich selbst ein echter Sparfuchs, weil ich nur so eine fünfköpfige Familie über Jahre ernähren konnte. Bohnen und Eintöpfe zu Hause kochen ist günstig und macht satt. Teure Biofleischproteine durch Pflanzenproteine (Bohnen und Nüsse) zu ersetzen hilft auch beim Kostensparen. In Hofläden oder auf Biomärkten können Sie womöglich auch Schnäppchen bei nicht so schönen Stücken oder nicht ganz makellosem Gemüse machen. Viele Freunde von mir kaufen ein Viertelrind aus Weidehaltung und frieren die Stücke ein. Sehr frischen Fisch bekommen Sie günstig im Großhandel. Erkundigen Sie sich bei Hofläden nach den Lieferkonditionen und möglichen Sammelbestellrabatten. Sollten Sie eine glückliche Gartenbesitzerin sein, können Sie je nach Klima viele Obst- und Gemüsesorten anbauen. Nur meinem Garten hatte ich es zu verdanken, dass ich die beiden Zwillinge mit Biotomaten füttern konnte, als sie noch klein waren, aber es war die Mühe wert. Ich schickte sie immer hinter den Zaun, wo sie Cherrytomaten naschen durften, die sie selbst heute noch wie Süßigkeiten essen.

Lesen Sie den Abschnitt »Einfach essen mit dem Körpercode« weiter oben durch und überlegen Sie sich dann, was Sie an Zusätzlichem, etwa bedingt durch Ihre Testergebnisse, brauchen. Ideal ist ein Eiweißbaustein zu jeder (Zwischen-)Mahlzeit, um Energieniveau und Blutzucker konstant zu halten. Bohnen, Nüsse, Käse oder gesundes Fleisch sind ebenfalls in Ordnung. Die meisten von uns brauchen mindestens drei Mahlzeiten am Tag, und davon ist die wichtigste im Hinblick auf Energie (und auf einen möglichen Abnehmwunsch) das Frühstück. Es muss nichts Ausgefallenes sein (ein wenig Joghurt, ein Smoothie oder ein Toast mit Erdnussbutter oder Mandelmus), aber etwas essen sollten Sie schon. Auch wenn es hier nicht ums Abnehmen im engeren

Sinne geht, sollten Sie Ihre Kalorien vor allem zum Frühstück und zum Mittagessen einnehmen. Vermeiden Sie eine große Mahlzeit vor dem Zubettgehen. Das ist auf jeden Fall sinnvoll. Auch geht es vielen von uns besser, wenn wir alle zwei bis drei Stunden etwas essen. Wenn Sie also schon wissen, dass Sie auch zwischen den Mahlzeiten naschanfällig sind, sollten Sie einmal am Vormittag und einmal am Nachmittag eine gesunde Zwischenmahlzeit einnehmen. Das können sein: eine Handvoll Nüsse oder ein Apfel, Karotten und Hummus oder Cracker und Käse.

Nahrungsmittel, die Sie gänzlich vermeiden oder zumindest einschränken sollten

Gänzlich vermeiden

- Fast Food (Essen aus Schnellrestaurants)
- Frittiertes
- Limonade und Süßigkeiten (mit Ausnahme von ein bis zwei Riegeln dunkler Schokolade)
- Hydrierte oder teilweise hydrierte Fette ([teilweise] gehärtete Fette); diese finden sich häufig in Margarine, Crackern, Chips, abgepacktem Kuchen oder abgepackten Snacks
- High-Fructose-Maissirup (in vielen Limonaden, Marmeladen und Fertignachtischen)
- Künstliche Süßungsmittel (Saccharin, Aspartam und Sucralose)
- Verarbeitete Nahrungsmittel, dazu gehören Fertiggerichte mit Aromen, Farbstoffen, Konservierungsstoffen, Salz und Zucker. Das können zum Beispiel sein: Tiefkühlgerichte und Snacks, das meiste Convenience Food und Nahrungsmittel, deren Inhaltsstoffe man nicht ohne Weiteres erkennt

Einschränken

- Raffinierten Zucker aus Rüben, Getreide oder Zuckerrohr (taucht in den Zutatenlisten auf als Sucrose, Glukose, Maltose, Dextrose, Laktose oder Fruktose auf) und konzentrierte Süßungsmittel (Reissirup, Ahornsirup, Zuckerrübenkraut) – nicht mehr als ein bis zwei Teelöffel am Tag beziehungsweise ganz vermeiden, wenn Sie abnehmen wollen oder eine Diabetesvorstufe oder Diabetes haben

- Kartoffeln, geschälten Reis, Weißmehl nicht mehr als einmal die Woche beziehungsweise ganz vermeiden, wenn Sie abnehmen wollen oder eine Diabetesvorstufe oder Diabetes haben – Sie sollten vielleicht einmal die natürlichen zuckerfreien Süßungsmittel ausprobieren, die in Kapitel 8 vorgestellt wurden

Einfach Essen nach dem Körpercode funktioniert so, dass Sie bezüglich des Was, Wie viel und Wann auf Ihre Körperintelligenz hören. Auf diese Weise lernen Sie am besten, gut für sich zu sorgen. Beachten Sie, dass manche von uns einen langsameren Stoffwechsel haben als andere und deshalb mit den Portionsgrößen aufpassen müssen. Wenn Sie zu den Frauen gehören, die einen Kopenhagener nur ansehen brauchen und schon ein Pfund mehr wiegen, sollten Sie, was den Verzehr von Getreide, Süßungsmittel und Fett angeht, Vorsicht walten lassen.

Einkaufsliste

Frisches Gemüse

Grüne Gemüse

- Artischocken
- Asia-Gemüse
- Blattgemüse
- Blumenkohl
- Bohnen, grüne
- Brokkoli
- Erbsen
- Grünkohl
- Gurken
- Kopfsalat
- Okraschoten
- Rosenkohl
- Sellerie
- Senfsaaten
- Spargel
- Spinat
- Weißkohl
- Zucchini und Minikürbisse
- Zuckerschoten

Orangefarbene und rote Gemüse

- Karotten
- Rhabarber
- Rotkohl
- Rote Bete
- Süßkartoffeln
- Winterkürbisse (wie Butternut, Hokkaido)

Braune und weiße Gemüse

- Champignons
- Jicama (Yambohne)
- Kohlrabi
- Pastinaken
- Radieschen
- Rettich
- Rübchen
- Schwarzwurzeln
- Spargel

Nachtschattengewächse (Vorsicht bei Arthritis!)

- Auberginen
- Gojibeeren
- Paprika
- Paprikaschoten
- Tomaten (eigentlich eine Frucht!)
- Kartoffeln (sparsam verwenden, da hoher glykämischer Index)

Würzkräuter und Gemüse mit würzenden Eigenschaften

- Basilikum
- Fenchel
- Frühlingszwiebeln
- Ingwer
- Knoblauch
- Kräuter
- Koriander
- Minze
- Oregano
- Petersilie
- Rosmarin
- Salbei
- Thaibasilikum
- Thymian
- Zwiebeln

Stärkehaltige Gemüse (sparsam verwenden)

- Kartoffeln
- Kochbanane (eigentlich eine Frucht!)
- Mais
- Taro

Milchprodukte und Milchersatz

- Fettarme Milch (bio)
- Hüttenkäse
- Joghurt
- Kefir
- Vollmilch (bio, wenn Ihr Cholesterinwert in Ordnung ist)

Ersatzmilch

- Cashewdrink
- Haferdrink
- Hanfdrink
- Haselnussdrink
- Kokosdrink
- Mandeldrink
- Reisdrink
- Sojadrink

Früchte

- Apfel
- Aprikosen
- Bananen
- Beeren (Açai, Blaubeeren, Brombeeren, Erdbeeren, Gojibeeren, Himbeeren, Johannisbeeren)
- Birnen
- Feigen
- Granatapfel
- Kirschen
- Kiwi
- Melonen (Cantaloupe, Galia, Wassermelone)
- Nektarinen
- Pfirsiche
- Pflaumen
- Weintrauben
- Zitrusfrüchte (Grapefruit, Limonen, Mandarinen, Orangen, Pomelos, Zitronen)

Tropische Früchte

- Ananas
- Banane
- Guave
- Mango
- Papaya
- Passionsfrucht
- Sternfrucht

Früchte mit gesunden Fetten

- Avocados
- Kokosnuss
- Oliven

Pflanzenöle

- Maiskeimöl (kalt gepresst)
- Kokosöl
- Olivenöl
- Sesamöl (als Würzmittel)

Nuss- und Kernöle (nur für die kalte Küche)

- Kernöl
- Mandelöl
- Walnussöl

Omega-3-Öle (nur für die kalte Küche)

- Hanföl
- Leinöl

Gewürze (gesund und lecker – auch zum Backen)

- Cayennepfeffer
- Fenchelsamen
- Ingwer
- Kardamom
- Knoblauch
- Kreuzkümmel (Cumin)
- Kurkuma
- Lorbeer
- Muskat
- Nelken
- Oregano
- Pfeffer (schwarz)
- Safran
- Salbei
- Thymian
- Zimt

Klassische Gewürzmischungen

- Chilipulver
- Chinesisches Fünfgewürz
- Currypulver
- Garam Masala
- Kräuter der Provence
- Kräuter für Frankfurter Grüne Soße
- Ras el Hanout
- Zatar

Essige

- Apfelessig
- Balsamessig (dunkel oder weiß)
- Haushaltsessig
- Malzessig
- Reisessig
- Weinessig

Abgepackte Lebensmittel und Dosennahrung

- Algen(snacks)
- Bohnen und andere Hülsenfrüchte
- Fruchtmus (statt Marmelade)
- Gemüse, eingelegt
- Kokosmilch
- Nussbutter (Erdnuss, Cashew, Mandeln etc.)
- Suppen/Suppenfonds
- Tomaten
- Tomatenmark
- Weiße Bohnen in Soße

Getreide

- Bulgur
- Gerste
- Hafer
- Vollkornbrot
- Vollkorncracker
- Vollkornüsli oder Vollkornfrühstücksbrei
- Vollkornpasta

Glutenfreies Getreide

- Amaranth
- Buchweizen
- glutenfreies Brot oder Cracker
- Hafer
- Hirse
- Kokosmehl
- Kartoffelmehl
- Maismehl
- Polenta
- Vollkornreis

Pflanzenproteine und Dips

- Brotaufstriche, pflanzliche
- Edamame
- Hefepasten
- Hummus
- Miso
- Muhammara (syrische Paprika-Walnuss-Paste)
- Seitan
- Tempeh
- Tofu (verschiedene Sorten)

Aus der Gefriertruhe

- Gemüse
- Obst

Gesunde abgepackte Nahrungsmittel, die den Körpercode-Kriterien entsprechen (Achten Sie auf das Kleingedruckte …)

Süßigkeiten

- Dunkle Schokolade (bio)
- Eiscreme auf Kokosbasis, mit Agavendicksaft gesüßt
- Glutenfreies Vollkorngebäck, natürlich gesüßt (in kleinerer Menge)
- Puddings aus Avocado oder Seidentofu mit Rohkakao
- Schokolade, zuckerfrei und mit Stevia und/oder Erythritol gesüßt
- Vollkorngebäck, natürlich gesüßt (in kleinerer Menge)

Gewürzsoßen

- Chilisoße
- Fischsoße (Thailand, Vietnam)
- Ketchup (mit Agavendicksaft gesüßt, wenn möglich)
- Reiswein
- Senf
- Sojasoße

Grundnahrungsmittel

- Bohnen (schwarze Bohnen, Mungbohnen, weiße Bohnen, Sojabohnen)
- Getreide
- Kichererbsen
- Mandelmehl
- Mandeln
- Nüsse (Cashewkerne, Erdnüsse, Haselnüsse, Macadamiakerne, Paranüsse, Pecannüsse, Pinienkerne, Pistazien, Walnüsse)
- Rohkakaopulver (Schokolade)
- Trockenfrüchte
- Vollkornmehl
- Vollkornbackmischungen

Fleisch, Fisch und Eier

- Eier (bio)
- Dosenfisch (z. B. Hering, kein Thunfisch)
- Frischer Fisch (aus nachhaltiger Bewirtschaftung mit niedrigem Quecksilbergehalt [siehe Kapitel 10])
- Hähnchen oder Pute (bio)
- Rindfleisch (bio, möglichst grasgefüttert, in Maßen)
- Schweinefleisch (bio, in Maßen)
- Wild (in Maßen)
- Wurstwaren (bio, in Maßen)

Getränke

- Kaffee
- Kefir auf Kokosmilchbasis
- Kräutertees
- Matetee
- Mineralwasser
- Tee (darunter mit jeweils zunehmendem Teeingehalt: Schwarztee, Oolong, Grüntee und Matcha, weißer Tee)

Kaffee, Tee und Alkohol

- Kaffee, Tee oder Matetee sind an sich nicht ungesund, sofern Sie nicht mehr als 500 Milliliter Kaffee oder einen Liter schwarzen Tee am Tag trinken. Haben Sie jedoch Probleme mit Ängsten oder Schlaflosigkeit, sollten Sie von beidem ganz die Finger lassen. Entkoffeinierter Kaffee könnte eine Option sein, wenn Sie Kaffee lieben, aber das Koffein reduzieren wollen. In unserem Fall würde ich Ihnen 250 Milliliter normalen Kaffee beziehungsweise 500 Milliliter schwarzen beziehungsweise maximal einen Liter grünen Tee empfehlen. [Bitte beachten: Der Gehalt an Koffein in (grünem) Tee schwankt stark je nach Sorte und Art der Zubereitung und kann durchaus vergleichbar mit Kaffee sein, Anm. d. Red.] Je nach Ihrer Empfindlichkeit sollten Sie nach 14 Uhr kein Koffein zu sich nehmen.
- Grüner und weißer Tee sind ideale Getränke, sofern Sie nicht sehr koffeinempfindlich sind oder deutlich unter Nebennierenschwäche leiden (vgl. Kapitel 3). Beide Tees haben entzündungshemmende Eigenschaften und eine krebshemmende Wirkung. Grüner Tee kurbelt auch den Stoffwechsel an und begünstigt die Gewichtsabnahme. Auch er sollte bis maximal 14 Uhr konsumiert werden.
- Es wäre toll, wenn Sie Alkohol während des 28-Tage-Plans ganz weglassen würden. Alkohol enthält viel Zucker, beansprucht die Leber und stört das Schlafmuster. Sollte die Alkoholfrage Sie davon abhalten, das Monatsprogramm überhaupt mitzumachen, und stellt Alkohol für Sie kein Suchtmittel dar, können Sie Alkohol trinken, und zwar maximal 400 Milliliter Bier, 200 Milliliter Wein oder 35 Milliliter eines harten Getränks – dreimal pro Woche.

Besondere diätische Maßnahmen

Die vorangegangenen Leitlinien bilden das Grundgerüst einer am Körpercode orientierten Ernährung. Auf dem Weg zu mehr Gesundheit und Wohlbefinden möchten Sie aber vielleicht je nach Ihren Bedürfnissen und Zielen noch eigene Anpassungen vornehmen. Hier einige Tipps.

Brauchen Sie eine entzündungshemmende Diät?

Der Ernährungsplan nach dem Körpercode ist an sich schon entzündungshemmend ausgelegt, aber Sie können noch etwas mehr tun, vor allem dann, wenn Sie Gelenksentzündungen, Krebs oder eine Herzerkrankung hatten oder zur Risikogruppe gehören. Außerdem könnten Sie den Anteil entzündungshemmender Nahrungsmittel erhöhen, wenn Ihre Testergebnisse …

- bei chronischem Schmerz bei 11 Punkten und höher liegen,
- bei Allergien und Autoimmunerkrankungen bei 9 Punkten und höher,
- bei Depression und/oder Angstzuständen bei 9 Punkten und höher.

Richten Sie sich nach der Übersicht auf Seite 333 f., das heißt, vermeiden Sie entzündungsfördernde Nahrungsmittel und nehmen Sie die aufgeführten entzündungshemmenden Nahrungsmittel und Nahrungsergänzungen hinzu.

Brauchen Sie eine Diät, die wenig Allergene enthält?

Sie sollten vielleicht einmal eine sogenannte Eliminationsdiät machen, sofern Sie Nahrungsunverträglichkeiten bei sich vermuten, oft Verdauungsprobleme und Bauchweh haben oder Ihre Testergebnisse …

- bei Allergien und Autoimmunerkrankungen bei 9 Punkten oder höher lagen,
- bei chronischem Schmerz bei 16 Punkten oder höher.

Allergenreduziert essen

Zunächst einmal lassen Sie die Nahrungsmittel aus, die in der Übersicht auf Seite 335 aufgeführt sind. Wissen Sie bereits – etwa durch Allergietests oder Ihre Körperkompetenz –, dass Sie auf bestimmte Nahrungsmittel oder ganze Nahrungsmittelgruppen allergisch reagieren, dann vermeiden Sie diese ebenfalls. Es gibt eine ganze Menge Allergene, doch die am häufigsten vorkommenden Nahrungsmittelallergien sind solche gegen Kuhmilch, Weizen und Gluten, Eier, Soja und Erdnüsse. Dann sehe ich in meiner Praxis auch noch öfter Allergien auf Zitrusfrüchte, Erdbeeren, Schalentiere oder Baumnüsse (das sind alle Nüsse außer Erdnüssen, die zu den Hülsenfrüchten gehören) und Mais(mehl). Für Ihren Zweck vermeiden Sie einfach die fünf Hauptnahrungsmittelallergene. Wenn Sie meinen, Sie reagieren auch auf Zitrusfrüchte, Erdbeeren, Schalentiere oder Baumnüsse allergisch, dann können Sie diese ebenfalls (komplett) weglassen. Ich finde es schon schwierig, die fünf großen Allergengruppen wegzulassen, deshalb sollten Sie sich nur so viel zumuten, wie Sie auch praktisch umzusetzen in der Lage sind! Wenn Sie also zum Beispiel Gluten oder Milchprodukte weggelassen und sich Ihre Symptome überhaupt nicht verändert haben, dann können Sie sie ruhig wieder aufnehmen und sich auf die Nahrungsmittel konzentrieren, die Sie bislang noch nicht getestet haben.

Ihr Essensplan gegen Entzündungen Antientzündlicher Ernährungsplan	
Nahrungsmittel, die es zu vermeiden gilt	**Und das essen Sie stattdessen**
Entzündungsfördernde Nahrungsmittel (bitte unbedingt vermeiden): Frittiertes, hydrogenierte (gehärtete) Fette, Rindfleisch, Schweinefleisch, Milchprodukte; Nahrungsmittel, die den Blutzucker stark ansteigen lassen (Zucker, Maissirup, Weißmehl, weißer Reis, hochverarbeitete Nahrungsmittel)	Entzündungshemmende Nahrungsmittel: Versuchen Sie, auf neun oder mehr Einzelportionen am Tag zu kommen. Eine Portion entspricht einer kleinen Handvoll gekochten bzw. einer größeren Handvoll rohen Gemüses bzw. geschnittenen Obstes oder zwei Handvoll Blattgemüses.

Ihr Essensplan gegen Entzündungen Antientzündlicher Ernährungsplan	
Nahrungsmittel, die es zu vermeiden gilt	**Und das essen Sie stattdessen**
Im Falle einer (rheumatischen) Arthritis lassen Sie Nachtschattengewächse weg: Aubergine, Kartoffeln, Tomate und Paprika.	Gelbes, orangefarbenes und rotes Gemüse: Karotten, Paprika, Süßkartoffeln, Winterkürbis
	Kräftigfarbenes Obst: Äpfel, Beeren, Kirschen, Zitrusfrüchte
	Dunkles Blattgemüse: Grünkohl, Mangold, Spinat
	Gewürze: Cayennepfeffer, Ingwer, Kurkuma (Gelbwurz), Muskat, Nelke, Oregano, Rosmarin. Nehmen Sie einmal eine Nahrungsergänzung aus Curcumin, Ingwer, grünem Tee, Weihrauch oder Quercetin
	Gemüse: Zwiebeln und Knoblauch
	Bohnen: Kidney-, Pintobohnen und schwarze Bohnen
	Omega-3-Fettsäuren: fetter Seefisch (Wildlachs, Sardinen, Hering), Nüsse (vor allem Walnüsse), Leinsamen, Chiasamen, Hanfsamen und Blattgemüse. Nehmen Sie ein hochwertiges Fischöl mit den Omega-3-Fettsäuren EPA und DHA (beide sollten zusammen auf mindestens 1 500 Milligramm kommen).
	Tee: Schwarztee, Oolong, Pu-Erh und Grüntee

Im Folgenden sind die wichtigsten Nahrungsmittelallergene aufgeführt und darüber hinaus die gängigsten allergenen Nahrungsmittelzusätze. Die allermeisten Nahrungsmittelzusätze lassen sich umgehen, indem man Fertignahrung vermeidet, in guten Restaurants oder am besten zu Hause isst. Vielleicht prüfen Sie einmal die Nahrungsmittel, die Sie in diesen Wochen verzehren, auf diese Zusätze hin.

Die üblichen Verdächtigen bei Nahrungsmittelallergien und Nahrungsmittelunverträglichkeiten

Nahrungsmittelallergene*

- Baumnüsse (Mandeln, Pecannüsse, Walnüsse)
- Eier
- Erdnüsse
- Fisch
- Gluten (Gerste Hafer, Roggen, Weizen)
- Milchprodukte
- Schalentiere
- Soja
- Zitrusfrüchte

Nahrungsmittelunverträglichkeit

Alles oben Genannte sowie

- Fleisch
- Getreide

Nahrungsmittelzusätze

- Antioxidationsmittel (Butylhydroxyanisol, Butylhydroxytuolol)
- Aspartam (NutraSweet)
- Biogene Amine (Histamine, Tyramin, Octopamin, Phenylethylamin)
- Disaccharide (Laktose)
- Geschmacksverstärker (Monosodiumglutamat)
- Haltbarmacher (Sulfite, Benzoesäure und Sorbate)
- Haushaltszucker
- Lebensmittelfarben (Azofarbstoff Tartrazin; generell kennzeichnungspflichtig)
- Lebensmittel, die Nickel und Salicylsäure enthalten
- Nitrat
- Nitritpökelsalz
- Verdickungsmittel/Stabilisatoren (Traganth, Agar-Agar)

* Die oben genannten Nahrungsmittel machen ungefähr 80 Prozent aller Lebensmittelunverträglichkeiten aus. Quelle: *Integrative Medicine*. David Rakel (Hrsg.), Saunders 2003, 2007, S. 947.

Die Top Five der Nahrungsmittelallergene – nach Möglichkeit vermeiden

- Kuhmilch
- Eier
- Erdnüsse
- Soja
- Weizen und Gluten

Die Eliminationsdiät

Das essen Sie

- Pflanzliches Eiweiß: Erbsen, Linsen, Hülsenfrüchte
- Tierisches Eiweiß: Ente, Frischfisch, Huhn und Pute in Bioqualität, Lammfleisch, Wild
- Früchte: im Ganzen, ungesüßt; tiefgefrorenes Obst, verdünnter Fruchtsaft
- Gemüse: roh, gedünstet, gedämpft, angebraten und geröstet, als Saft oder Smoothie
- Getränke: (gefiltertes) Wasser, Kräutertees (ohne Koffeingehalt), Mineralwasser
- Glutenfreies Getreide und Mehl: ungeschälter Reis, Hafer, Hirse, Quinoa, Amaranth, Tapioka, Buchweizen, Kokosmehl und Kartoffelmehl
- Milchersatz: Haferdrink, Kokosmilch, Mandeldrink, Nussmilch, Reisdrink
- Nüsse und Samen: Walnüsse, Sesam, Sonnenblumenkerne, Kürbiskerne, Haselnüsse, Pecannüsse, Mandeln, Cashewnüsse, Tahini, Nussmus, etwa Mandelmus
- Öle: kalt gepresstes Oliven-, Lein-, Distel-, Sesam-, Mandel-, Sonnenblumen-, Walnuss-, Maiskeim- und Kernöl
- Süßungsmittel: Reissirup, Agavendicksaft, Stevia, Zuckerrübenkraut
- Würzmittel: Essig, alle Gewürze

Das essen Sie nicht

- Eier
- Erdnüsse und Erdnussmus
- Fette und Öle: Butter, Margarine, Backfett, gehärtete Fette, Salatdressing, Mayonnaise, Aufstriche
- Fleisch: gepökeltes oder geräuchertes Fleisch, Aufschnitt, Corned Beef, Würstchen mit Nitrat, Zucker oder künstlichen Farbzusätzen
- Getreide: Weizen, Mais, Gerste, Roggen, Dinkel, Kamut und Hartweizen
- Milchprodukte: Milch, Käse, Hüttenkäse, Sahnejoghurt, Butter, Eiscreme, Frozen Joghurt, Kaffeeweißer
- Schalentiere
- Sojaprodukte: Sojasoße, Sojalecithin in verarbeiteten Nahrungsmitteln, Tempeh, Tofu, Sojamilch, Sojajoghurt und Pflanzenprotein auf Sojabasis
- Würzmittel: Ketchup, Chutney, Sojasoße, Barbecuesoße, Teriyaki und alle Würzsoßen, die Zucker, Farbstoffe oder Haltbarkeitsmittel enthalten

Quelle: Institute of Functional Medicine, Kursmaterialien Einführungskurs 2008.

Bitte beachten Sie, dass viele verarbeitete Nahrungsmittel ebenfalls die Allergene ihrer Grundstoffe aufweisen. Mit der folgenden Liste bekommen Sie einen Überblick.

Bei einer Allergie auf …	auch diese Produkte vermeiden
Milchprodukte	Karamellbonbons, Carobsüßigkeiten, Casein und Caseinate, Carobpulver, Quark, Lactalbumin, Ziegenmilch, Milchschokolade, Nougat, Proteinhydrolysat, Diätschokolade, Joghurt, Pudding, Molke. Achten Sie auch auf Aromen: brauner Zucker, Butter, Karamell, Kokosnusscreme, »naturidentische Aromastoffe«, Simplesse (Fettersatzstoff)

Bei einer Allergie auf ...	auch diese Produkte vermeiden
Eier	Albumin, Apovitellin, Avidin, Baiser, Sauce béarnaise, Eigelb, Eiweiß, Flavoprotein, Sauce hollandaise, Eipulver, Livetin, Lysozym, Mayonnaise, Ovalbumin, Ovoglycoprotein, Ovomucin, Ovomucoid, Simplesse (Fettersatzstoff)
Erdnüsse	Frühlingsrolle, hydrolisiertes Pflanzenprotein, Pflanzenproteinhydrolysat, Marzipan, Nougat, Käsekuchen, Chili, Schokoladensoße, Zuckerwerk
Soja	Ketchup, Miso, Natto, Sojamehl, Sojaproteinkonzentrat, Sojaprotein-Shake, Sojasoße, Sojabohnen-Hydrolysat, Tempeh, Sojaprotein als Fleischersatz, Pflanzenprotein als Fleischersatz, Tofu, Molke-Soja-Drink. Achten Sie auch auf Pflanzenproteinhydrolysat, hydrolisiertes Sojaprotein, hydrolysiertes Pflanzenprotein, natürliches Aroma, Gemüsebrühe, vegetabiles Gummi und vegetabile Stärke
Weizen	Brotbackmischungen, Bulgur, Kuchenbackmischungen, Couscous, Hartweizen, Gluten, angereicherte Mehle, Kamutmehl, Getreideprodukte, Weizenflocken, Semolina, Weizenmehl, Dinkel, Superamin, Triticale, Makkaroni, Spaghetti, Weizenproteinpulver, Weizenstärke, Weizen-Tempeh. Achten Sie auch auf gelatinierte Stärke, Pflanzenproteinhydrolysat, modifizierte Stärke, Stärke, vegetabiles Gummi und vegetabile Stärke.

Quelle: Joneja, J. V.: *Dietary Management of Food Allergy and Intolerance*, 2. Auflage. Hall Publishing Group 1998; und Mahan, L. K., Escot-Stump, S.: *Food Nutrition and Diet Therapy*, 11. Auflage, Philadelphia, W. B. Saunders 2004.

Entgiftung gefällig?

Die Zeit während des 28-Tage-Plans ist auch eine prima Gelegenheit zur Entgiftung, vor allem wenn Sie Krebs, chronische Erschöpfung, Fibromyalgie oder multiple Chemikaliensensibilität hatten oder haben. Darüber hinaus dann, wenn Ihre Testergebnisse …

- bei ständiger Müdigkeit bei 16 Punkten oder höher liegen,
- bei chronischem Schmerz bei 16 Punkten und höher liegen,
- bei Libidoverlust weniger als 11 Punkte betragen.

Am besten fangen Sie bei der Entgiftung mit den auf Seite 118 f. in Kapitel 3 aufgeführten Umweltgiften an. Dann können Sie zusätzlich noch Alkohol und Kaffee vermeiden.

Entgiften mithilfe von Nahrungsergänzungsmitteln

Um die Leber zu entgiften, könnten Sie auch Supplemente in Erwägung ziehen. Auch Schwitzen, ob durch Sport, einen Saunabesuch oder den Umstand, dass endlich Sommer ist, hilft dem Körper bei der Entgiftung. Wenn Sie schwitzen, sollten Sie allerdings auch reichlich Wasser trinken, um alle Gifte auszuschwemmen. Die unten genannten Wirkstoffe können Sie zweimal täglich in der angegebenen Dosierung einnehmen:

- NAC (N-Acetylcystein): 100 bis 300 mg
- Glycin: 100 bis 300 mg
- Glutamin: 100 bis 300 mg
- Alpha-Liponsäure: 100 bis 200 mg
- Mariendistel: 200 mg
- Grüntee-Extrakt: 25 mg

Brauchen Sie eine Nahrungsergänzung?

Sie sollten eventuell dort Nahrungsergänzungsmittel hinzuziehen, wo Sie – bedingt durch Nahrungsmittelunverträglichkeiten oder eigene Präferenzen (vegetarische Ernährung, Paläo, Rohkost, Allergenvermeidung) – keine volle Nährstoffaufnahme haben. Das trifft auch für den Fall zu, dass Ihre Testergebnisse …

- bei ständiger Müdigkeit 11 Punkte oder höher lagen,
- bei chronischem Schmerz 16 Punkte oder höher lagen,
- bei Depression und/oder Angstsymptomen 11 Punkte oder höher lagen.

Hilfreiche Nahrungsergänzungsmittel

Ein hochwertiges Multivitamin mit einem gut dosierten Vitamin-B-Komplex: Kaufen Sie ein hochwertiges Präparat in Apothekenqualität. Achten Sie, falls Sie allergisch sind, darauf, dass die Füllstoffe keine Laktose und kein Gluten enthalten. Die Menge der B-Vitamine sollte die von der RDA (Recommended Dietary Allowance) empfohlene tägliche Verzehrmenge um 300 bis 1 000 Prozent überschreiten, weil manche von uns genetisch oder umweltbedingt eine höhere Dosierung brauchen. Wenn Depression eine Rolle spielt, sollten Sie darauf achten, dass Folsäure und Vitamin B_{12} methyliert sind (siehe Kapitel 6). Bei Vitamin B_{12} muss es Methylcobalamin heißen und nicht Cyanocobalamin. Und bei der Folsäure sollte Methyltetrahydrofolat (MTHF) stehen. Um eine depressive Verstimmung zu behandeln, sollten Sie mindestens 2 Milligramm MTHF und 1 Milligramm methyliertes Vitamin B_{12} nehmen. Auch könnten Sie eventuell ein gering dosiertes Multivitaminpräparat und die methylierten B-Vitamine separat beziehungsweise als Komplex zusätzlich einnehmen. Bedenken Sie, dass Vitamine auf Ernährungsbasis besser aufgenommen werden, aber weniger Inhaltsstoffe haben. Bei Angststörungen, Schlaflosigkeit, Herzrasen oder Muskelschmerzen brauchen Sie womöglich auch ein gut resorbierbares Magnesium wie Magnesiumglycinat, -aspartat, -chelat in einer Dosierung von 200 bis 500 Milligramm. Achtung: Hohe Magnesiumdosen können zu weichem Stuhl oder Durchfall führen. Hier sollten Sie aufpassen. Haben Sie indessen Verstopfung, könnte Magnesiumcitrat oder -oxid zur Stuhlauflockerung etwas für Sie sein.

Vitamin D_3: Ich kann Ihnen nur empfehlen, Ihren Vitamin-D-Spiegel bestimmen zu lassen, um zu erfahren, ob Sie weiteres Vitamin D zuführen sollten. Die Einnahme von 2 000 I. E. ist jedoch für die allermeisten in Ordnung. Manche Patienten von mir haben jedoch einen so starken Mangel und eine so schlechte Aufnahmerate, dass sie viel höhere Dosierungen brauchen. Hoch dosiertes Vitamin D nicht ohne vorherige Messung einnehmen, da Vitamin D fettlöslich ist und es sich bei Überdosierung im Körper auf schädliche Weise anreichert.

Fischöl: Die Omega-3-Fettsäuren des Fischöls senken nachweislich Triglyceride (die freien Fettsäuren), senken Entzündungsprozesse (etwa bei [rheumatoider] Arthritis, Allergien und Autoimmunerkrankungen) und vermindern Ängste und Depressionen. Kaufen Sie ein hochwertiges europäisches Produkt, da in Europa die höchsten Standards in Bezug auf Verunreinigungen und Schwermetallbelastung gelten. Damit sich der Einsatz bei den oben angeführten Erkrankungen lohnt, sollten die Omega-3-Fettsäuren – das sind EPA und DHA – auch bei Fischölkapseln ausreichend hoch sein und zusammen bei mindestens 1 000 bis 1 500 Milligramm liegen.

Antidepressiv wirkende Kräuter und Ergänzungen: Haben Sie häufiger depressive Verstimmungen, sollten Sie vielleicht einmal die in Kapitel 6 vorgestellten Wirkstoffe ausprobieren. Dort finden Sie auch alles über Risiken, Nebenwirkungen und mögliche Interaktionen mit anderen Medikamenten.

Essen nach dem Körpercode – Check-in für die nächsten drei Wochen

Nach Woche 1

Wie ist die erste Woche gelaufen? Fühlen Sie sich schon anders mit Ihrer neuen Ernährung? In Woche 2 machen Sie mit dem Grundplan weiter und ergänzen ihn durch weitere Ernährungsaspekte Ihrer Wahl. Wenn Sie eine Eliminationsdiät machen, bleiben Sie dran! In der dritten Woche können Sie ausgelassene Nahrungsmittel schon wieder einführen.

Nach Woche 2

Wenn Sie sich für eine Eliminationsdiät entschieden haben, ist jetzt die Zeit zum Ausprobieren gekommen. Zunächst die Frage: Wie fühlen Sie sich im Vergleich zum Startzeitpunkt? Wie sieht's aus mit Ihrer Energie? Wie mit Schmerzen? Wie steht's um Ihre Verdauung? Haben Sie Bauchweh? Wie ist Ihre Stimmung? In dieser Woche möchte ich, dass Sie die allergenen Nahrungsmittel, die Sie ausgelassen haben, wieder einführen, eins nach dem anderen. Die Reihenfolge dürfen Sie entscheiden, allerdings empfehle ich, mit dem Nahrungsmittel, das Ihnen am meisten bedeutet, anzufangen. Wenn Sie also meinen, Sie haben eine Glutenunverträglichkeit, dann nehmen Sie in den kommenden drei Tagen wieder Glutenhaltiges zu sich. Auf der Tabelle rechts halten Sie die Einzelschritte fest. Dann fahren Sie mit Nahrungsmittel zwei fort, etwa Kuhmilch, und essen es ebenfalls drei Tage lang, wobei Sie sich wieder eventuelle Reaktionen notieren. In dieser Weise fügen Sie alle drei Tage ein Nahrungsmittel hinzu, notieren die Reaktion und nehmen es wieder raus. Wenn Sie es bei den Top Five der Nahrungsmittelallergene belassen haben, müssten Sie an Tag 29 mit allem fertig sein. Wenn Sie noch weitere Nahrungsmittel auf Ihrer Liste stehen haben, dauert es ein wenig länger. Nun liegt es an Ihnen, was Sie mit Ihren gesammelten Aufzeichnungen machen. Manche Patienten von mir erleben recht heftige Reaktionen auf bestimmte Nahrungsmittel und sind froh, sie dauerhaft losgeworden zu sein. Andere Patienten erleben weniger heftige Reaktionen und reduzieren lediglich die Menge des Nahrungsmittels oder essen es nur sporadisch.

Folgendes habe ich ausgelassen:	Tag 1	Tag 2	Tag 3	Tag 4	Tag 5	Tag 6
Frühstück						
Reaktionen?						
Mittagessen						
Reaktionen?						
Abendessen						
Reaktionen?						

Nach Woche 3

Wie fühlen Sie sich körperlich im Vergleich zum Anfangszeitpunkt? Halten Sie noch eine Woche durch. Wenn Sie den Allergen-Ernährungsplan umsetzen, dann führen Sie weiterhin ausgelassene Nahrungsmittel wieder ein und halten fest, wie Sie sich damit fühlen.

Nach Woche 4

Ernährungsgewohnheiten, die sich als hilfreich herausgestellt haben, sollten Sie (jetzt) beibehalten. Wenn Sie alle zuvor ausgelassenen Nahrungsmittel nun wieder eingeführt haben, sollten Sie inzwischen bemerkt haben, ob diese Ihre Gesundheit und Ihr Wohlbefinden beeinträchtigen. Sie können alles essen, was Sie vertragen. Haben Sie negative Reaktion auf bestimmte Nahrungsmittel erlebt, sollten Sie sie womöglich dauerhaft weglassen oder in geringerem Maß verzehren. Hier sollte ich erwähnen, dass einige Patienten von mir Gluten in Roggen oder Gerste durchaus vertragen, nicht jedoch in Weizen. Finden Sie heraus, wie das bei Ihnen ist.

Woche 2: Schlafen, ruhen, verjüngen

In dieser Woche bekommen Sie die Gelegenheit, sich auszuruhen und aufzutanken. Wissen Sie noch, wie sich das anfühlt? Ganz ungeachtet Ihrer momentanen Schlafgewohnheiten erhoffen Sie sich mehr Lebenskraft und Wohlbefinden, und das durch kleinere Maßnahmen.

Ziel ist hier, dass Sie morgens erholt aufwachen und aus den Federn springen wollen. Für einige wenige ist das nach sechseinhalb bis sieben Stunden Schlaf der Fall. Für die große Mehrheit aber erst nach mindestens acht Stunden erholsamen Schlafs. Deshalb sollten Sie in dieser Woche alles dafür tun, so viel Schlafenszeit für sich zu reservieren.

Zeit	Sonntag	Montag	Dienstag
ins Bett gegangen	23:15 Uhr	22:45 Uhr	23:00 Uhr
eingeschlafen um	24:00 Uhr	23:00 Uhr	23:15 Uhr
Nachts aufgewacht? Wie lange waren Sie wach?	15 Minuten, um zu pinkeln	25 Minuten um 2:00 Uhr früh	Zwischen 2:30 Uhr und 4:00 Uhr aufgestanden (gestresst wegen Projekt)
morgens aufgewacht um	6:30 Uhr	6:30 Uhr	6:30 Uhr
geschlafene Zeit	6 Stunden, 15 Minuten	7 Stunden, 5 Minuten	5 Stunden, 45 Minuten
Schlafqualität	gut	okay	schlecht
Einschlafhilfen (Entspannen, Kräuter etc.?)	Bad und Kräutertee vor dem Zubettgehen	Baldrianwurzel, 200 mg	sorgenvoll, vor dem Schlafen noch am Computer, auch mitten in der Nacht
Alkohol oder Koffein tagsüber?	Kaffee um 10:00 Uhr und um 14:30 Uhr	Kaffee um 10:00 Uhr und um 14:30 Uhr	Kaffee um 7:00 Uhr, 10:00 Uhr und um 13:00 Uhr
Wie haben Sie sich morgens gefühlt?	müde, als der Wecker geklingelt hat	müde	schlimm, Kopfweh, flau

Benutzen Sie ruhig einen Schlaf-Tracker, falls Sie einen haben. Die Ergebnisse können Sie in der Tabelle auf den Doppelseiten 346 f. eintragen.

Schritt 1: Versuchen Sie, in den nächsten drei Wochen mindestens acht Stunden zu schlafen

Gestalten Sie mithilfe Ihres Kalenders den Tagesplan so, dass Sie alles fertig haben und mit Einschlafphase auf acht Stunden kommen. Wenn Sie normalerweise früh aufwachen oder wegen der Arbeit oder anderer Verpflichtungen früh aufstehen müssen, werden Sie entsprechend früher zu Bett gehen müssen. Wann müssen Sie essen und mit der Arbeit fertig sein, um rechtzeitig ins

Mittwoch	Donnerstag	Freitag	Samstag
22:00 Uhr	22:15 Uhr	23:30 Uhr	Mitternacht
schnell	22:30 Uhr	schnell	schnell
um 3:00 pinkeln, 20 Minuten, um wieder einzuschlafen	durch Martinshorn aufgewacht um 2:00 Uhr; L-Theanin genommen und tief geatmet; um 2:30 Uhr wieder eingeschlafen	keinmal	Pinkeln um 3:00 Uhr, bis um 3:45 Uhr auf gewesen
6:30 Uhr	6:30 Uhr	8:30 Uhr	9:00 Uhr
8 Stunden, 10 Minuten	7 Stunden, 30 Minuten	9 Stunden	8 Stunden, 15 Minuten
gut	gut	toll	okay
Baldrian, 400 mg, keine Bildschirme nach 21 Uhr	Baldrian, 400 mg, keine Bildschirme nach 20:30 Uhr	Baldrian, 400 mg	Baldrian, 400 mg
Schwarzee morgens und zum Mittagessen	Kaffee halb und halb zum Frühstück, Schwarztee zum Mittagessen	Schwarztee zum Frühstück und zum Mittagessen	2 Glas Wein vor dem Schlafengehen
besser, ein bisschen müde	müde, sonst gut	gut!	ein bisschen benebelt, Kopfweh

Bett zu kommen? Wenn Sie das Schlafzimmer mit einem Menschen teilen, sollten Sie das mit Ihrem Schlafpartner besprechen und sich gegebenenfalls seine Unterstützung holen. Wenn es sein muss, heften Sie sich einen Zettel an den Spiegel mit der Info: »Ich geh ins Bett!«

Schritt 2: Beseitigen Sie Schlafhindernisse

Wenn Sie Einschlafprobleme haben:

- Streichen Sie Koffein oder reduzieren Sie es auf den Gegenwert einer Tasse Kaffee oder von zwei Tassen Schwarztee pro Tag. Trinken Sie ihn allenfalls bis zur Mittagsstunde
- Vermeiden Sie Medikamente, die sich störend auf Ihren Schlaf auswirken (vgl. die Liste auf Seite 245). Setzen Sie jedoch diese Medikamente nicht ohne Rücksprache mit Ihrem Arzt ab!

Zeitpunkt	Sonntag	Montag	Dienstag
ins Bett gegangen			
eingeschlafen um			
Nachts aufgewacht? Wie lange?			
morgens aufgewacht um			
geschlafene Zeit			
Schlafqualität			
Einschlafhilfen (Entspannen, Kräuter etc.?)			
Alkohol oder Koffein tagsüber?			
Wie haben Sie sich morgens gefühlt?			

- Vermeiden Sie mindestens zwei Stunden vor dem Schlafen jegliches LED-Licht. Probieren Sie eine App für den Computer oder das Smartphone aus, die den blauen Lichtanteil dimmt (https://justgetflux.com), vor allem, wenn es sich nicht vermeiden lässt, dass sie bis zur Schlafenszeit Bildschirmkontakt haben. Wenn Sie Fernsehen gucken müssen, dann auf einem Fernseher und nicht am Computer. Der Augenabstand sollte mindestens anderthalb Meter betragen. Dadurch wird das Gehirn weniger vo Licht stimuliert.

Schritt 3: Tun Sie etwas für Ihren Schlaf

So machen Sie sich schlafbereit:

- Essen Sie eine Kleinigkeit, bestehend aus einem komplexen Kohlenhydrat und Protein. Das kann ein Stückchen Putenbrust oder Käse auf einem Vollkorncracker oder auch einmal auf einem Stück Apfel sein.

Mittwoch	Donnerstag	Freitag	Samstag

- Probieren Sie es mal mit einer heißen Dusche oder einem Bad.
- Ihr Schlafzimmer sollte nach Möglichkeit dunkel, kühl und ruhig sein. Es sollten keine elektronischen Geräte (Ihr Handy!) dort sein.

Wenn Sie Probleme mit dem Einschlafen haben:
- Gibt es Störungen durch Kinder oder Haustiere, die sich abstellen lassen?
- Verwenden Sie im Zweifelsfall Ohrstöpsel, wenn Sie beispielsweise ein schnarchender Partner stört. Es gibt sie in verschiedenen Formen.
- Probieren Sie einmal Baldrian, Passionsblume, Magnesium, 5-HTP oder Melatonin.
- Vermeiden Sie Alkohol nach 18 Uhr, weil er Sie nachts aufwachen lässt.
- Wenn Sie in den Wechseljahren sind oder bereits in der Menopause und unter Hitzewallungen leiden, die den Schlaf beeinträchtigen, fragen Sie einmal Ihre Ärztin oder Ihren Arzt, welche Behandlungsoptionen es gibt.
- Nutzen Sie Meditationstechniken, um nach dem nächtlichen Aufwachen wieder einzuschlafen. Am besten die Übung Bauchatmung (siehe Seite 54 f.) oder die Übung Körperwahrnehmung (siehe Seite 67 ff.). Stellen Sie sich bei der Körperwahrnehmung vor, dass sich alle Körperteile nach und nach entspannen, warm werden und schwer, während Sie in sie hineinatmen.
- Probieren Sie einmal L-Theanin in einer Dosis von 100 bis 200 mg oder Lavendelöl zur Beruhigung der Gedanken und einem besseren Wiedereinschlafen.

Machen Sie nun unter Zuhilfenahme der obigen Empfehlungen einen »Schlafplan« für die Woche. Nehmen Sie sich vor, zu einer bestimmten Zeit zu Bett zu gehen, und planen Sie Ihre nachmittäglichen und abendlichen Aktivitäten entsprechend.

Ihr Schlafprogramm für die nächsten drei Wochen

Wie fühlen Sie sich nach dem Ende der zweiten Woche? Macht sich das Mehr an Schlaf schon bemerkbar, war Ihr Schlaf erholsamer? Normalerweise dauert es eine Weile, bis man sein eigenes Schlafoptimum herausgefunden hat. Bleiben Sie bei Ihrem Vorhaben und versuchen Sie, in den nächsten drei Wochen jede Nacht mindestens acht Stunden zu schlafen. Dadurch werden auch Ihre anderen Veränderungsvorhaben positiv unterstützt. Durch ausreichenden Schlaf können Sie, falls das ein Thema für Sie ist, ein Abnehmvorhaben unterstützen. Falls Sie einen Tracker nutzen, tragen Sie weiterhin alles in die Tabelle auf Seite 346 f. ein.

Leiden Sie unter Erschöpfung und hat sich guter Schlaf auch nach mehreren Wochen noch nicht eingestellt, sollten Sie noch einmal alle Hinweise aus dem Schlafkapitel durchgehen und gegebenenfalls umsetzen. Jetzt wäre auch der Zeitpunkt für Kräuter und Ergänzungen, falls Sie diese noch nicht genommen haben. Wenn es dann immer noch nicht klappt mit dem Schlaf, sollten Sie über Ihren Arzt oder Ihre Ärztin einen Termin bei einem Schlaflabor machen beziehungsweise mit diesem zusammen nach weiteren Ursachen forschen.

Woche 3: Bewegung

In dieser Woche legen Sie den Fokus auf mehr Bewegung, und zwar solche, die Sie gesünder, stärker und beweglicher macht. Dabei ist es ganz wichtig, dass Sie etwas finden, was Ihrem Körper auch wirklich guttut. Schließen Sie die Augen, atmen Sie tief durch und spüren Sie, welche Art der Bewegung etwas für Sie wäre. Wandern in der Natur? Fahrrad fahren? Mit den Mädels zum Tanzen? Tai-Chi im Park? Oder möchten Sie einfach mal ins Bett krabbeln und ein Nickerchen halten? Jede Bewegungsform erfüllt ihren therapeutischen Zweck. Gestalten Sie den Weg zum Bett einfach länger. Auf jeden Fall brauchen Sie eine Bewegungsform, die Sie wirklich gern machen.

Gewisse Übungsformen wie sanftes Yoga, Pilates, Tai-Chi oder Qigong sind therapeutisch wertvoll und lassen sich prima an Ihr gegenwärtiges Niveau anpassen. Zum Beispiel lässt sich mit Yoga die Wirbelsäule dehnen; bei Frauen mit Nacken- und Rückenschmerzen verbessert es die Beweglichkeit. Mit Pilates wiederum lässt sich die Körpermitte kräftigen und damit Verletzungen im Nacken-, Rücken-, Schulterbereich und an der Hüfte vorbeugen. Tai-Chi und Qigong macht die Gelenke auf sanfte Weise beweglich und fördern eine schmerzfreie, fließende Bewegung. Schwimmen und Aqua-Fitness sind prima Work-out-Möglichkeiten für alle, die Schmerzen bei der Arbeit mit Gewichten haben, etwa durch Arthritis der Füße, Knie, Hüfte und der Wirbelsäule. Durch welche Bewegungsform werden Sie wieder so richtig lebendig?

Fitness hoch drei

Wie steht es mit Ihrer Ausdauer? Beim Ausdauertraining beschleunigt sich normalerweise der Atem. Treppensteigen, Wandern und Fahrradfahren sind hier exemplarisch. Eine gesunde Frau jeden Alters sollte, sofern sie nicht verletzt ist, in der Lage sein, mehrere Treppen zu steigen, ohne aus der Puste zu kommen. Wir alle brauchen Bewegung im Ausdauerbereich. Meine Patientin Beverly etwa ist 72 und frönt der Gartenarbeit. Dabei hebt und gräbt sie, jätet Unkraut – alles Aktivitäten, die Kraft aufbauen. Nun sind wir übereingekommen, dass sie ihre geliebte Gartenarbeit noch durch ein wenig Ausdauertraining ergänzt. Nun geht sie stramm durch die Nachbarschaft, viermal die Woche jeweils 30 Minuten.

Wenn Sie meinen, dass Sie mehr im Ausdauerbereich tun sollten, eignet sich alles, was dauerhaft ausgeführt wird und den Atem beschleunigt: Tanzen, Walking, Laufen, Fahrradfahren, Schwimmen, Aerobic-Training im Fitnessstudio oder Sportarten, die Laufen, Schwimmen oder Springen erfordern (etwa Fußball, Handball oder Basketball, Volleyball, Tennis).

Wie steht es um Ihre Kraft? Brauchen Sie mehr davon? Kraft ermöglicht das Tragen von Einkäufen, einfach vom Boden aufzustehen oder sich niederzulassen oder das Verschieben von Möbeln. Kraftaufbau ist besonders wichtig, wenn wir älter werden, weil wir auf diese Weise Muskelmasse und Knochendichte erhalten und uns so vor Unfällen oder Stürzen schützen. Beim Krafttraining sollten Sie systematisch vorgehen, ganz gleich, ob Sie Kniebeugen machen, freie Gewichte verwenden oder an Trainingsmaschinen arbeiten. In den meisten Fitnessstudios gibt es geschultes Personal oder Trainer, die Ihnen beim Einstieg helfen. Auch können Sie in einem Spiegel Ihre Bewegungsausführung kontrollieren und mit Übungen mit Onlinevideos oder Abbildungen in Ratgebern abgleichen. Wenn Sie ein Work-out fürs Zuhause brauchen, schauen Sie sich einmal Videos im Internet an. Dann kombinieren Sie einfache Übungen, etwa Kniebeugen, Sprungübungen, Liegestütze und rückengerechte Sit-ups. Allein durch diese verbessert sich der Muskeltonus ganz wunderbar. Beispiele finden Sie in Kapitel 10.

Wie sieht es mit Ihrer Beweglichkeit aus? Interessanterweise können Sie ausdauertechnisch fit und kräftig sein, gleichzeitig aber wenig Koordination und Beweglichkeit haben. Dies aber macht Sie verletzungsanfällig. Einfaches Dehnen vor und nach dem Sport ist hier schon einmal sehr hilfreich. Yoga, Kampfkünste und Tanzen sind darüber hinaus wunderbar für mehr Koordination, Gleichgewichtssinn und Beweglichkeit. Und Sie werden erstaunt sein, wie stark körperliche Beweglichkeit auch Ihre Gedanken flexibler werden lässt!

Welche Art der Bewegung also brauchen Sie, um sich lebendiger zu fühlen? Die meisten von uns brauchen erst einmal mindestens 150 Minuten wöchentlich moderate Bewegung (und hier zählt auch das Gehen!). Sie erinnern sich sicher noch, dass moderate Bewegung Ihre Herzfrequenz auf die Hälfte beziehungsweise drei Viertel der maximalen Herzfrequenz ansteigen lässt. Schauen Sie noch einmal in den entsprechenden Abschnitt in

Kapitel 10 und berechnen Sie die für Sie erforderliche Herzfrequenz mithilfe der Tabelle auf Seite 269. Wenn Sie sich noch nicht 150 Minuten in der Woche bewegen, dann sollte dies für Sie in dieser Woche das Ziel sein. Denken Sie noch einmal an die Möglichkeit, in der Mittagspause einen Spaziergang zu machen. Auch können Sie Ihr Gehpensum über den Tag hin aufteilen. Eine meiner Patientinnen hat einmal die Schritte zwischen ihrem Schreibtisch und dem weiter entfernten Konferenzzimmer gezählt und will diese Entfernung nun dreimal täglich zurücklegen. Wie sieht Ihr realistisches Ziel aus? Wenn Sie einen Schrittzähler haben, sollten Sie versuchen, mindestens an drei Tagen in der Woche 10 000 Schritte zu schaffen. Könnten Sie dazu dann nicht noch ein 30-Minuten-plus-Work-out dranhängen? Oder eine Krafttrainingseinheit? Oder wie wäre es mit dem in Kapitel 10 beschriebenen hochintensiven Intervalltraining (HIIT) für ein Extra an Muskelmasse und Langlebigkeit? Hören Sie bei der Auswahl Ihres Bewegungsprogramms auf das, was der Körper Ihnen sagt.

Verändern Sie es ruhig mit der Zeit, damit es genau auf Ihre Bedürfnisse abgestimmt ist. Wenn die Nacht kurz war und Sie erschöpft sind, ist es vielleicht nicht der Tag für das HII-Training. Da ist vielleicht der Online-Yogakurs die bessere Wahl.

	Tag 1	Tag 2	Tag 3	
Art der Bewegung/ sportlichen Betätigung				
Zeitdauer oder Schrittzahl				
Wie haben Sie sich vorher und nachher gefühlt?				

Ziel ist hier nicht die Anzahl der Schritte oder der verbrannten Kalorien, sondern dass Sie auf Ihren Körper hören und Wege täglicher Bewegung finden, körperliche Kraft und gute Laune inklusive.

Entwerfen Sie den Fitnessplan für diese Woche und nutzen Sie dafür die Tabelle.

Der erste Schritt auf dem Weg ist die Auswahl eines Bewegungsschwerpunkts. Hilfreich bei der Entscheidung dürften auch Ihre Testergebnisse in den einzelnen Kapiteln sein.

Wenn Ihr Testergebnis bei der chronischen Erschöpfung 16 Punkte oder mehr beträgt: Ganz gleich, wie erschöpft Sie sind, ist etwas Bewegung für Sie in jedem Fall wichtig. Hören Sie sehr genau auf Ihren Körper, was den Umfang und die Art Ihres Trainings angeht. Sie sollten sich auf keinen Fall überanstrengen, da die Erschöpfung sonst mehr wird und überdies Verletzungsgefahr besteht. Ich selbst mag den therapeutischen Effekt von sanftem Yoga (Hatha, Anusara oder Restorative Yoga). Wenn Sie ernstlich erschöpft sind, rate ich von anstrengendem Yoga bei hohen Temperaturen ab. Auch wenn es entgiftend wirkt, so ist es doch auch erschöpfend, weil man beim Schwitzen Mineralien verliert und die Hitze zusätzlich anstrengt. Ich für meinen Teil finde Tai-Chi und Qigong klasse, weil sie die Lebensenergie – das

	Tag 4	Tag 5	Tag 6	Tag 7

Qi – in Fluss bringen. Und gerade darauf kommt es bei Erschöpfung an.

Sie haben in der Rubrik Chronischer Schmerz 11 Punkte oder mehr erzielt: Achten Sie bei der Zusammenstellung Ihres Trainings auf Ihre wunden Punkte oder mögliche Verletzungen. Auch eine Physiotherapie kann Sie dabei unterstützen, wieder mehr Kraft zu bekommen und Schmerzen zu lindern. Mit der Hilfe eines Therapeuten gestalten Sie auch ein Programm zum weiteren Üben allein. Suchen Sie sich einen wirklich erfahrenen Physiotherapeuten, mit dem oder mit der Sie wirklich gern zusammenarbeiten. Darüber hinaus können Sie sich auch eine Chiropraktikerin, einen Osteopathen oder eine Massagetherapeutin suchen, um an der Haltung und schmerzfreien Bewegung zu arbeiten.

In der Rubrik Libidoverlust haben Sie 11 Punkte oder mehr erreicht: Hier geht noch was! Das Gute ist, dass regelmäßiger Ausdauersport libidoerhöhend wirkt. Dreimal die Woche 30 Minuten Ausdauersport pro Woche wird Ihr Sexualleben zum Teil schon deshalb anfachen, weil Sie sich körperlich *spüren* und besser durchblutet werden. Es gibt nichts Besseres für das Sexualleben als sportliche Betätigung, bei der das Becken in Bewegung kommt. Zumba, Salsa, Afro-Tanz, Bauchtanz, Samba oder Tango bringen Blut, Wangen und Becken in Wallung. Frauen in modernen Kulturen bewegen sich oftmals nur noch geradeaus (gehen, laufen, schwimmen, Rad fahren), da kann es nicht schaden, einmal wieder die Hüften gekonnt kreisen zu lassen – eine schöne alte weibliche Kunst, die die Säfte fließen lässt.

In der Rubrik Depression und Ängste haben Sie 11 Punkte oder mehr erreicht: Für Sie ist es ganz besonders wichtig, sich regelmäßig sportlich zu betätigen. Wie schon in Kapitel 6 gezeigt, ist regelmäßige Bewegung bei der Behandlung leichter und mittelschwerer Depressionen *effektiver* als die medikamentöse Behandlung. Das gilt im Übrigen auch für Angststörungen. Die meisten

Studien haben sich mit der Wirkung von Ausdauersport beschäftigt. Ich empfehle meinen Patienten mit Depression und Ängsten die eine oder andere Form des Ausdauertrainings für 30 Minuten an fünf Tagen in der Woche. Besonders wirksam ist dabei Bewegung draußen. Das hat mit dem Sonnenlicht zu tun, mit der Vitamin-D-Aufnahme und mit dem Naturerleben. Haben Sie es vor allem mit Ängsten zu tun, bieten sich vor allem beruhigende Bewegungsformen wie Yoga, Tai-Chi oder Qigong an.

Woche 4: Liebe, Gemeinschaft, Lebenssinn

Schließen Sie die Augen und atmen Sie tief durch. Berühren Sie Ihre Herzgegend leicht mit den Fingerspitzen und atmen Sie weiter tief ein und aus, so, als ob Sie unmittelbar in Ihr Herz atmen wollten. Spüren Sie, wie Ihr Herz weich wird und sich allmählich öffnet, einer Rose gleich, Blütenblatt für Blütenblatt. Stellen Sie ihm die folgenden Fragen:

- Was für eine Liebe brauche ich in meinem Leben?
- Mit welchen Menschen hätte ich gern eine engere Bindung?
- Was kann ich dafür tun?

Überlegen Sie sich die Antworten und schreiben Sie sie auf, entweder gleich hier ins Buch oder in ein Tagebuch. Was könnten Sie noch diese Woche tun, um mehr Liebe und Gemeinschaft in Ihr Leben zu lassen? Öfter von Freunden gedrückt werden? Eine Massage? Mal wieder auf das alte Dating-Portal gehen? Sich gezielt mit dem Partner verabreden?

Hatten Sie im Netzwerkindikator 3 Punkte oder weniger (vgl. Seite 286), sollten Sie sich darauf konzentrieren, die Anbindung an eine Gruppe oder Gemeinschaft einzuleiten.

Hatten Sie in der Rubrik Depression oder Ängste 11 oder mehr Punkte, ist dies für Sie besonders wichtig, weil Beziehungen und ein Gemeinschaftserleben ein trauriges Herz wieder aufbauen.

Wählen Sie zwei Aktivitäten für diese Woche, durch die Sie mehr Liebe erfahren:

1. ____

2. ____

In Kapitel 12 haben wir uns damit befasst, wie man mehr Lebenssinn findet – etwas für andere tun, Bedeutsamkeit und Sinn zu erleben. Dabei kommt es nicht auf Ausgefallenes und Ungewöhnliches an: Es reicht schon, das Gefühl zu haben, gebraucht zu werden und zu verstehen, warum man auf der Welt ist. Das ist im Übrigen ganz wichtig für die Gesundheit.

Wenn Sie die dreiteilige Übung auf Seite 305 ff. zum Thema Lebenssinn und wie Ihr sinnvoller Beitrag diesbezüglich aussehen könnte schon gemacht haben, suchen Sie sich drei für Sie passende Vorschläge aus. Und zwar solche, die Sie jetzt unmittelbar ansprechen und in Ihnen ein körperlich wahrnehmbares »Ja!« auslösen. (Vielleicht schauen Sie sich bei der Gelegenheit auch noch einmal die allererste Übung »Sich auf das eigene ›Ja‹ und ›Nein‹ einstimmen« auf Seite 36 f. an.) Denken Sie an etwas Konkretes, was Sie diese Woche tun können, damit Ihr Lebenssinn Gestalt annimmt. Zum Beispiel könnten Sie sich ehrenamtlich betätigen und in der Firma Mitstreiter suchen. Oder Sie melden sich zu einem Kurs an – zu etwas, das Ihnen Spaß macht. Sie könnten herausfinden, wie es mit Weiterbildungsmöglichkeiten in Ihrem Wunschberuf aussieht. Oder Sie passen einen Moment ab, in dem Sie bei der Arbeit in sympathischer Weise auf einen Kunden oder eine Kollegin zugehen. Erste Schritte sind das, was sie sind: erste Schritte. Diese Woche machen Sie deshalb nur das erste Telefonat oder das Erstgespräch oder loten finanzielle Möglichkeiten aus – was immer Sie näher an Ihr Ziel führt. Nur eins: Es sollte sich in dieser Woche umsetzen lassen.

Aktives Vorgehen auf dem Weg zu meinem Ziel: ______________

Monatsabschluss: vier Wochen – 28 Tage – Leben mit dem Körpercode!

Gratulation! Vier Wochen der Selbstverpflichtung sind eine ganz schön lange Zeit, und Sie haben es geschafft! Wenn Sie ganz normal ticken, dann hatten Sie sicherlich den einen oder anderen Ausreißer. Aber Perfektion war hier zu keiner Zeit das Thema. Atmen Sie tief durch und würdigen Sie alle kleinen Veränderungen, die Sie in diesem Monat *erreicht* haben. Den Rest lassen Sie außen vor.

Am allerwichtigsten bei unserem Programm ist, dass Sie ein Gespür dafür bekommen, wie sich Ihr Körpercode praktisch umsetzen lässt. Was hat Ihrem Körper in diesem Monat besonders gutgetan? Wie können Sie etwas von Ihren Aktivitäten oder Vorhaben langfristig beibehalten? Nehmen Sie den 28-Tage-Plan mit dem Körpercode ruhig auch noch als Anleitung für später, wenn Sie schon wieder im normalen Alltag angekommen sind. Denn hier geht es um nichts weniger als eine gesunde Art des Essens, der Bewegung und des Lebens, die Ihnen in Einklang mit den Bedürfnissen Ihres Körpers viele Jahre der Gesundheit und Lebendigkeit schenken kann. Lassen Sie nicht nach in dem Versuch, Liebe zu bekommen und Liebe zu geben. Ihr Herz ist der beste Heiler.

Anhang

Nützliche Informationen

Das Taille-Hüft-Verhältnis richtig messen

Taillenumfang: Ertasten Sie mit der Hand die unterste (zehnte) Rippe. Dann den Beckenkamm seitlich an der Hüfte. Die Entfernung teilen Sie durch zwei. Damit haben Sie die Zone, in der Sie die Taillenmessung vornehmen – auf halbem Weg zwischen Brustkorb und Beckenkamm. Führen Sie das Maßband von hinten nach vorne um die Taille und notieren Sie sich das Ergebnis.

Hüftumfang: Erspüren Sie den Kopf des Oberschenkelknochens (den Trochanter major). Er steht seitlich im Hüftbereich etwas hervor. Messen Sie nun auf der Höhe der beiden Oberschenkelknochen.

Das Taille-Hüft-Verhältnis sagt etwas über das kardiovaskuläre Risiko aus. Dieses sollt bei Frauen 0,8 oder weniger sein. Bei Männern nicht größer als 1. Je größer die Verhältniszahl ist, desto höher ist auch das kardiovaskuläre Risiko.

Wie misst man das Taille-Hüft-Verhältnis?

- Nehmen Sie ein herkömmliches Maßband und
- messen Sie Ihre Taille an der schmalsten Stelle in Höhe des Bauchnabels oder kurz darüber,
- messen Sie Hüftumfang an der breitesten Stelle um den Po herum.

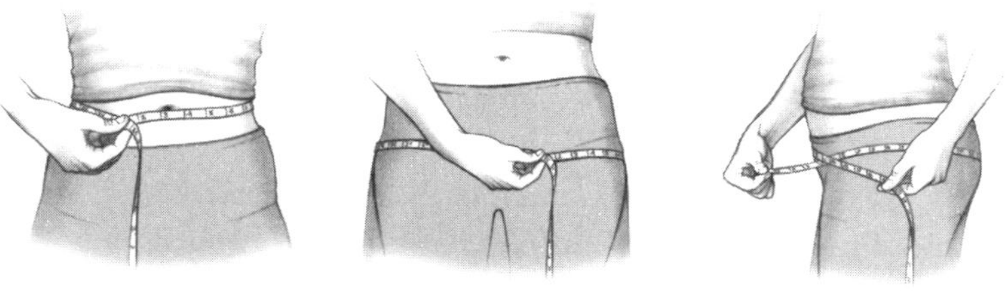

Vermeiden Sie Inhalationsallergene

Hausstaubmilben

Hausstaubmilben sind ein häufiger Auslöser für Allergien und Asthma. Sie sind mit bloßem Auge nicht zu erkennen und mit Zecken und Spinnen verwandt. Im Wesentlichen ernähren sie sich von Hautschüppchen des Menschen; eine warm-feuchte Umgebung wie in Bettwäsche, Polstern und Teppichen mögen sie am liebsten.

Sie zu vermeiden ist im Falle einer Hausstaubmilbenallergie das Beste. Und weil man viel Zeit im Bett verbringt, sollten Sie sich vor allem auf das Schlafzimmer konzentrieren. Was also können Sie tun? Auch wenn man Hausstaubmilben niemals ganz ausrotten kann, hier einige Tipps, wie Sie Ihre Belastung mit diesem Allergen verringern können.

- **Verwenden Sie Anti-Allergiker-Bettwäsche:** Dabei werden Kopfkissen, Bettdecke und Matratze mit speziellen Bezügen bedeckt. Diese sind so dicht gewebt, dass die Milben sie nicht passieren können. Auch gibt es Ausrüstungen für Federkernmatratzen, aber am wichtigsten ist eine Abdeckung aller Oberflächen, mit der Sie schlafend in Berührung kommen.
- **Waschen Sie Ihr Bettzeug wöchentlich:** Dazu gehören Bettdecke, Kopfkissenbezug und die Kopfkissenumhüllung. Die Waschtemperatur muss mindestens 60 °C betragen, um alle Milben und ihren Kot abzutöten. Mit lauwarmem Wasser

klappt das nicht. Ist das Bettzeug nicht waschbar, können Sie es auch im Wäschetrockner bei über 60 °C 15 Minuten lang hitzebehandeln. Stofftiere lassen sich für 24 Stunden tiefgefrieren. Auch das tötet Hausstaubmilben ab.

- **Halten Sie die Luftfeuchtigkeit in Ihren Wohnräumen niedrig:** Sie sollte nicht mehr als 50 Prozent betragen. Lüften und ein Entfeuchter schaffen Abhilfe. Luftfeuchtigkeitsmesser gibt es in Haushaltswarengeschäften und online.
- **Entrümpeln und Staubwischen:** Entsorgen Sie Zeug, besonders solches in Bettnähe, damit sich dort kein Staub ansammelt. Zum Staubwischen eignet sich ein geölter oder feuchter Lappen eher als ein trockener. So vermeiden Sie, dass Staub aufwirbelt und sich (andernorts) wieder absetzt.
- **Saugen Sie regelmäßig:** Benutzen Sie einen Staubsauger mit doppellagigem Filter beziehungsweise einem HEPA-Filter. (HEPA steht für High-efficiency Particulate Air). Bekommen Sie beim Saugen Allergiesymptome, entfernen Sie sich und lassen Sie jemand anders die Arbeit verrichten. Betreten Sie den gesaugten Raum erst wieder zwei Stunden nach dem Saugen.
- **Entfernen Sie Teppiche und andere Milbenhabitate:** Teppiche sind die ideale warm-feuchte Umgebung für Hausstaubmilben. Falls möglich, entfernen Sie im Schlafzimmer Teppichboden und verlegen Sie Holzbohlen oder Laminat. Entfernen Sie im Schlafzimmer auch andere Staubfänger wie Polstermöbel, nicht waschbare Gardinen und horizontal verlaufende Jalousien.
- **Installieren Sie einen speziellen Filter an Ihrer Klimaanlage:** Es sollte einer mit einem MERV-Wert von 11 oder 12 sein. Auch gibt es kostengünstige elektrische Luftreiniger auf Wasserbasis ohne Filtermatten.

Schimmel, Pollen und Tierhaare

Die folgenden Schritte lassen sich auch auf die Hausstaubmilbenallergie übertragen.

- **Bei einer Allergie auf Schimmelpilzsporen sollten Sie die Luftfeuchtigkeit gering halten:** Auch hier sollte ein Wert von 50 Prozent nicht überschritten werden. Neben regelmäßigem Lüften hilft auch ein Entfeuchter oder eine entsprechend eingestellte Klimaanlage. Schaffen Sie sich ein Messgerät an. Dieses gibt es im Haushaltswarengeschäft oder online.
- **Überprüfen Sie Ihr Zuhause auf Schimmelsporen:** Es gibt Testkits zum Selbertesten oder Sie lassen einen geschulten Baubiologen kommen. Wichtig ist vor allem zu wissen, welche Sporen sich an welcher Stelle befinden. Danach kommt die Schimmelbeseitigung. Das kann alles sein, von regelmäßigem Lüften des Bads über eine sanfte Bleichmittelanwendung auf Kacheln oder aber eine komplette Schimmelbeseitigung und Feuchtigkeitsdrainage in einer Wand oder unter dem Fußboden. Manchmal ist ein Umzug an einen sonnigeren, trockeneren Platz die einfachere Lösung.
- **Entrümpeln und Staub wischen:** Entsorgen Sie überflüssiges Zeug, besonders solches in Bettnähe, damit sich dort kein Staub ansammelt. Zum Staubwischen eignet sich ein geölter oder feuchter Lappen eher als ein trockener. So vermeiden Sie, dass Staub aufwirbelt und sich (andernorts) wieder absetzt.
- **Saugen Sie regelmäßig:** Benutzen Sie einen Staubsauger mit doppellagigem Filter beziehungsweise einem HEPA-Filter. (HEPA steht für High-efficiency Particulate Air). Bekommen Sie beim Saugen Allergiesymptome, entfernen Sie sich und lassen Sie jemand anders die Arbeit verrichten. Betreten Sie den gesaugten Raum erst wieder zwei Stunden nach dem Saugen.
- **Entfernen Sie Teppiche und andere Milbenhabitate:** Es sind ideale Orte für alle möglichen Allergene.
- **Installieren Sie einen speziellen Filter an Ihrem Ofen und in Ihrer Klimaanlage:** Es sollte einer mit einem MERV-Wert von 11 oder 12 sein. Auch gibt es kostengünstige elektrische Luftreiniger auf Wasserbasis ohne Filtermatten.
- **Halten Sie Haustiere fern:** Haustiere, auf die Sie allergisch reagieren, sollten *wenigstens* aus Ihrem Schlafzimmer fern-

gehalten werden. Am besten wäre es allerdings, sie hielten sich überhaupt nicht im Haus beziehungsweise in der Wohnung auf.

- **Vermeiden Sie Sport draußen:** Wenn Sie eine Pollenallergie haben, sollten Sie (auf dem Land) morgens zwischen 5:00 Uhr und 10:00 Uhr drinnen bleiben, in der Stadt ist abends die Pollenbelastung am höchsten. Besonders an trockenen windigen Tagen ist die Pollenbelastung sehr hoch.
- **Vielleicht schaffen Sie einen HEPA-Luftfilter an:** Das ist besonders für das Schlafzimmer oder für den Raum sinnvoll, in dem Sie sich tagsüber am längsten aufhalten. Die Auswahl ist groß, doch sollte Gerät eine *minimale* Raumluftumwälzung von 2 pro Stunde (größer als 2 ACH) haben. Ein solches Gerät eignet sich zur Schimmelsporen-, Tierhaar- und Pollenbeseitigung.
- **Machen Sie eine (Neti-)Nasendusche:** Spülen Sie Ihre Nase regelmäßig mit einer speziellen Nasendusche oder einem Fläschchen mit Salzwasser. Zwei- bis dreimal tägliches Spülen mit Salzwasser verringert Allergiesymptome. Salz wirkt leicht abschwellend. Und so geht's: Neti-Nasendusche nach Anleitung verwenden. Oder Sie befüllen ein geeignetes Gefäß mit circa 500 Milliliter lauwarmem Wasser und einem Teelöffel Salz und einer Prise Backsoda [zum Beispiel Kaisernatron, Anm. d. Übers.]. In Apotheken gibt es auch Fertigmischungen zu kaufen. Das Wasser ziehen Sie vorsichtig durch die Nase nach oben und stoßen es dann wieder aus. Mehrfach wiederholen. Wenn Sie etwa Salzwasser schlucken, ist das kein Problem.

Das richtige Probiotikum

Wenn Sie sich für ein Probiotikum zum Erhalt Ihrer Gesundheit interessieren, sollte eine gekühlte Qualitätsmischung von Laktobakterien und Bifidus-Kulturen in Ordnung sein. Achten Sie auf die Anzahl der koloniebildenden Einheiten (KBE) und auch darauf, dass diese bis zum Ablaufdatum und nicht bloß während der Herstellung erreicht werden. Für die einfache Gesundheitsvorsorge sollten 20 Milliarden KBE ausreichen. Haben Sie es jedoch mit Verdauungsproblemen und heftigen Allergien oder einer Autoimmunerkrankung zu tun oder leiden Sie momentan an einer entzündlichen Darmerkrankung (in der schubfreien Phase), dann sind höhere Dosen angezeigt, damit es zu einer Wirkung kommt. Bei meinen Patienten mit den genannten Erkrankungen verwende ich eine Größenordnung von 100 bis 400 Milliarden KBE. Wenn die Darmsanierung Probleme bereitet, verwende ich manchmal auch zusätzlich einen gesunden Hefepilz, *Saccharomyces boulardii*. Im Übrigen sind auch Präbiotika und lösliche Ballaststoffe beim Aufbau einer gesunden Darmflora hilfreich. Und natürlich alle fermentierten Nahrungsmittel.

Rohkakao-Bällchen

1 Tasse Mandeln
3 TL Kakaopulver (plus Kakao für den Bezug)
½ TL Vanillemark
2 TL Kokosöl
2–3 TL Agavendicksaft (gegebenenfalls den Agavendicksaft durch eine Mischung aus Erythritol und Stevia ersetzen oder aufstocken, um Zuckerkalorien zu sparen.)
3 TL Kokosmilch
1 Prise Salz

Mixen Sie alle Zutaten mit einem Handmixer oder einer Küchenmaschine. Der Teig sollte fest sein, etwa wie Brownieteig. Wenn nicht, kühlen Sie ihn, bis er fest wird. Dann formen Sie mithilfe eines oder zweier Teelöffel kleine Kugeln. Anschließend werden die Kakaobällchen noch in Kakao gewendet und dann auf Backpapier im Kühlschrank gekühlt. Sobald Sie fest sind, können sie genossen werden.

Weitere mögliche Zutaten: Cayennepfeffer, Gojibeeren, Kokosraspel, Nussmus, Zimt

Schokoladen-Avocado-Pudding

(Quelle http://allrecipes.com/recipe/234324/chocolate-avocado-pudding/)

2 große Avocados, geschält, entkernt und gewürfelt
65 g ungesüßtes Kakaopulver
65 g Kokosblütenzucker (auch hier können Stevia, Erythritol und Agavendicksaft kombiniert werden, um Zuckerkalorien zu sparen.)
80 ml Kokosmilch
½ TL Vanillemark
1 Prise gemahlener Zimt

Vermengen Sie Avocados, Kakaopulver, Kokoszucker oder seinen Ersatz, Kokosmilch, Vanillemark und Zimt in der Küchenmaschine, bis alles eine weiche Konsistenz hat. Stellen Sie den Pudding 30 Minuten lang kühl.

Überlegungen zur Hormonersatztherapie

Bei Hitzewallungen ist die wirksamste Therapie eine Hormonersatztherapie mit Östrogen. Doch diese ist in mehrfacher Hinsicht umstritten. Östrogene stimulieren Brust- und Gebärmuttergewebe, und eine starke Östrogenbelastung erhöht das Risiko von Brust- und Gebärmutterkrebs. Östrogene fördern die Blutgerinnung und damit das Risiko für Herzinfarkt, Schlaganfall und Thrombose. Wir wissen das, weil Frauen, die ihre Monatsblutung länger hatten – etwa weil sie sie früh bekamen, niemals schwanger waren und/oder spät in die Wechseljahre kamen –, ein höheres Risiko für einen östrogenrezeptorpositiven Krebs haben. Deshalb überrascht es nicht, dass die bislang größte Studie zu den Folgen der Hormonersatztherapie mit Premarin und Provera (künstlichem Östrogen beziehungsweise Progesteron) bei Frauen über 60, die sich einer solchen Therapie unterzogen hatten, ein erhöhtes Brustkrebsrisiko feststellten. Deshalb sind Ärzte mittlerweile vorsichtig, was eine Hormonersatztherapie angeht, und verschreiben tendenziell bioidentische Wirkstoffe.

Bioidentisch heißt, dass die Wirkstoffe unseren körpereigenen Hormonen ähneln. Es gibt sie verschreibungspflichtig als Hormonpflaster, Gel, Creme oder in Form von Tabletten. Die orale Eingabe erfordert eine Verstoffwechselung über die Leber und führt eher zu Blutgerinnseln, Herzinfarkt, Schlaganfall und Venenthrombose. Deshalb empfehle ich meinen Patientinnen, Östrogen über die Haut aufzunehmen – als Pflaster, Creme, Gel oder über Vaginalkapseln.

Darüber hinaus wird auch Progesteron benötigt, um die Gebärmutter vor einer Überstimulation durch die Östrogentherapie zu schützen. Mit anderen Worten: Ohne Progesteron erhöht sich durch eine Östrogentherapie das Risiko, Gebärmutterkrebs zu bekommen. Bei Frauen, die keine Gebärmutter mehr haben, ist eine Östrogenmonotherapie in Ordnung. Das Risiko der Hormonersatztherapie ist insbesondere in den ersten fünf Jahren nach Einsetzen der Menopause gering. Bei Frauen ohne Gebärmutter liegt das Zeitfenster des geringen Risikos bei sieben Jahren. Die nordamerikanische Menopause-Gesellschaft stellt in ihren Empfehlungen von 2016 dazu Folgendes fest: »Zur Behandlung menopausaler Symptome sollte die geringstmögliche Dosierung über einen kürzestmöglichen Zeitrahmen gegeben werden.« Dem würden sicherlich alle niedergelassenen Ärztinnen und Ärzte zustimmen.[87]

Allerdings muss man auch sagen, dass manche Frauen – leider – ihr ganzes Leben lang unter Hitzewallungen leiden. Doch es ist auch richtig, dass andere Frauen durch eine Hormonersatztherapie eine deutliche Besserung ihrer Stimmungslage und ihrer kognitiven Fähigkeiten erfahren, sodass sie sie sogar länger als fünf Jahre nehmen möchten. In solch einer Situation sollte man gut auf seinen Körper hören und mithilfe der körpereigenen Intelligenz die potenziellen Risiken und Vorteile in einer bestimmten Situation abwägen.

Verschreibungspflichtige Medikamente, die sich negativ auf die Orgasmusfähigkeit auswirken

Acebutolol (Prent)
Alprazolam (Xanax, Tafil)
Amitriptylin (Saroten, Tryptizol u. a.)
Atenolol (Tenormin)
Betaxolol (Kerlone)
Bisoprolol (Concor)
Carbamazepin (Tegretol, Finlepsin u. a.)
Carteolol (Arteoptik, Endak)
Carvedilol (Dilatrend, Dimetil)
Chlordiazepoxid (Librium)
Chlorpromazin (Fenactil, Megaphen)
Chlorprothixen (Truxal)
Citalopram (Cipramil)
Clomipramin (Anafranil)
Clonazepam (Rivotril)
Clorazepat
Codein
Desipramin
Dextroamphetamin
Dexmethylphenidat
Diazepam (Valium)
Disulfiram (Antabus)
Doxepin (Aponal, Sinequan)
Escitalopram (Cipralex)
Esmolol (Brevibloc)
Estazolam
Ethosuximid (Pednidan, Suxilep)
Fenfluramin
Fentanyl
Fluoxetin (Prozac)
Fluphenazin (Lyogen)
Flurazepam (Dalmadorm)
Fluvoxamin (Fevarin)
Hydrocodon
Hydromorphon
Imipramin (Tofranil)
Labetolol
Loxapin
Lorazepam (Tavor)
Maprotilin (Ludiomil, Maprolu)
Methadon
Methylphenidat (Ritalin, Concerta u. a.)
Methyldopa (Aldomet, Dopegyt, Presinol)
Metoprolol (Lopressor)
Modafinil (Vigil)
Morphin
Nadolol
Nortriptylin (Nortrilen)
Oxazepam (Adrumbran u. a.)
Oxycodon (Oxygesic u. a.)
Oxymorphon
Paroxetin (Paroxalon, Seroxat)
Penbutolol (Betapressin, Levatol)
Perphenazin (Decentan)
Pimozid (Orap)
Pindolol (Visken)
Prochlorperazin
Propoxyphen
Propranolol (Beta-Tablinen, Dociton, Prophylux)
Protriptylin (Vivactil, Concordil)
Risperidon (Risperdal u. a.)
Sertralin (Zoloft)
Temazepam (Restoril)
Thioridazin
Thiothixen (Navane)
Timolol (Arutimol, Chibro-Timoptol, Dispatim)
Triazolam (Halcion)
Trimipramin (Herphonal, Stangyl)
Venlafaxin (Trevilor retard)

Häufig verordnete Medikamente, die libidosenkend wirken

Acebutolol (Prent)
Acetazolamid (Diamox)
Alprazolam (Xanax, Tafil)
Amiodaron (Amiodares, Cordarex u. a.)
Amitriptylin (Saroten, Tryptizol u. a.)
Atenolol (Tenormin)
Barbiturate (Butalbital)
Betaxolol (Kerlone)
Bisoprolol (Concor)
Carbamazepin (Tegretol, Finlepsin u. a.)
Carteolol (Arteoptik, Endak)
Carvedilol (Dilatrend, Dimetil)
Chlordiazepoxid (Librium)
Chlorpromazin (Fenactil, Megaphen)
Cimetidin (Cimlich u. a.)
Clomipramin (Anafranil)
Clonazepam (Rivotril)
Clorazepat
Desipramin
Diazepam (Valium)
Digoxin (Digacin, Lanicor, Lanoxin)
Doxepin (Aponal, Sinequan)
Empfängsverhütende Medikamente (Anti-Baby-Pille)
Esmolol (Brevibloc)
Estazolam
Ethosuximid (Pednidan, Suxilep)
Famotidin
Fenfluramin
Flurazepam (Dalmadorm)
Imipramin (Tofranil)
Interferon
Isocarboxazid
Ketoconazol (Terzolin u. a.)
Labetolol
Lithium
Lorazepam (Tavor)
Maprotilin (Ludiomil, Maprolu)
Medroxyprogesteronacetat (DepoProvera u. a.)
Megestrol
Methadon
Methyldopa (Aldomet, Dopegyt, Presinol)
Metoclopramid (Reglan)
Metoprolol (Lopressor)
Nadolol
Nizatidin
Norethindron (Activelle, Duogynon, Estragest u. a.)
Nortriptylin (Nortrilen)
Oxazepam (Adrumbran u. a.)
Penbutolol (Betapressin u. a.)
Phenelzin
Phenytoin (Epanutin, Phenhydan und Zentropil)
Pindolol (Visken)
Prochlorperazin
Progesteron (Prometrium)
Propranolol (Beta-Tablinen, Dociton, Prophylux)
Protriptylin (Vivactil, Concordil)
Ranitidin (Junizac, Zantic)
Reserpin (Briserin)
Risperidon (Risperdal u. a.)
Spironolacton (Aldactone, Furorese u. a.)
Temazepam (Planum, Remestan)

Timolol (Arutimol, Chibro-Timoptol, Dispatim)
Tranylcypromin (Jatrosom)
Triazolam (Halcion)
Trimipramin (Herphonal, Stangyl)

Aus: Mantak Chia, Rachel Carlton Abrams: *Pure Lust und Leidenschaft: Multi-Orgasmen für jede Frau,* München: Goldmann 2006

Genussmittel und sogenannte Partydrogen, die sich negativ auf die Orgasmusfähigkeit auswirken

- Alkohol (mehr als 350 ml Bier oder 1/8 l Wein oder ein hartes Getränk (4 cl) täglich
- Tabak (Zigaretten, E-Zigaretten, Kautabak)
- Speed, Kokain, Crack (Stimmungsaufheller)
- Heroin und alle verschreibungspflichtigen Betäubungsmittel (Beruhigungsmittel)
- Ecstasy

Literatur

Weitere Bücher von Dr. Rachel

Beziehung ist Männersache. Was Frauen von ihrem Partner wirklich wollen, von John Gottman, Julie Schwartz Gottman, Douglas Carlton Abrams, Douglas Abrams und Rachel Carlton Abrams, Südwest Verlag: 2016

The Multi-Orgasmic Couple: Sexual Secrets Every Couple Should Know von Mantak Chia, Maneewan Chia, Douglas Abrams, Rachel Carlton Abrams, PhD, HarperOne: 2002

Pure Lust und Leidenschaft. Multi-Orgasmen für jede Frau, von Mantak Chia und Rachel Carlton Abrams, Goldmann: 2006

Bücher anderer Autoren

10 Lessons to Transform Your Marriage: America's Love Experts Share Their Strategies for Strengthening Your Relationship von John M. Gottman, PhD, Julie Schwartz Gottman, PhD, and Joan DeClaire, Harmony: 2007

The Anatomy of a Calling: A Doctor's Journey from the Head to the Heart and a Prescription for Finding Your Life's Purpose von Lissa Rankin, MD, Rodale Books: 2015

And Baby Makes Three: The Six-Step Plan for Preserving Marital Intimacy and Rekindling Romance after Baby Arrives von John M. Gottman, PhD, Julie Schwartz Gottman, PhD, Three Rivers Press: 2007

Hoher Blutzucker – übergewichtig und mangelernährt. Gesund und schlank. Mit 6-Wochen-Programm von Mark Hyman, Goldmann: 2013

The Definitive Guide to Cancer, 3rd Edition: An Integrative Approach to Prevention, Treatment, and Healing von Lise Alschuler, ND, Karolyn A. Gazella, Celestial Arts: 2010
Emergence of the Sensual Woman: Awakening Our Erotic Innocence von Saida Désilets, PhD, Jade Goddess Publishing, 2006
Finding Your Way in a Wild New World: Reclaim Your True Nature to Create the Life You Want von Martha Beck. Free Press: 2012
Full Body Presence: Learning to Listen to Your Body's Wisdom von Suzanne Scurlock-Durana, Healing from the Core Media, 2008
Guided Imagery for Self-Healing: An Essential Resource to Anyone Seeking Wellness von Martin L. Rossman, MD. H. J. Kramer/New World Library: 2000
Healing Trauma: A Pioneering Program for Restoring the Wisdom of Your Body (mit CD) von Peter A. Levine, PhD, Sounds True: 2008
The Heart Speaks: A Cardiologist Reveals the Secret Language of Healing von Mimi Guarneri, MD, FACC. Touchstone: 2007
The Hormone Cure: Reclaim Balance, Sleep, Sex Drive & Vitality; Lose Weight; Feel Focused, Vital, and Energized Naturally with the Gottfried Protocol von Sara Gottfried, MD. Scribner: 2014
Vom Trauma befreien. Wie Sie seelische und körperliche Blockaden lösen von Peter A. Levine, Random House: 2012
Essen Sie nichts, was Ihre Großmutter nicht als Essen erkannt hätte. Goldene Regeln für gute Ernährung von Michael Pollan, Goldmann: 2016
Love and Survival: 8 Pathways to Intimacy and Health von Dean Ornish, MD, William Morrow: 1999
Warum Gedanken stärker sind als Medizin. Wissenschaftliche Beweise für die Selbstheilungskraft von Lissa Rankin, Penguin: 2017

Gesund bleiben bis 100 von John Robbins, Nietsch: 2016 Books: 2010

Die 7 Geheimnisse der glücklichen Ehe von John M. Gottman PhD und Nan Silver, Ullstein: 2014

The Spectrum: A Scientifically Proven Program to Feel Better, Live Longer, Lose Weight, and Gain Health von Dean Ornish, MD, Ballantine Books: 2008

Familienplanung. Das Standardwerk zur natürlichen Empfängnisverhütung, Kontrolle der Fruchtbarkeit sowie Erfüllung des Kinderwunsches von Toni Weschler, mvg: 2016

Ultraprevention: The 6-Week Plan That Will Make You Healthy for Life von Mark Hyman, MD, Mark Liponis, MD, Scribner: 2003

Whole Body Intelligence: Get Out of Your Head and Into Your Body to Achieve Greater Wisdom, Confidence, and Success von Steve Sisgold, Rodale Books: 2015

Die Weisheit der Wechseljahre. Selbstheilung, Veränderung und Neuanfang in der zweiten Lebenshälfte von Dr. Christiane Northrup, vollkommen überarbeitete Neuauflage, Zabert Sandmann 2016

Frauenkörper, Frauenweisheit. Wie Frauen Ihre ursprüngliche Fähigkeit zur Selbstheilung wiederentdecken können von Dr. Christiane Northrup, vollkommen überarbeitete Neuauflage, Zabert Sandmann: 2017

Women's Encyclopedia of Natural Medicine: Alternative Therapies and Integrative Medicine for Total Health and Wellness von Tori Hudson, ND, McGraw-Hill Education: 2007

Dank

… meinem Agenten, Ehemann, Spielgefährten, Ideengeber und Hottie Doug Abrams. Ohne dich gäbe es dieses Buch in gleich mehrfacher Hinsicht nicht. Von der Grundidee (du bist der vollendete Literaturcoach) bis hin zu einer klugen Agententätigkeit als Ehemann und Lebensgefährte, der meine Träume mit Verve unterstützt und mich aufhebt und »wieder auf die Spur setzt«, wenn ich einmal falle. Ohne deine Liebe für mein ganzes manchmal schludriges Wesen gäbe es »die« nicht, die dieses Buch geschrieben hat.

… meiner unfassbar hart arbeitenden und superklugen Lektorin Leah Miller. Danke für den steten Glauben an dieses Buch und die vorsichtigen Eingriffe, die es so gut gemacht haben, wie es nun ist. Dank an Gail Gonzales, Jennifer Levesque, Kathleen Schmidt, Anna Cooperberg, Emily Weber Eagan, Angie Giammarino, Suzee Skwiot und alle bei Rodale, die mir dabei geholfen haben, dieses Buch in die Welt zu setzen. Besonderen Dank an Maria Rodale – die geniale Chefin von Rodale Inc., eine inspirierende Frau, Mutter, Autorin und Freundin.

… meinen großartigen schreibenden Mediziner-Kolleginnen. Ihr habt mich inspiriert und manchmal zum lauten Lachen verleitet – klasse und verrückt ist unser Weg: Lissa Rankin, Molly Roberts und Sara Gottfried. Danke für die Unterstützung und das Feedback in allen Projektphasen. Und dann natürlich an meine geliebte Mentorin Gladys McGarey, MD, die uns und so viele andere Ärzte anspornt, im Umgang mit unseren Patienten das Beste zu geben, gleichermaßen zu lieben und medizinisch tätig zu sein – denn Liebe ist die beste Medizin. Danke, dass Sie mich ermutigt haben, die Medizin nicht aufzugeben – weiterzumachen und eine ganzheitlich orientierte Arbeitsweise zu finden, hinter der ich voll und ganz stehe. Und dann den vielen ganzheitlich orientierten Kollegen, Freunden und Förderern, die einer besseren Medizin und der Liebe im Heilungsprozess den Boden bereitet haben: Molly Roberts, Bruce Roberts, Patrick Hannaway, Wendy Warner, Scott und Suze Shannon, Jennifer Blair, Karen Lawson, Mimi Guarneri, John Weeks, Bill Manahan, Alan Gaby, Daniel Friedland, Bill Meeker, David Riley, Dean Ornish, Mark Hyman, Tabatha Parker und Lee Lipsenthal. Gesegnet sei die Erinnerung an euch.

... meinen kreativen Freundinnen und Schwestern der Online-Welt dafür, dass ihr einer Online-Neandertalerin die Stange haltet. Eure ganz reale Freundschaft bedeutet mir die Welt: Sage Lavine, Saida Désilets und Sol Sebastian. Danke meiner Genossin bei Woven (wovenweb.com), Monika Szamko, dafür, dass du mit gutem Beispiel vorangehst: Wir sind Mütter, verändern die Dinge, träumen die Welt, sind nimmermüde Weltreisende. Danke dafür, dass es dich gibt und dafür, was du für die Frauen tust, überall auf der Welt. Und dann noch meinen Schwestern im Geiste: Nina Simons, Rachel Bagby, Peggy Callahan, Debora Bubb, Heather Kuiper, Mpho Tutu, Alanis Morissette und Pam Omidyar. Ihre vorbildliche Arbeit macht die Welt zu einem Ort, an dem wir alle friedlich leben können. Und schließlich Father Desmond Tutu, Quelle der Inspiration und geistiger Mentor.

... meiner (richtigen) Schwester, Lisa Carlton, Segensengel meines Lebens; ich kann nicht glauben, dass wir Schwestern und Freundinnen sind, Genossinnen bei Woven, dass wir Workshops geben, Familienleben miteinander haben einschließlich Thanksgiving Dinner. Ich liebe dich von hier bis in Ewigkeit und habe vor, mit dir in 40 Jahren in einem Schaukelstuhl zu schaukeln. Danke, dass du mein junges Selbst gerettet hast.

... meiner Frauengruppe, die mich auffängt, wenn nichts mehr geht. Ohne euch ginge es gar nicht: Victoria, Marie, Carey, Cat und Valerie Joi – Liebe und We-ho's. Dann noch an Patty Hinz, begabte Leserin, Doktorin, Fotografin und Freundin. Danke, dass du mein Leben in jeder Hinsicht schöner machst.

… den Göttinnen und Heilerinnen, mit denen ich zusammenzuarbeiten das Privileg habe. Ihr verwischt einfach die Grenzen zwischen Arbeit, Spaß, Gruppengedöns und Freundschaft – und das finde ich so toll (an euch). Unsere Patienten, die sich glücklich schätzen können ob eines Meeres aus Liebe, das ihr bietet: Marie Royer, Adrianna Gonzalez, Aimée Gould Shunney, Lena Axelsson, Nina Kolbe und Glynis Taormina. Ihr inspiriert mich jeden Tag aufs Neue.

… meinen Patientinnen und Patienten, die ich auf ihren Wegen begleiten durfte. Sie überraschen und inspirieren mich jeden Tag aufs Neue. Ihre Tapferkeit, Hartnäckigkeit, zarte Verletzbarkeit und Herzlichkeit. Sie sind meine besten Lehrer.

… meiner Beachvolleyball-Mannschaft in Santa Cruz – ihr sorgt dafür, dass ich nicht abdrifte, und netterweise dafür, dass ich auch mal richtig fies sein kann. Danke. Ihr seid mein Prozac.

… meiner Familie: Mom und Dad, Irene und Don Carlton – Danke dafür, dass ihr immer an mich geglaubt habt und mir gesagt habt, ich könne alles machen. Woraufhin Ihr alles dafür getan habt, dass es so kam.

… meinem Bruder Jeff, den Schwestern Lisa und Rita, den Neffen Grant, Andrew, Elijah und Jordan. Und meiner anderen Familie: Dick und Patricia Abrams, Karen, Matt und Halleli und Joe, Jen und Jonas. Ich kann mich auf euch stützen und ihr auf mich, und das bedeutet mir alles.

Grenzenlos ist meine Dankbarkeit, was alle meine Kinder betrifft: Jesse, Kayla und Eliana. Jesse, du lehrst mich Geduld, das Geschenk der Musik und dass Spaß zwischendurch ganz wichtig ist, genauso wie von ganzem Herzen zu lieben. Kayla, du lehrst mich Ausdauer und was möglich ist, wenn man alles gibt. Und dann noch, dass es darauf ankommt, etwas in der Welt zu bewirken. Eliana, du lehrst mich, ich selbst zu sein, ganz egal, was andere davon halten. Wissenschaft und guten Schreibstil zu verbinden, dass man Schönheit und Trost in der Natur findet – und in einem ordentlichen Brunch. Ihr alle habt ein großes, liebendes Herz und ich bin froh, mit euch in diesem Leben verbunden zu sein.

Meine ewige Dankbarkeit gilt dem großen Geist/Mutter Erde/Gott/Adonai/Eloheinu/der Göttin – dem einen, was uns alle verbindet in Liebe und Dankbarkeit.

Anmerkungen

Kapitel 1

1 J. Barth, L. Bermetz, E. Heim, S. Trelle, and T. Tonia. »The Current Prevalence of Child Sexual Abuse Worldwide: A Systematic Review and Meta Analysis«, *International Journal of Public Health* 58 (3), 2013: 469–483. doi: 10.1007/s00038-012-0426-1. Epub 21. November 2012

2 Dies wird toll von Lissa Rankin in *Mind Over Medicine: Warum Gedanken oft stärker sind als Medizin* dargestellt. Interessant vor allem, wenn Sie mehr über die faszinierenden Selbstheilungskräfte unseres Körpers wissen wollen.

3 Rollin McCraty, Mike Atkinson, Raymond Trevor Bradley. »Electrophysiological Evidence of Intuition: Part 1. The Surprising Role of the Heart«, *Journal of Alternative and Complementary Medicine* 10 (1), 2004: 133–143

Kapitel 2

4 Auf der Seite www.familienplanung.de gibt es auch einen guten Überblick über deutschsprachige Literatur zum Thema. Die Seite ist nicht kommerziell und vertreibt keine Medikamente. Weiterhin: Toni Weschler, Familienplanung, München: mvg 2017

5 John G. West, Nimmi S. Kapoor, Shu-Yuan Liao, June W. Chen, Lisa Bailey, and Robert A. Nagourney. »Case Report: Multifocal Breast Cancer in Young Women with Prolonged Contact between Their Breasts and Their Cellular Phones«, Case Reports in Medicine, 2013

6 Für im Englischen versierte Leserinnen gibt es die Übung als Audiodatei auf der Webseite der Autorin www.doctorrachel.com in der Rubrik »Bodywise« (das ist Titel der amerikanischen Originalausgabe).

7 *Martha Beck. Finding Your Way in a Wild New World: Reclaim Your True Nature to Create the Life You Want* (Free Press: New York City, 2012), xxiv

8 Steve Sisgold. *Whole Body Intelligence: Get Out of Your Head and Into Your Body to Achieve Greater Wisdom, Confidence, and Success*, Rodale Books: New York, 2015

9 Normalerweise werden Cortisoltests im Speichel nicht von Allgemeinmedizinern durchgeführt, sind aber bei ganzheitlich arbeitenden Ärzten und einigen Standardlabors üblich. Fragen Sie Ihren Arzt, der ganzheitliche oder Naturheilverfahren anbietet, sowie Akupunkturspezialisten oder Chiropraktiker danach. Cortisol-Speicheltests sind auch online erhältlich.

Kapitel 3

10 R. L. Beckstrand and J. S. Pickens. »Beneficial Effects of Magnesium Supplementation«, *Journal of Evidence-Based Complementary and Alternative Medicine* 16 (3) (2011): 181–189.

11 I. M. Cox, M. J. Campbell, and D. Dowson. »Red Blood Cell Magnesium and Chronic Fatigue Syndrome«, *Lancet* 337 (8744) (30. März 1991): 757–760

12 G. Moorkens, Y. Manuel, et al. »Magnesium Deficit in a Sample of the Belgium Population Presenting with Chronic Fatigue.« *Magnesium Research* 10 (1997): 329–337

13 »Beyond Myalgic Encephalomyelitis/Chronic Fatigue Syndrome: Redefining an Illness.« Institute of Medicine of the National Academies, Report Brief, Februar 2015. Mit freundlicher Genehmigung der National Academies Press, Copyright © 2015 National Academy of Sciences.

Kapitel 4

14 N. Torrance, B. H. Smith, M. I. Bennett, A. J. Lee, »The Epidemiology of Chronic Pain of Predominantly Neuropathic Origin. Results from a General Population Survey.« *Journal of Pain* 7 (4) (2006): 281–289
Für Deutschland: Schmerzliga e. V. Pressemitteilung 2012

15 *Global Burden of Disease Report* (2010)

16 A. M. Elliott, B. H. Smith, K. I. Penny, W. C. Smith, W. A. Chambers, »The Epidemiology of Chronic Pain in the Community«, *Lancet* 354 (1999): 1248–1252

17 P. Posadzki et al., »Is Yoga Effective for Pain? A Systematic Review of Randomized Clinical Trials«, *Complementary Therapies in Medicine* 19 (5), Oktober 2011, 281–287

18 James A. Duke, »The Garden Pharmacy: Turmeric, the Queen of COX-2 Inhibitors.« *Alternative and Complementary Therapies* 13(5) (November 2007): 229–234

Kapitel 5

19 Edward O. Laumann, John H. Gagnon, Robert T. Michael, Stuart Michaels, »National Health and Social Life Survey«, *The National Opinion Research Center* at the University of Chicago, 1992

20 C. Gingell, D. Glasser, E. Laumann, E. Moreira, A. Nicolosi, T. Wang. »Sexual Problems among Women and Men Aged 40–80 Y: Prevalence and Correlates Identified in the Global Study of Sexual Attitudes and Behaviors«, *International Journal of Impotence Research* 17 (1), 2005: 39–57

21 R. Nappi, S. Detaddei, F. Ferdeghini, B. Brundu, A. Sommacal, F. Polatti, »Role of Testosterone in Feminine Sexuality«, *Journal of Endocrinological Investigation* 26, Ergänzungsband 3, 2003, 97–101

22 S. R. Davis, J. Tran, »Testosterone Influences Libido and Well-Being in Women«, *Trends in Endocrinology and Metabolism* 12 (1), 2001, 33–37

Kapitel 6

23 E. McGrath, G. P. Keita, B. R. Strickland, N. F. Russo, »Women and Depression: Risk Factors and Treatment Issues«, *American Psychological Association*. Washington, DC: 1990

24 J. C. Fournier et al., »Antidepressant Drug Effects and Depression Severity: A Patient-Level Meta-Analysis«, *Journal of the American Medical Association* 303 (1), 2010, 47–53

25 I. Kirsch et al., »Initial Severity and Antidepressant Benefits: A Meta Analysis of Data Submitted for the Food and Drug Administration«, *PLOS Medicine* 5 (2), 2008, 45

26 J. Rush et al., »Acute and Longer-Term Outcomes in Depressed Outpatients Requiring One or Several Treatment Steps: A STAR*D Report«, *American Journal of Psychiatry* 163, 2006, 1905–1917

27 Scott Shannon, »The Ecology of Mental Health« from presentation at the *American Board of Integrative Medicine Conference*, 11. Juni 2013

28 L. M. Jaremka, R. R. Andridge, C. P. Fagundes, C. M. Alfano, S. P. Povoski, A. M. Lipari, D. M. Agnese, M. W. Arnold, W. B. Farrar, L. D. Yee, W. E. Carson III, T. Bekaii-Saab, E. W. Martin Jr., C. R. Schmidt, J. K. Kiecolt-Glaser, »Pain, Depression, and Fatigue: Loneliness as a Longitudinal Risk Factor«, *Health Psychology* 33 (9), September 2014, 948–957. doi: 10.1037/a0034012. Epub 19. August 2013

29 Rollin McCraty et al., »The Impact of a New Emotional Self-Management Program on Stress, Emotions, Heart Rate Variability, DHEA, and Cortisol«, *Integrative Physiological and Behavioral Science* 33, no. 2, April–Juni 1998, 151–170

30 Rollin McCraty, »The Effects of Emotions on Short-Term Power Spectrum Analysis of Heart Rate Variability«, *American Journal of Cardiology* 76, no. 14, 15. November 1995, 1089–1093

31 D. Babyak et al., »Exercise Treatment for Major Depression: Main-

tenance of Therapeutic Benefit at 10 Months«, *Psychosomatic Medicine* 62, 2000, 633–638
32 Mahmood Bakhtiyari et al., »Anxiety as a Consequence of Modern Dietary Pattern in Adults in Tehran, Iran«, *Eating Behaviors* 4, Issue 2, April 2013, 107–112
33 J. L. Hibbeln, »Fish Consumption and Major Depression«, *Lancet* 351, 1998, 1213
34 K. Shaw, J. Turner, C. Del Mar, »Are Tryptophan and 5-Hydroxytryptophan Effective Treatments for Depression? A Meta-Analysis«, *Australian and New Zealand Journal of Psychiatry* 36 (4), August 2002, 488–491
35 Raymond W. Lam et al., »Efficacy of Bright Light Treatment, Fluoxetine, and the Combination in Patients with Non-Seasonal Major Depressive Disorder«, *JAMA Psychiatry* 73 (1), 2016, 56–63
36 S. J. Lewis, »Folic Acid Supplementation during Pregnancy May Protect against Depression 21 Months after Pregnancy, an Effect Modified by MTHFR C677T Genotype«, *European Journal of Clinical Nutrition* 66 (1), 2011, 97–103
37 Arnold Mech, Andrew Farah, »Correlation of Clinical Response with Homocysteine Reduction During Therapy with Reduced B Vitamins in Patients with MDD Who Are Positive for MTHFR C677T or A1298C Polymorphism: A Randomized, Double-Blind, Placebo-Controlled Study«, *Journal of Clinical Psychiatry* 77 (5), 2016, 668–671
38 A. Palatnik, K. Frolov, M. Fux, J. Benjamin, »Double-Blind, Controlled, Crossover Trial of Inositol versus Fluvoxamine for the Treatment of Panic Disorder«, *Journal of Clinical Psychopharmacology* (3), 21. Juni 2001, 335–339
39 I. K. Lyoo et al., »A Randomized, Double-Blind Placebo-Controlled Trial of Oral Creatine Monohydrate Augmentation for Enhanced Response to a Selective Serotonin Reuptake Inhibitor in Women with Major Depressive Disorder«, *American Journal of Psychiatry* 169 (9), 2012, 937–945
40 K. Linde, M. M. Berner, L. Kriston, »St. John's Wort for Major Depression«, *Cochrane Database of Systematic Reviews* 4, Oktober 2008
41 C. F. Haskell et al., »The Effects of L-Theanine, Caffeine and Their Combination on Cognition and Mood«, *Biological Psychiatry* 77 (2), 2008, 113–122
42 R. Leo et al., »A Systematic Review of Randomized Controlled Trials of Acupuncture in the Treatment of Depression«, *Journal of Affective Disorders* 97, 2007, 13–22
43 K. Pilkington, G. Kirkwood, H. Rampes, M. Cummings, J. Richardson, »Acupuncture for Anxiety and Anxiety Disorders – A Systematic Literature Review«, *Acupunctural Medicine* 25 (1–2), Juni 2007, 1–10

Kapitel 7

44 J. M. Smyth, »Effects of Writing about Stressful Experiences on Symptom Reduction in Patients with Asthma or Rheumatoid Arthritis: A Randomized Trial«, *Journal of the American Medical Association* 281 (14), 14. April 1999, 1304–1309

Kapitel 8

45 Eric Schlosser, *Fast Food Nation: The Dark Side of the All-American Meal*, Mariner Press: New York, 2012

46 CDC, Division of Nutrition, Physical Activity, and Obesity, National Center for Chronic Disease Prevention and Health Promotion, 21. September 2015

47 Environmental Working Group, 2005

48 L. Oates et al., »Reduction in Urinary Organophosphate Pesticide Metabolites in Adults after a Week-Long Organic Diet«, *Environmental Research* 132, 2014, 105–111

49 Environmental Working Group, www.ewg.org, 2016

50 Michael Pollan, *Essen Sie nichts, was Ihre Großmutter nicht als Essen erkannt hätte. Goldene Regeln für gute Ernährung*, München: Goldmann 2017

51 I. Hu Yang et al., »Coconut Oil: Non-alternative Drug Treatment Against Alzheimer's Disease«, *Nutricion Hospitalaria* (Madrid) 32 (6), 1. Dezember 20152822–2827

52 W. M. Fernando et al., »The Role of Dietary Coconut for the Prevention and Treatment of Alzheimer's Disease: Potential Mechanisms of Action«, *British Journal of Nutrition* 114 (1), 14. Juli 2015, 1–14

Kapitel 9

53 S. W. Lockley, G. C. Brainard, C. A. Czeisler, »High Sensitivity of the Human Circadian Melatonin Rhythm to Resetting by Short Wavelength Light«, *Journal of Clinical Endocrinology and Metabolism* 88 (9), 2003, 4502–4505

54 M. Hysing, S. Pallesen, K. M. Stormark, R. Jakobsen, A. J. Lundervold, B. Sivertsen, »Sleep and Use of Electronic Devices in Adolescence: Results from a Large Population-Based Study«, *BMJ Open* 5 (1), 2015, e006748

55 Jacob Schor, »Life through Orange-Colored Glasses: Blue-Blocking Lenses May Alleviate Sleep Disruption in Teens«, Natural *Medicine Journal* 7, issue 9, September 2015

56 B. Abbasi et al., »The Effect of Magnesium Supplementation on Primary Insomnia in Elderly: A Double-Blind Placebo-Controlled Clinical

Trial«, *Journal of Research in Medical Science* 17 (12), Dezember 2012, 1161–1169
57 J. F. Duffy, D. J. Dijk, E. B. Klerman, C. A. Czeisler, »Later Endogenous Circadian Temperature Nadir Relative to an Earlier Wake Time in Older People«, *American Journal of Physiology* 275 (5 Pt 2), November 1998, R1478–R1487
58 D. J. Dijk, J. F. Duffy, C. A. Czeisler, »Contribution of Circadian Physiology and Sleep Homeostasis to Age-Related Changes in Human Sleep«, *Chronobiology International* 17 (3), Mai 2000, 285–311

Kapitel 10

59 G. D. Lewis et al., »Metabolic Signatures of Exercise in Human Plasma«, *Science Translational Medicine* 2 (33), 26. Mai 2010, 33ra37
60 Gregory N. Bratman et al., »The Benefits of Nature Experience: Improved Affect and Cognition«, *Landscape and Urban Planning* 138, Juni 2015, 41–50
61 N. Sydó et al., »Relationship between Exercise Heart Rate and Age in Men vs. Women«, *Mayo Clinic Proceedings* 89 (12), Dezember 2014, 1664–1672doi:10.1016/j.mayocp.2014.08.018. Epub 29. Oktober 2014
62 L. A. Tucker, J. E. Strong, J. D. LeCheminant, B. W. Bailey, »Effect of Two Jumping Programs on Hip Bone Mineral Density in Premenopausal Women: A Randomized Controlled Trial«, *American Journal of Health Promotion.* 29 (3), Januar–Februar 2015, 158–164
63 S. J. Allison, K. E. S. Poole, G. M. Treece et al., »The Influence of High-Impact Exercise on Cortical and Trabecular Bone Mineral Content and 3D Distribution Across the Proximal Femur in Older Men: A Randomized Controlled Unilateral Intervention«, *Journal of Bone and Mineral Research.* Published online 17. August 2015
64 K. Gebel et al., »Effect of Moderate to Vigorous Physical Aktivität on All-Cause Mortality in Middle-Aged and Older Australians«, *Journal of the American Medical Association Internal Medicine* 175 (6), Juni 2015, 970–977
65 T. Sijie, Y. Hainai, Y. Fengying, W. Jianxiong, »High-Intensity Interval Exercise Training in Overweight Young Women«, *Journal of Sports Medicine and Physical Fitness* 52 (3), 2012, 255–262
66 L. Gliemann et al., »10-20-30 Training Increases Performance and Lowers Blood Pressure and VEGF in Runners«, *Scandinavian Journal of Medicine and Science in Sports* 25 (5), Oktober 2015, e479–89. doi: 10.1111/sms.12356. Epub 1. Dezember 2014

Kapitel 11

67 Rollin McCraty, Mike Atkinson, Raymond Trevor Bradley, »Electrophysiological Evidence of Intuition: The Surprising Role of the Heart«, *Journal of Alternative and Complementary Medicine* 10 (1), 2004, 133–143

68 J. S. House, K. R. Landis, and D. Umberson, »Social Relationships and Health«, *Science* 241, 1988, 540–545

69 Dean Ornish, *Die revolutionäre Therapie: Heilen mit Liebe. Krankheiten ohne Medikamente heilen*, München: Goldmann 2001, 13

70 Debra Umberson, Jennifer Karas Montez, »Social Relationships and Health: A Flashpoint for Health Policy«, *Journal of Health and Social Behavior* 51, 1 Ergänzungsbd. November 2010, S54–S66

71 S. Levine, D. M. Lysons, A. F. Schatzberg, »Psychobiological Consequences of Social Relationships«, *Annals of the New York Academy of Sciences* 807, 1997, 210–218

72 A. Rosengren et al., »Stressful Life Events, Social Support, and Mortality in Men Born in 1933«, *British Medical Journal* 307 (6912), 19. Oktober 1993, 1102–1105

73 S. Cohen, »Social Supports and Physical Health«, In: A. L. Greene, M. Cummings, K. H. Karraker, Hrsg., *Life-Span Developmental Psychology: Perspectives on Stress and Coping*, Hillsdale, NJ: Erlbaum Associates, 1991

74 S. Cohen et al., »Social Ties and Susceptibility to the Common Cold«, *Journal of the American Medical Association* 277, 1997, 1940–1944

Kapitel 12

75 Marge Piercy. *Circles on the Water.* (Alfred A. Knopf: New York) 1982

76 D. Oman, C. Thoresen, K. McMahon, »Volunteerism and Mortality Among the Community Dwelling Elderly«, *Journal of Health Psychology* 4 (3), Mai 1999, 301–316

77 M. Moreno, F. Furtner, F. Rivara, »Adolescent Volunteering«, *JAMA Pediatrics* 167 (4), 2013, 400

78 T. N. Alim, A. Feder et al., »Trauma, Resilience, and Recovery in a High-Risk African-American Population«, *American Journal of Psychiatry* 165 (12), Dezember 2008, 1566–1575

79 Social Capital Community Benchmark Survey. The Saguaro Seminar. Harvard Kennedy School, 2006

80 Allan Luks, »Doing Good: Helper's High«, *Psychology Today* 22, no. 10, 1988, 34–42

81 James Baraz and Shoshana Alexander, »The Helper's High«, *Greater Good: The Science of a Meaningful Life*, 1. Februar 2010

82 P. A. Boyle et al., »Effect of a Purpose in Life on Risk of Incident Alzheimer Disease and Mild Cognitive Impairment in Community-Dwelling Older Persons«, *Archives of General Psychiatry* 67 (3), März 2010, 304–310doi:10.1001/archgenpsychiatry.2009.208
83 Y. Sugihara, H. Sugisawa, H. Shibata, K. Harada, »Productive Roles, Gender, and Depressive Symptoms: Evidence from a National Longitudinal Study of Late-Middle-Aged Japanese«, *Journal of Gerontology* 6303 (4), 2008, 227–234
84 Y. Li, L. Xu, I. Chi, P. Guo, »Participation in Productive Activities and Health Outcomes among Older Adults in Urban China«, *The Gerontologist* 54 (5), 784–796
85 John Robbins. *Healthy at 100: The Scientifically Proven Secrets of the World's Healthiest and Longest-Lived Peoples*, New York: Ballantine Books, 2006
86 Mary Oliver, »The Summer Day«, from *New and Selected Poems* (Boston: Beacon Press, 1992

Anhang

87 Jan L. Shifren, Margery L. S. Gass, »The North American Menopause Society Recommendations for Clinical Care of Midlife Women«, 2016, *NAMS* blog, menopause.org/publications/clinical-care-recommendations

1. Auflage 2017

FSC
www.fsc.org
MIX
Papier aus verantwortungsvollen Quellen
FSC® C014496

Verlagsgruppe Random House FSC® N001967

Projektleitung: Nikola Teusianu
Übersetzung aus dem amerikanischen Englisch: Christina Knüllig
Herstellung: Claudia Scheike
Lektorat: Susanne Schneider
Satz: Leingärtner, Nabburg
Umschlaggestaltung und Konzeption:
Geviert – Büro für Kommunikationsdesign München
Bildnachweis: Illustrationen von Michael Gellatly
Druck & Bindung: GGP Media GmbH, Pößneck
Printed in Germany
ISBN 978-3-424-15304-0